高等院校医学类系列教材

临床技能模拟训练与评估

主　　审　董　志

主　　编　陈鸿雁

副主编　古　赛　刘长安　刘作义

编　　委　（按姓氏汉语拼音排序）

曹　前　代继宏　董晓静　杜　权

高　洁　华子瑜　蒋志阳　梁培禾

刘成军　刘景仑　彭　丽　秦　晋

苏庸春　汪天虎　王亚旭　魏有东

吴利平　徐丽霞　杨　红　杨泽松

印国兵　张冬颖　朱文芬

学术秘书　易　雪　何　莹

科学出版社

北京

内 容 简 介

本书全部内容均由工作在一线,具有丰富临床教学经验,指导过"全国高等医学院校大学生临床技能竞赛"优秀参赛选手的专家团队撰写。全书由各项临床技能操作与评分细则两部分组成,每一项目按照适应证、禁忌证、准备工作、标准化操作流程、注意事项及模型介绍编写而成,各项目还配有详细的图解,逼真再现应用仿真模型的操作方法及步骤。评分细则让使用者可以进行自我测评,也让授课者有所参考。这是一本对于高等医学院校师生、规范化培训医师、研究生、住院医师与基层广大全科医师都非常具有实用价值的参考教材。

图书在版编目(CIP)数据

临床技能模拟训练与评估/陈鸿雁主编.—北京:科学出版社,2013.8

ISBN 978-7-03-038223-8

Ⅰ.临…　Ⅱ.陈…　Ⅲ.临床医学-医学院校-教材　Ⅳ.R4

中国版本图书馆 CIP 数据核字(2013)第 173703 号

责任编辑:邹梦娜/责任校对:张小霞

责任印制:赵　博/封面设计:范璧合

科学出版社 出版

北京东黄城根北街 16 号

邮政编码:100717

http://www.sciencep.com

北京富资园科技发展有限公司印刷

科学出版社发行　各地新华书店经销

*

2013 年 8 月第　一　版　　开本:787×1092　1/16

2025 年 1 月第六次印刷　　印张:19

字数:449 000

定价:76.00 元

(如有印装质量问题,我社负责调换)

前　言

随着医学教育要求的不断提高，教育内容和手段的不断更新及实现为社会培养实用型医学人才之目标，着力加强医学生的实践能力、职业技能和就业能力越来越受到医学教育界的重视和推崇。临床技能是一系列有关临床疾病诊断及治疗的基本知识和技能，是医师从业生涯中毕生所需的基础，是医学生最重要的实践能力，也是医学生成长为合格执业医师的必修课程和必经之路。随着高等院校迅速扩招，高等医学院校面临着实践教学基地相对减少、新的医学伦理观念的冲击等问题，广大人民群众对健康服务的需求又随着社会进步和发展在不断提高，传统的以患者为主要训练对象的临床实践技能训练方式面临严峻的挑战，建立临床技能实验教学中心，利用现代科学技术创设出仿真设备、模拟患者，以代替真实患者进行临床教学和实践成为医学教育发展的必然趋势，而规范临床基本技能，加强模拟实践教学则尤显重要。为此，由重庆医科大学临床技能实验教学中心牵头，第一临床学院、第二临床学院、儿科学院、护理学院共同参与编写的《临床技能模拟训练与评估》一书，将急救学、护理学、内科学、外科学、妇产科学、儿科学、麻醉学七大门类的相关基本临床操作技能进行整理和编制，并在操作实践中渗透了医学人文的关怀和沟通内容，使技能操作更加系统、规范和完善，达到理论与实践的完美统一。

该书的特色：①实用性强。本书只收编了临床基本操作项目的相关内容，力求精而不赘。全部内容均由工作在一线、具有丰富临床教学经验、指导过“第三届全国高等医学院校大学生临床技能竞赛”优秀参赛团队的教授或副教授撰写，每一项目按具体的标准化流程和步骤编排，可操作性强。②逼真易懂。本书采用大量图片真实再现仿真模型，介绍模型的结构、功能，如何安装、维护和保养，使学习者能更直观真实地体验，简洁易懂。③考评精准。本书各项目的评分细则是各位编者在实践教学中不断积累丰富经验，反复推敲所形成的。在评分细则帮助下，本校医学生团队取得了“第三届全国高等医学院校大学生临床技能竞赛”第二名的优异成绩。该评分细则为学生在实战中自评、互评、教师考评提供了方便。

本书适用于高等医学院校师生、规范化培训医师、研究生、住院医师和基层广大全科医师阅读参考，还可以作为国家执业医师考试、医师岗前培训的参考教材，希望能成为广大医师临床实践的良师益友。

本书的编制凝结了每一位编者的心血和汗水，是他们丰富临床经验的结晶。编写中得到了重庆医科大学和各附属医院各级领导的支持和关心，得到了科学出版社的精心指导，也得到了多位同行专家的悉心帮助。编委会秘书易雪在本书资料的编排、整理、信息沟通等方面做了大量的工作，在此致以衷心的感谢！

由于编者的水平有限，出版时间较紧，难免有所不足，望读者提出宝贵意见，以便再版时修正提高。我们也希望本书能为广大医学院校临床技能课程的教学贡献一份薄力。

重庆医科大学
临床技能实验教学中心
陈鸿雁
2012年9月

目　　录

第一篇　临床基本技能训练

第二篇　临床基本技能训练评分细则

第一篇 临床基本技能训练

第一章　急救基本技能

第一节　成人心肺复苏

【适应证】

因各种原因所造成心跳呼吸骤停。

【准备工作】

器械及物品准备:急救药箱、简易呼吸器(复苏囊)、氧气、除颤仪等。

【操作方法】

(一) 评估现场安全

(二) 确定反应性

判断患者意识,通过拍打患者双肩和呼唤其名字,所用时间5~10秒。

(三) 呼救、启动急救医疗系统

院外拨打急救电话120,院内呼叫急救小组,并准备抢救物品包括简易呼吸器、除颤仪。

(四) 复苏体位

患者仰卧于硬板床上,去枕平卧,颈躯干无扭曲,医生与患者位置正确。

(五) 检查脉搏

仅对专业人员要求10秒内做出脉搏检查。触摸颈动脉,检查时间不超过10秒。

(六) 胸外按压

患者无反应,没有呼吸或不能正常呼吸(仅有喘息),没有触摸到脉搏即开始胸外按压。

按压部位:胸骨中下1/3交界处,简便的确定方法为两乳头连线中间。准确定位方法为一手示指沿肋缘找到剑突,按压手掌靠近剑突上方两横指处(图1-1-1)定位步骤见图1-1-2~图1-1-4)。

按压深度:胸骨下陷深度至少为胸部前后径的1/3 即至少5cm。

按压频率:至少100次/分。

按压方法:双手按压法。

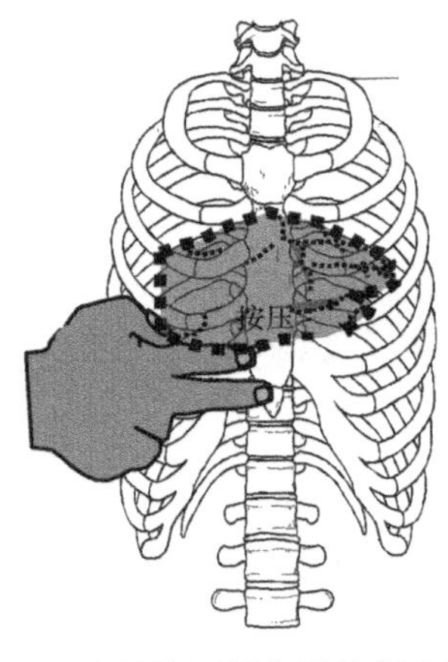

图 1-1-1 胸外按压部位骨性标志示意图
(按压部位为图中阴影部位)

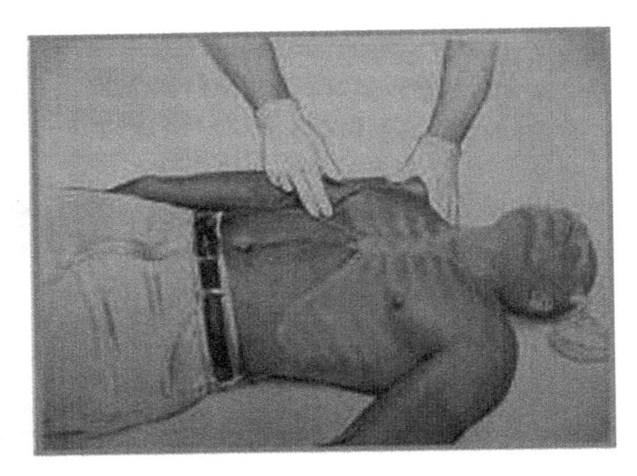

图 1-1-2 定位步骤 1

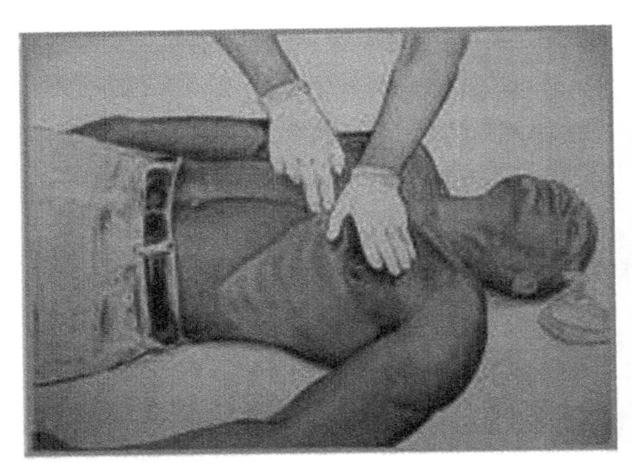

图 1-1-3 定位步骤 2

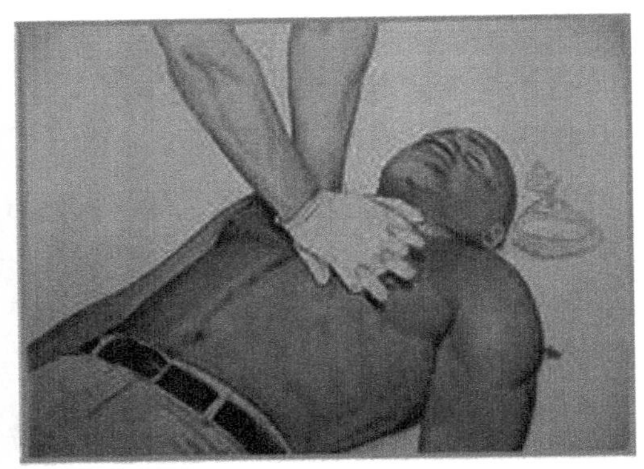

图 1-1-4 定位步骤 3

按压要点:①肘关节伸直,保证每次按压的方向与胸骨垂直;②每次按压必须重新定位、放松时手不离按压部位,不做冲击或猛式按压;③平稳按压,下压与放松时间相等;④保证每次按压后胸部充分复原;⑤尽量减少中断按压的频率和时间;⑥应每隔 2 分钟交换操作,以防按压疲劳。

(七) 开放气道

清除口咽分泌物、呕吐物和异物,保持头轻度后仰,使气道平直。一般采用仰头举颏法开放气道,如怀疑患者颈部受伤,可采用推举下颏法(托颌法)开放气道。

1. 仰头举颏法 一手置于前额,手掌用力后压,使头部后仰,另一只手放在下颌近颏的骨体部分,向上抬起下颌,使颏向前。仰头举颏法抬起了下颌并后仰头部,使舌和会厌抬起,开放呼吸道。但是仰头举颏法可能引起脊髓损伤,因此禁止应用于怀疑有颈椎损伤的患者。

2. 推举下颌法 将双手分置于头部两侧,将肘部撑于患者仰卧的平面,紧握患者的下颌角然后双手抬举,如果患者口唇紧闭,可用拇指收回下唇。此法主要应用于怀疑有颈椎损伤的患者。

(八) 人工呼吸

1. 口对口(口鼻)人工呼吸 做口对口人工呼吸时,应通畅患者气道、捏住患者鼻子、并要用口封闭患者的口。注意，施救者应保持正常呼吸而非深呼吸，给予1次超过1秒的吹气，然后同样地吹第2次气。

2. 人工复苏囊面罩通气　单人使用气囊面罩通气时应同时抬下颏开放气道，使面罩与患者面部完全吻合并压紧以防止漏气。每次吹气时，使用者应注意观察胸廓上抬情况。双人使用气囊面罩通气是最有效的通气方式，施救时一人开放气道并压紧面罩防止漏气，另一人挤压气囊，两人都应该注意胸廓抬高情况。

如果气道通畅并没有漏气（即面罩与口密闭），在用1L气囊时所需容量为1/2或2/3，而2L气囊时为1/3，即使潮气量达到500～600ml。

最常见的通气困难的原因是开放气道不正确，因此在第1次吹气后如果患者胸廓没抬起，应将患者气道开放，然后再吹第2次气。

按压与人工呼吸比，成人是30∶2。两个或两个以上救护人员施救时，每2分钟轮换一次，以避免疲劳而影响按压质量和次数，每次轮换时间不要超过5秒。

（九）复苏后评估处理

2分钟（5个周期CPR）后检查复苏是否成功，基础生命支持成功的标志是自主循环恢复，有效指征表现如下。

（1）能扪及颈动脉搏动。

（2）呼吸改善或自主呼吸恢复。

（3）患者开始咳嗽、活动。

报告复苏成功，协助患者取合适体位，整理床单及用物，转运、进行进一步高级生命支持，并作记录（时间、病情等）、签名。

（十）终止复苏指标

（1）自主循环恢复，自主呼吸恢复。

（2）经30分钟以上的积极正规抢救后无任何心电活动或仍未恢复自主循环者。溺水和电击所致的心肺骤停要延长抢救时间。

（十一）医患沟通

复苏成功与否均应与在场的家属进行沟通。沟通内容应包括疾病基本诊断，心跳呼吸骤停的可能病因，复苏失败原因，复苏成功后仍然存在的风险。语言体现医学人文关怀，获得家属理解和信任。

【注意事项】

（1）操作熟练、规范，急救意识强。

（2）动作要快，要争分夺秒。

（3）团队协作好。

【模型介绍】

高级心肺复苏训练及考核系统

（一）功能

（1）生命体征的自动变化：计算机可识别是否抢救成功，模型人进行自动反应。

（2）三种操作模式（训练、考核、竞赛），每种模式均可自行设置，灵活方便。

（3）全程电子监测多项指标：按压深度、按压频率、按压位置、吹气量、吹气时间、吹气周期等。

（4）全程心电图显示。

（5）操作结束后可以进行成绩打印，成绩单内容齐全。

（二）结构与安装

1. 组成 该模型主要由模型人、笔记本电脑、控制箱组成。

2. 模型安装步骤 取出网卡将笔记本电脑与控制箱连接，连接完成打开笔记本电脑。注意：如需打印成绩应连接外置打印机。

3. 软件使用方法

（1）双击桌面图标标志，进入操作界面。

（2）软件有三种模式可以选择（图 1-1-5）。

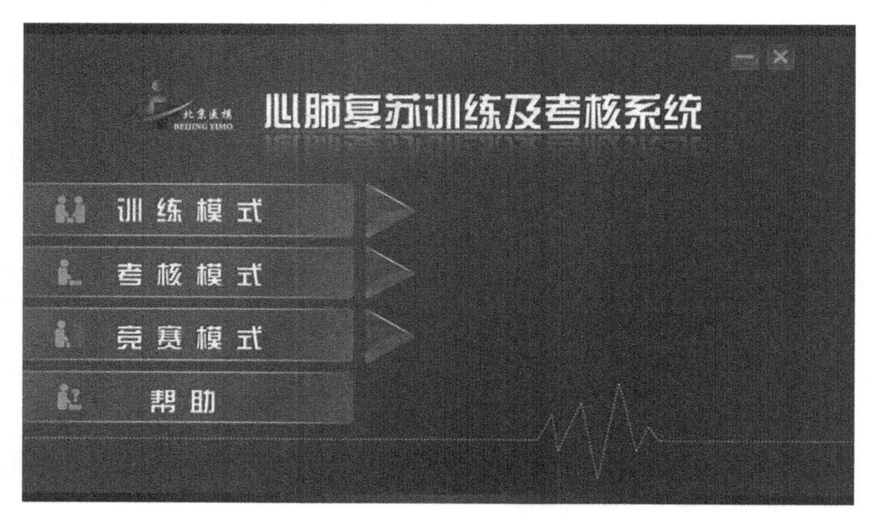

图 1-1-5 操作界面

1）训练模式：可不按照规定比例进行人工呼吸和胸外按压操作，以便熟练掌握其技术。

2）考核模式：根据最新标准，按照 30∶2 的比例进行胸外按压及人工呼吸，适合学生考核训练使用。当学生未按照正确的 30∶2 比例进行操作时，系统会有语音提示，正确操作次数达标方可进行后续操作。

3）竞赛模式：根据最新标准设定的竞赛模式，按照 30∶2 的比例进行胸外按压及人工呼吸。当学生未按照正确的 30∶2 比例进行操作时，系统没有提示，可继续进行操作，竞赛评分可参考打印的成绩单。

（3）选择操作模式（图 1-1-6）。

柱形图：黄色代表按压/吹气不足，绿色代表按压/吹气正确，红色代表吹气过大，灰色代表按压位置错误。

数字：其中按压频率是实时监测变化的（每五个按压计算一次）。

其他：计算未按照 30∶2 比例进行的操作次数。

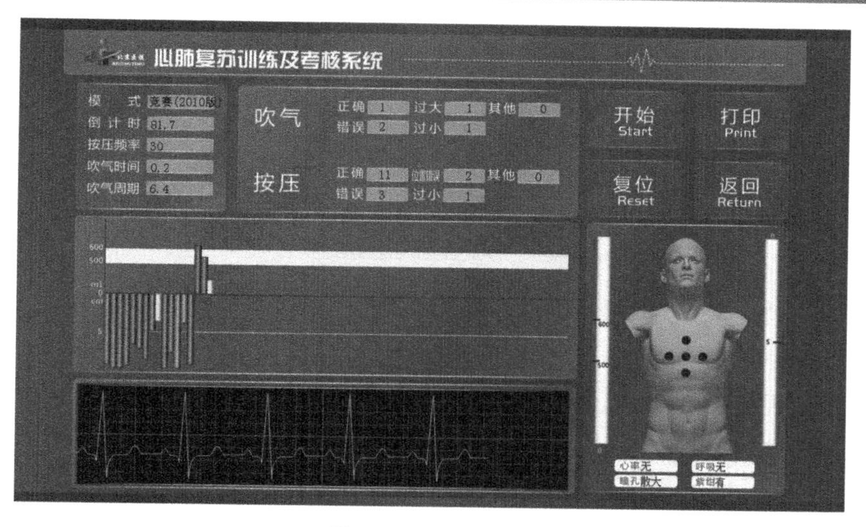

图 1-1-6　操作界面

（4）结束：结束的方法有两种。

操作时间结束：即设定的比赛时间到，自动停止并保存成绩单。

当选手操作完成后，可按“打印”键，自动保存成绩单，并计算选手真实操作时间。

（5）复位：当做完一个竞赛周期后，重新开始测试，可选择复位键。

（6）成绩单：成绩单自动保存在“我的电脑-C 盘-心肺复苏数据文件”的文件夹（C：\心肺复苏数据文件）。成绩单可监测 10 个 CPR 周期。

（三）维护与保养

（1）模拟人使用后进行消毒，如脸皮、口鼻、胸皮、呼吸管道、气阀等可用清洁液擦洗、消毒。

（2）做口对口人工呼吸时必须使用一次性 CPR 训练面膜或者清洁纱布，一人一片，以防交叉感染。

（3）充分开放气道。

（4）操作者双手应清洁，女性请擦除口红及唇膏，以防脏污面皮及胸皮，更不允许用圆珠笔或其他色笔涂划。

（5）按压操作时，一定按工作频率节奏按压，不能乱按，以免程序紊乱。

（6）气袋破裂需重新更换，可打开胸皮，将肺气袋上面的垫皮与传感器吹气拉杆连接的钉帽取出，拿掉垫皮把肺袋的连接螺母旋出，按原样更换上新肺气袋，按原样组装，恢复原样。

第二节　儿童心肺复苏

【适应证】

因各种原因所造成心跳呼吸骤停。

【准备工作】

器械及物品准备：急救药箱（药品包括肾上腺素、阿托品、胺碘酮、利多卡因等）、简易呼吸器(复苏囊)、氧气、除颤仪等。

【操作方法】

(一) 评估现场安全

(二) 确定反应性和有无呼吸

判断患者意识;检查是否有(正常)呼吸,所用时间5~10秒。

(三) 呼救、启动急救医疗系统

大声呼救:"来人啦","抢救患者","赶快抢救"。

(四) 复苏体位

患者仰卧于硬板床上,去枕平卧,颈躯干无扭曲,医生与患者位置正确。

(五) 检查脉搏

年长儿及成人触摸颈动脉,婴幼儿触摸肱动脉,检查有无搏动。检查时间不超过10秒。

(六) 胸外按压(图1-2-1)

若患儿无反应,没有呼吸或不能正常呼吸(仅有喘息),没有触摸到脉搏,或脉搏小于60次/分,且有体循环灌注不良表现时,即开始胸外按压。

按压部位:婴儿,乳头连线下方胸骨;儿童,胸骨下半部分。

按压深度:胸骨下陷深度至少为胸部前后径的1/3(婴儿约为4cm,儿童约为5cm)。

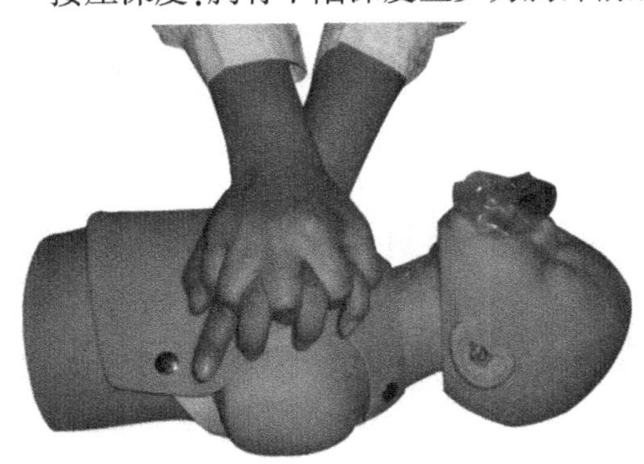

图1-2-1 胸外按压

按压频率:≥100次/分(新生儿120次/分)。

按压方法:双指按压法、双手环抱法、单掌按压法、双手按压法。

按压要点:①肘关节伸直,保证每次按压的方向与胸骨垂直;②不改变按压部位、放松时手不离按压部位,不作冲击或猛式按压;③平稳按压、下压与放松时间相等;④保证每次按压后让胸部充分复原;⑤尽量减少中断按压的频率和时间(图1-2-1)。

(七) 开放气道

清除患儿口咽分泌物、呕吐物和异物,保持头轻度后仰,使气道平直。一般采用压额抬颌法开放气道,如怀疑患者颈部受伤,可采用提下颌角法(托颌法)开放气道,要注意颈部应处于中立位,不能移动。如果提下颌角法的方法不能使气道开放,则仍须采用压额抬颌法。

(八) 人工呼吸

(1) 口对口(口鼻)人工呼吸。

(2) 人工复苏囊面罩通气:首先选择一个合适的面罩,面罩应罩在从鼻梁到下颌,刚好把鼻子、嘴巴全封住而不压迫眼睛。固定面罩的方法采用"E-C夹"法,面罩与脸部密封,保持气道开放位,每次通气的时间大约1秒,所用气量能使胸部明显地抬起即可,要避免过度通气,同时要防止胃胀气。

按压与人工呼吸比，新生儿：3∶1；婴儿和儿童：单人复苏是30∶2，双人是15∶2；成人是30∶2。两个或两个以上救护人员施救时，每2分钟轮换一次，以避免疲劳而影响胸外按压质量和次数，每次轮换时间不要超过5秒。

（九）复苏后评估处理

2分钟（30∶2约为5个周期CPR，15∶2约为8个周期CPR）后检查复苏是否成功，复苏成功指征表现如下：

（1）能扪及大动脉搏动。

（2）患者颜面、口唇、皮肤、指端颜色由紫转红。

（3）散大的瞳孔缩小。

（4）自主呼吸恢复。

报告复苏成功，协助患者取合适体位，整理床单及用物，转运、进行进一步高级生命支持，并作记录（时间、病情等）、签名。

（十）医患沟通

复苏成功与否均应与在场的家属进行沟通。沟通内容应包括疾病基本诊断，心跳呼吸骤停的可能病因，复苏失败原因，复苏成功后仍然存在的风险。语言要贴近患儿家长，理解、同情和增加家属信任。

【注意事项】

（1）操作熟练、规范，急救意识强。

（2）动作要快，要争分夺秒。

（3）团队协作好。

【模型介绍】

儿童心肺复苏模型人

（一）功能

（1）真实感强。

（2）在模型上可模拟胸外按压、人工呼吸等主要功能。

（3）可置换的人工肺。

（二）结构与安装

使用时取出模型，将模型平放，将一次性肺袋装上，方可以进行CPR操作。

（三）维护与保养

（1）模型由高分子材料制成，应当经常用肥皂水或清水清洁，平放晾干。

（2）做口对口人工呼吸时，必须使用一次性CPR训练面膜或清洁纱布，一人一片，以防交叉感染。

第三节　气管插管

【适应证】

（1）各种原因所致的呼吸衰竭，需心肺复苏以及手术麻醉者。

（2）加压给氧；防止呕吐物分泌物进入气管以及随时吸除分泌物。

（3）气道堵塞的抢救。

（4）复苏术中及抢救新生儿窒息等。

【禁忌证】

（1）喉水肿、气道急性炎症及咽喉部炎症需谨慎。

（2）胸主动脉瘤压迫气管、严重凝血功能障碍者需加倍谨慎。

【准备工作】

1. 器械及物品准备 喉镜、气管导管、导管芯、听诊器、牙垫及胶布、局麻喷雾器（1%丁卡因或2%利多卡因）、衔接头、气管插管钳、吸痰管、氧气、呼吸囊、面罩及麻醉机等。

2. 医生及患者准备 插管前麻醉。

（1）全麻：是麻醉手术中插管最常用的麻醉方法，分快诱导和慢诱导。

（2）局麻：用于困难气道的插管。即在表面麻醉下，保持呼吸和患者合作。常合用神经安定麻醉。

3. 风险

（1）插管过程中损伤气道出血以及损伤邻近组织。

（2）插管过程中窒息甚至心肺骤停。

（3）插管后感染、呼吸机依赖不能脱机拔管。

【操作方法】

（一）口腔明视插管

（1）体位：头垫高10cm，使颈椎呈伸直状，门齿与声门的距离缩短，咽轴线与喉线重叠成一线，在此基础上，再使寰枕关节部处于后伸位。

（2）在修正头位下，用右手拇指、食、中三指提起下颌并启口，同时拨开下唇。

（3）用左手持喉镜沿口角右侧放入口腔，将舌体推向左，使喉镜片移至正中位，此时可见到悬雍垂，慢慢推进喉镜使其顶端抵达舌根，稍上提喉镜，可看到会厌的边缘。

（4）如果用直型喉镜片，应继续稍推进喉镜，使其顶端越过会厌的喉侧面，然后上提喉镜片挑起会厌而显露声门。如果用弯型喉镜片，继续推进喉镜片，使其顶端抵达舌根与会厌交界处，然后上提喉镜，以挑起会厌而显露声门。

（5）右手以握毛笔式手势持气管导管，斜口端对准声门裂，如果患者自主呼吸未消失，在患者吸气之末顺势将导管轻柔地插过声门而进入气管。导管插入气管内的长度，成人为4～5cm，插入深度距离门齿22～24cm，小儿2～3cm。如果使用导管芯，在导管斜口端进入声门1cm时，要及时抽出。

（6）导管气囊充气5～8ml，皮表辅助通气，听诊双肺，确认导管插入气管。

（7）确认导管插入气管后，立即塞入牙垫，然后退出喉镜，将导管与牙垫一起用胶布固定，以防导管脱出或被患者咬瘪。

（8）检查左、右肺呼吸音是否对称或与麻醉前情况是否相同，以防气管导管滑进一侧主支气管内。

（二）经鼻腔明视插管法

本法基本上与明视口腔插管法相同，但有下列几点不同之处。

（1）插管前先滴液状石蜡入鼻腔，导管前端外壁涂抹润滑剂。清醒插管者，还需用表麻药喷射鼻腔。

（2）掌握导管沿下鼻道推进的操作要领，即必须将导管与面部作垂直的方向插入鼻孔，沿鼻底部出鼻后孔至咽腔，切忌将导管向头顶方向推进，否则极易引起严重出血。

（3）鼻翼至耳垂的距离相当于前鼻孔至咽喉腔的距离。当导管推进至上述距离后，用左手持喉镜显露声门，右手继续推进导管入声门，如有困难，可用插管钳夹将导管前端送入声门。

（4）经鼻导管容易在鼻后孔位置出现屈折不通，处理困难。对此，对导管的质地要事先检查，选用坚韧而有弹性，不易折屈或压瘪的导管。

【注意事项】

（1）插管前，检查插管用具是否齐全合用，特别是喉镜是否明亮。

（2）气管插管时患者应呈中度或深昏迷，咽喉反射消失或迟钝；如嗜睡或浅昏迷，咽喉反应灵敏，应行咽喉部表面麻醉，然后插管。

（3）喉镜的着力点应始终放在喉镜片的顶端，并采用上提喉镜的方法。声门显露困难时，可请助手按压喉结部位，可能有助于声门显露，或利用导管管芯将导管弯成“L”形，用导管前端挑起会厌，施行盲探插管。必要时，可施行经鼻腔插管、逆行导管引导插管或纤维支气管镜引导插管。

（4）插管动作要轻柔，操作迅速准确，勿使缺氧时间过长，以免引起反射性心搏、呼吸骤停。

（5）插管后吸痰时，必须严格无菌操作，吸痰持续时间一次不应超过 30 秒，必要时于吸氧后再吸痰。经导管吸入气体必须注意湿化，防止气管内分泌物稠厚结痂，影响呼吸道通畅。

（6）目前所用套囊多为高容低压，导管留置时间一般不宜超过 72 小时，72 小时后病情不见改善，可考虑气管切开术。导管留置期间每 6 ~ 8 小时放气 1 次。

【模型介绍】

成人气管插管模型

（一）功能

（1）模型包括头、颈、胸部，真实大小的双肺以及透明胃，解剖标志明显，便于操作定位。附有可拆卸的喉部解剖模型，方便教学。

（2）呼吸道结构完整，将头后仰，口、咽、喉呈现在一条直线上。

（3）喉镜压迫牙齿时，可以发出报警声。在进行插管过程中，当导管插入食管或气管时，分别会有不同的语音警示。

（4）挤压颈部气囊，可触及颈动脉搏动。

（5）可变瞳孔示教：正常大小的瞳孔、散大的瞳孔。

（6）可行经口腔、经鼻腔气管插管操作。

1）插管正确时，将听诊器置于肺部可听到呼吸音。

2）正确插入气道供气可使肺膨胀。

3）错误插入食管供气可使胃膨胀。

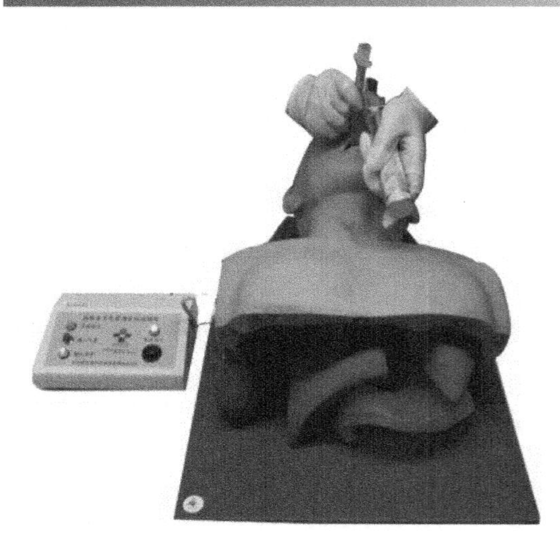

图 1-3-1 气管插管

4）经口腔气管内插管（图 1-3-1）。

A. 如果导管插入气管，显示器上绿色指示灯亮起并有“操作正确、插入气管”的语音提示。

B. 如果导管误插入食管，显示器上红色指示灯亮起并有“操作错误、插入食管”的语音提示。

C. 如果喉镜使用不当而使牙齿受压，显示器上牙齿受压时的黄色指示灯亮起，并有“牙齿受力过大”的语音提示。

5）经鼻腔气管插管方法。

①导管通过鼻腔的方法：导管与面部作垂直方向插入鼻孔，使导管沿下鼻道推进，经鼻后孔至咽腔。

②导管通过鼻腔后，用左手持喉镜显露声门，右手继续推进导管进入声门（操作方法与经口插管相同）。

③其他步骤与经口气管插管相同。

（二）结构与安装

（1）配有坚固底座，便于操作。

（2）成人气管插管训练模型包括：一个标准的成人头颈胸部模型和电子盒（图 1-3-2）。

（3）喉镜及导管等插管过程中所需准备的器材需自备（如喉镜、气管导管、牙托等）。

（4）取出电子盒和数据线，连接数据线，打开电源。

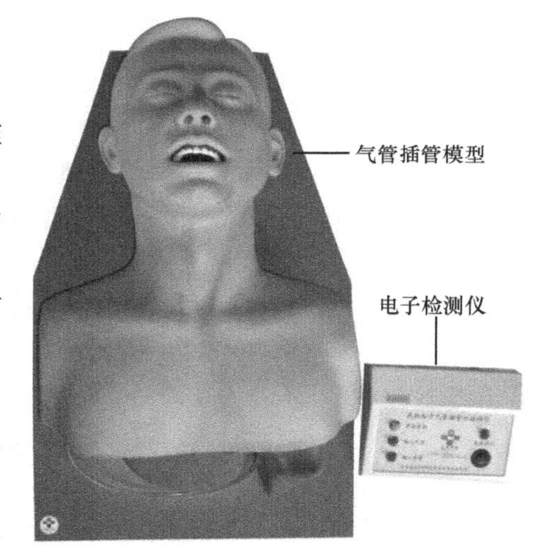

图 1-3-2 模型构成

（三）维护与保养

（1）进行气管插管练习之前请进行充分的导管润滑，有利于插管操作。

（2）插管过程中，必须持喉镜暴露解剖结构情况下进行气管插管，以免损伤模型。

（3）请注意保存模型各可拆除结构部分，以免丢失后影响正常教学使用。

（4）长时间进行气管插管操作时，牙齿敏感度会降低，请及时调整牙齿敏感度调节开关，以免影响正常教学使用。

第四节 脊柱损伤患者搬运

【适应证】

（1）脊柱疼痛或触痛。

（2）出现神经性缺损主诉或体征。

（3）脊柱结构变形。

【准备工作】

1. 器械和物品的准备　脊柱固定担架、短脊板、固定带、颈托、头部固定器，必要时可就地取材木板、门板等。

2. 医生和患者的准备　测量患者脉搏、血压，呼吸等生命体征。观察周围环境安全后，急救员正面走向伤者表明身份；告知伤者不要做任何动作，初步判断伤情，简要说明急救目的；先稳定自己再固定伤者，避免加重脊柱损伤。体位：仰卧位，头部、颈部、躯干、骨盆应以中心直线位，脊柱不能屈曲或扭转。

3. 操作前与患者沟通

（1）必要性：让患者尽快脱离受伤环境，避免造成再次创伤。迅速地转运患者，使其能够尽快地得到抢救和治疗。

（2）风险：在搬运过程中，可能造成骨折错位，加重脊髓损伤，甚至造成瘫痪或死亡。

【操作方法】

（1）初步判断伤情，术者行胸背锁稳定患者，助手至患者后方，进行头、外耳道、颈后部查体，助手用手固定头部，术者固定患者双肩，保持患者上身稳定，助手将患者头部调整至正常体位。

（2）术者进行颈部查体，判断患者有无呼吸道损伤，然后放置颈托。

（3）放置颈托。

1）测量伤者颈部长度：拇指与掌面垂直，其余四指并拢并与患者额面垂直，测量下颌角至斜方肌前缘的距离。

2）调整颈托，塑型。

3）放置颈托时，颈托中间弧度卡于患者右肩处并略向前下倾斜，先放置颈后，再放置颈前，保证位置居中，扣上搭扣，松紧度适中。

（4）颈托放置后，术者进行全身体格检查，顺序由上到下，由躯干到四肢。

（5）使用解救套（短脊板）。

1）术者行胸背锁固定患者。

2）一助与二助放置解救套在患者背部，平滑面的一面紧贴伤者身体。

3）把解救套的中央放在伤者的脊椎位置后，一助换头锁。

4）术者和二助把胸前的活动护胸甲围绕伤者的身躯，并向上轻微拉动贴在腋下。

5）将肩带和胸腹部固定带扣好，确保活动护胸甲顶端置于患者腋下；腿部固定带（黑色）自内而外、自下而上绕经伤者的膝间，紧贴腹股沟位置，由大腿内侧穿出，拉向外扣好并收紧。

6）术者将颈部衬垫放好并将右手于短脊板后方行胸背锁，在颈部与解救套之间放置衬垫紧贴，确保无空隙，一助将头部护甲整理并置于正确位置后，行后头锁。

7）术者将下颌固定带放于下颌位置并向上拉贴紧头部活动护甲，额部固定带放置额前后也将之向下拉贴紧头部活动护甲，注意保持气道通畅。

8）从下至上拉紧各固定带，并用三角巾宽带将膝踝部固定。

9）检查所有固定带松紧度并整理。

（6）搬运。

1）移动伤者：术者与二助在两边各自抓住腰两侧握把处，另一手放在伤者腿下，两人双手互扣抓牢，将患者分两次 45°移动转体至 90°。

2）使用长脊板：长脊板放置上车担架与伤者背侧成一直线，稳定上车担架，一助用双肩锁固定头部，术者与二助抬高下肢先将伤者躯干平放于长脊板上，逐渐移动到位，适度放松肩、胸、腹、腹股沟固定带，解除膝踝三角巾，并平放在长脊板上。

3）固定伤者：将伤者躯体和四肢固定在长脊板上，按从头到脚顺序固定，头部固定器固定头部，胸部固定带交叉固定，腿部固定带斜行固定，并固定伤者与上车担架。术者自下而上检查各固定带，并判断患者呼吸情况。

4）急救员平稳升高上车担架，搬运伤者，足侧先行，术者在头侧，同时观察伤者头颈部情况。

【注意事项】

（1）脊柱损伤搬运始终保持脊柱伸直位，严禁弯曲或扭转。

（2）各项抢救措施的重要性排序为：环境安全>生命体征平稳（CPR）>开放性创伤及严重骨折（创口止血、骨折固定）>搬运。转运过程中需注意观察生命体征和病情变化。

第五节　环甲膜穿刺

【适应证】

（1）急性喉梗阻，尤其是声门区阻塞，严重呼吸困难，来不及行常规气管切开术。

（2）需行气管切开，但缺乏必要器械时。

【禁忌证】

（1）无绝对禁忌证。

（2）已明确呼吸道阻塞发生在环甲膜水平以下，不宜行环甲膜穿刺术。

【准备工作】

1. 器械及物品准备　环甲膜穿刺模型、环甲膜穿刺包（含 18 号穿刺针）、口罩、帽子、手套、络合碘、棉签、胶布、2% 利多卡因药、5ml 注射器、急救药品（肾上腺素、阿托品等）。

2. 医生及患者准备　操作室保持环境安静，光线充足；衣帽口罩穿戴整齐，清洁洗手；核对患者信息（姓名、性别、年龄、相关病史资料、术前的必要检查核查），缓解患者紧张情绪。通知护士做好术前术后护理准备。

3. 术前沟通　签署手术同意书。

（1）必要性：环甲膜穿刺是缓解急性喉梗阻，尤其是声门区阻塞，严重呼吸困难，来不及行常规气管切开术的有效、快速、可靠的方法之一，能为下一步行常规气管切开手术争取宝贵时间。

（2）风险：①麻药意外；②出血；③穿刺不成功或穿刺后呼吸缓解不理想，甚至无效；④穿刺可能引发心脑血管意外，如心跳呼吸骤停等。

【操作方法】

（1）如果病情允许，患者应尽量取仰卧位，垫肩，头后仰。不能耐受上述体位者，可取半卧位。

（2）颈中线甲状软骨下缘与环状软骨上缘之间即为环甲膜穿刺点（图 1-5-1、图 1-5-2）。

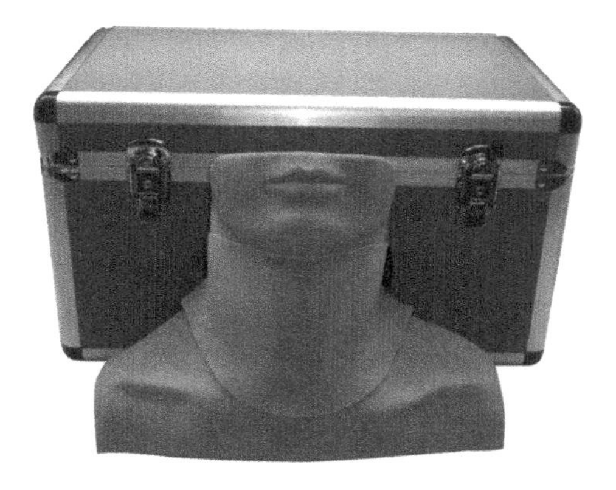

图 1-5-1　环甲膜穿刺

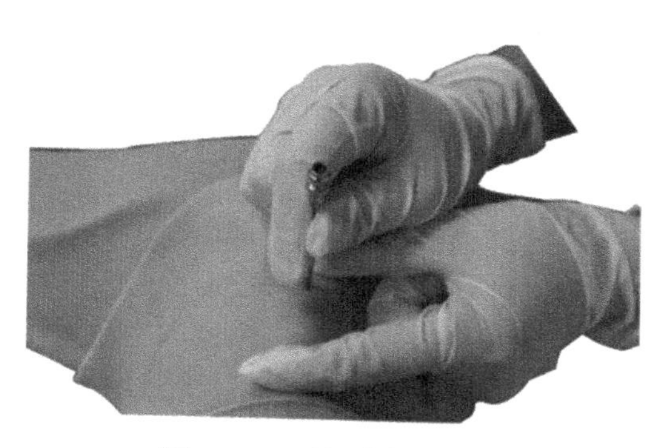

图 1-5-2　环甲膜穿刺模型

（3）用碘酊、乙醇进行常规皮肤消毒。

（4）戴无菌手套，检查穿刺针是否通畅。

（5）穿刺部位局部用 2% 利多卡因麻醉，危急情况下可不用麻醉。

（6）以左手固定穿刺部位皮肤，右手持 18 号穿刺针垂直刺入，注意勿用力过猛，出现落空感即表示针尖已进入喉腔。接 10ml 注射器，回抽应有空气，或用棉花纤维在穿刺针尾测试，应可见纤维随呼吸摆动，确定无疑后，适当固定穿刺针。

（7）术后沟通：术后再次检查生命体征，尤其是呼吸情况。注意固定穿刺针，可经穿刺针给氧，患者情况稳定后，尽快行常规气管切开术。交代术后并发症：出血；穿刺针脱离、堵塞；呼吸困难等。做好手术记录。

【注意事项】

（1）该手术是一种急救措施，应争分抢秒，在尽可能短的时间内实施完成。

（2）作为一种应急措施，穿刺针留置的时间不宜过长，一般不超过 24 小时。

（3）如遇血凝块或分泌物堵塞穿刺针头，可用注射器注入空气，或用少许生理盐水冲洗，以保证其通畅。

【模型介绍】

环甲膜穿刺模型

（一）功能

（1）模型为成人头颈部，解剖位置精确，显示颈前的皮肤和肌肉组织。

（2）体表标志明显，可摸到环状软骨、甲状软骨和气管环。

（3）模型头部可后仰，便于穿刺部位的定位。

（4）配置有数套可更换的皮肤和气管软骨，通过更换组件供学生长期使用，一套组件可以进行多次反复操作。

（二）结构与安装

（1）将模型擦上滑石粉，气管软骨嵌于颈前凹陷处（图 1-5-3、图 1-5-4）。

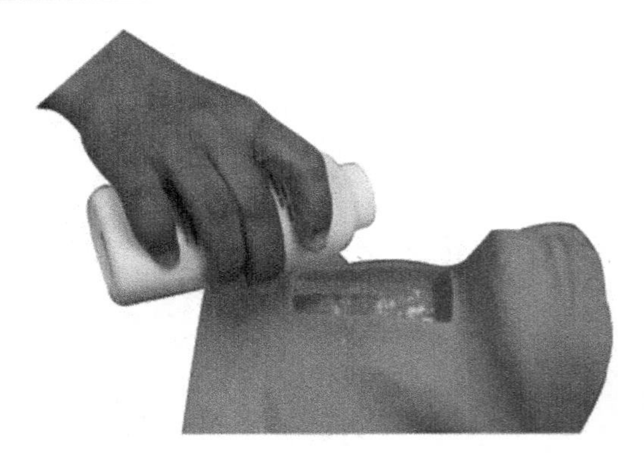

图 1-5-3　擦滑石粉

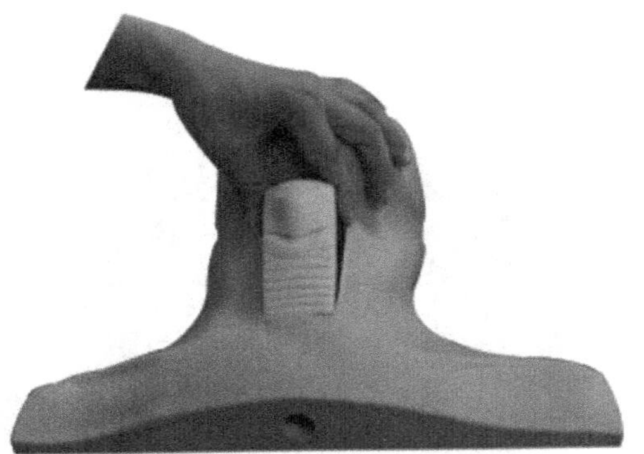

图 1-5-4　气管软骨嵌于颈前凹陷

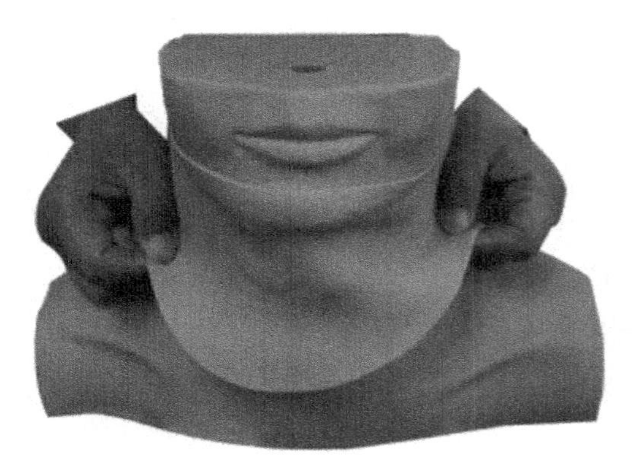

图 1-5-5　皮肤套住模型

（2）将皮肤套在模型上，为穿刺做准备（图 1-5-5）。

（三）维修与保养

（1）消毒液以及麻醉药要用清水代替。

（2）要爱惜模型，穿刺时进针不要过深。

（3）穿刺针可选用 7 ~ 9 号注射针头或用作通气的粗针头，要保持针尖的锋利，避免造成大的损伤。

（4）皮肤与气管软骨不可避免会发生损耗，尽量避免同一部位同时的反复穿刺，如果发生损坏，可更换皮肤与气管软骨。

第六节　张力性气胸的急救

张力性气胸又称高压性气胸，为气管、支气管或肺损伤处形成单向活瓣。吸气时空气从裂口进入胸膜腔内，而呼气时活瓣关闭，不能让腔内空气通过气道排出，因此胸膜腔内空气不断增多，压力不断升高，压迫患侧肺组织，使之逐渐萎陷，并将纵隔推向健侧，挤压健侧肺，产生呼吸和循环功能的严重障碍。

一、张力性气胸院前急救

【准备工作】

1. 器械准备　胸腔穿刺模型、无菌注射针头（9 号以上）、剪刀、橡胶手套（中指）、缝线一根，有条件需准备治疗盘（络合碘，棉签，胶布），无以上设备紧急情况可用水果刀或剪刀+竹筒等可用材料。

2. 医生及患者准备　保持环境安静，操作者应保持镇静，避免慌乱，尽量采用可利用的急救措施；缓解患者紧张情绪，尽量消除患者恐惧感。

3. 术前沟通，签署手术同意书　因病情紧急，一般没有时间签署手术同意书，情况许可的情况下应争取患者家属同意或告知在场的其他人。

【操作方法】

(1)准备:做好必要防护措施防止患者因烦躁干扰操作,解开上衣显露前胸部。

(2)检查:再次确认患者存在张力性气胸(患者明显呼吸困难,患侧胸部饱满、叩诊鼓音、呼吸音消失,气管向对侧移位)。

(3)体位:根据病情患者可取平卧位、半卧位。

(4)操作者常规消毒后左手固定穿刺处皮肤,右手持注射针头于第二肋间锁骨中线处刺入胸内,针体抵抗感突然消失时(落空感)停止刺入,去掉注射器,确认有气体喷出(情况紧急又无条件正规消毒,可用火烧针头等简单方法消毒)。

(5)将橡胶手套中指绑于针头末端,头端剪约1cm破口,形成活瓣,即在吸气时能张开裂口排气,呼气时闭合,防止空气进入;(或用一长橡胶管一端连接插入的针接头,另一端放在无菌水封瓶水面下,以保持持续排气)。

(6)固定:将针头妥善固定于胸壁上。

(7)检查呼吸道是否通畅,呼吸循环是否稳定(呼吸、血压、脉搏等),神智是否清楚,有条件应给予吸氧。如出现心脏骤停等应立即进行心肺复苏。

(8)拨打120急救电话或快速送医院救治。

(9)及时评估治疗效果,确定下一步救治方案。

二、张力性气胸的转运(较长距离)

【准备工作】

1. 器械准备 胸腔穿刺模型、橡胶管(60cm左右),引流水封瓶(没有水封瓶可用500ml输液瓶和塑料管临时制作)。

2. 医生及患者准备 医生应密切观察转运过程中患者的病情变化,尽快转运,并进一步缓解患者紧张情绪。

3. 转运前沟通 讲明转运的必要性和转运过程中可能出现的意外,尽量争取家属和患者的配合。

【操作方法】

1. 准备 连接好橡胶管和水封瓶,将引流水封瓶内加水(有条件需用无菌水),保证玻璃管于水平面下2~3cm。

2. 操作 将连接好的水封瓶与注射针头可靠连接。

3. 体位 根据病情患者可取平卧位、半卧位,引流口与水封瓶液面距离保持50~60cm。

4. 注意事项 转运过程中需经常检查引流管是否通畅,有无压迫和扭转等,观察呼吸循环是否稳定(呼吸、血压、脉搏等),神智是否清楚,有条件应给予吸氧等。

三、张力性气胸的院内急救

【准备工作】

1. 器械准备 胸腔闭式引流模型、无菌手术包、口罩、帽子、手套,棉签、胶布、纱布、标签、治疗盘、闭式胸腔引流管一根、胸腔闭式引流瓶（水封瓶）一个、500ml 生理盐水或冷开水、络合碘、2% 利多卡因局麻药、10ml 注射器、听诊器、急救药品（肾上腺素、阿托品等）。

2. 医生及患者准备 保持环境安静，光线充足；衣帽口罩穿戴整齐，清洁洗手；核对患者信息（姓名、性别、年龄、相关病史资料、术前的必要检查核查），缓解患者紧张情绪。通知护士建立输液通道，患者吸氧，并做好术中和术后护理准备。

3. 术前沟通，签署手术同意书

（1）必要性：张力性气胸为急性重症，需紧急抢救，只有胸腔闭式引流才能有效地排出胸腔内高压气体，改善患者的呼吸和循环功能，挽救患者的生命。

（2）风险：①麻醉意外；②损伤血管及肺组织，大出血等；③心脑血管意外，严重心律失常、心跳呼吸骤停等；④引流管堵塞、脱落等；⑤胸腔闭式引流后效果不好，病情无好转，需要开胸手术治疗。

【操作方法】

1. 准备 做好必要防护措施防止患者因烦躁干扰操作，解开上衣显露前胸部。

2. 检查 再次确认患者存在张力性气胸（患侧叩诊鼓音、呼吸音消失，气管向对侧移位，胸部 X 线片等）。

3. 体位 患者取平卧位、半卧位。

4. 确定引流部位 张力性气胸引流部位为患侧锁骨中线第二肋间。

5. 消毒麻醉 操作者清洁洗手，衣帽，口罩穿戴整齐，常规消毒皮肤，戴无菌手套，铺消毒洞巾，自穿刺点皮肤向胸膜壁层用局部麻醉药（2% 利多卡因 10 ~ 20ml）逐层局部浸润麻醉，先作插管处皮肤、皮下及肌层浸润；至少有一半麻醉药注射在胸膜外（注射针在抽得气体或液体时，为胸膜腔内，针头稍退出到不能抽得气体或液体处，即为胸膜外）。麻醉时注射针可穿刺入胸内确认有高压气体存在。

6. 胸腔引流管的准备 选择一根适当的引流管（引流气体侧口径可稍小，引流液的口径宜大些），引流管一端剪成弧形，距顶端 1cm，再开一侧孔。根据注射麻醉剂针头进入胸膜腔的距离，可了解患者胸壁的厚度（要求胸腔引流管侧孔进入胸腔 2 ~ 3cm）。在引流管侧孔远端，在胸壁厚度加 2cm 处，以丝线做标记，即引流管应插入胸膜腔之深度（丝线平皮肤处）。

7. 闭式引流术 一切准备好之后，于皮肤浸润麻醉处切开 1.5 ~ 2.0cm，以血管钳分离皮下组织、肌层，直至胸膜腔，并扩大胸膜上的裂口。以血管钳夹住引流管弧形端，经切口插入胸膜腔。将引流管与水封瓶连接。观察有无气体或液体溢出。如果引流通畅，将引流管调整至适当深度（即丝线标记处），即可缝合皮肤切口，并用 7 号缝线固定引流管，以免滑脱。切口以消毒纱布覆盖，并以胶布固定，引流管必须垂直于皮肤，以免造成皮肤压迫性坏死。

8. 连接引流瓶 水封瓶为一广口瓶（现多为一次性塑料瓶），以橡胶瓶塞（盖）密封瓶口，瓶塞（盖）上穿过长、短各一两根玻璃（塑料）管。长管一端，应与胸腔引流管连接，另一端应在瓶内水面下 2 ~ 3cm。引流瓶液面应较胸膜腔（引流口）低 50 ~ 60cm。瓶内应放置消毒盐水或冷开水，放入水后应做标记。

9. 整理 废弃物（使用过的纱布，引流管和饮料瓶等）放入指定回收桶内，需回收器械放入指定地点。

10. 术后沟通　术后再次检查生命体征，嘱患者暂禁食，有任何不适及时告知；提醒患者及家属，胸腔引流装置应妥善保护，有异常及时告知医护人员，切勿擅自操作。做好胸腔闭式引流手术记录，完善其他相关治疗措施。

【注意事项】

（1）保持管道的密闭和无菌，如引流管连接处脱落或引流瓶损坏，立即双钳夹闭胸壁导管，按无菌操作更换整个装置。

（2）置患者于半卧位，以利呼吸和引流。鼓励患者进行有效咳嗽和深呼吸运动，利于积液排出，恢复胸膜腔负压，使肺扩张。

（3）维持引流通畅。

闭式引流主要靠重力引流，水封瓶液面应低于引流管胸腔出口平面 50 ~ 60cm。任何情况下引流瓶不应高于患者胸腔，以免引流液逆流入胸膜腔造成感染。定时挤压引流管，30 ~ 60 分钟 1 次，以免管口被血凝块堵塞；检查引流管是否通畅最简单的方法是观察引流管是否继续排出气体和液体以及长玻璃管中的水柱是否随呼吸上下波动，必要时请患者深呼吸或咳嗽时观察。水柱波动的大小反应残腔的大小与胸腔内负压的大小。正常水柱上下波动 4 ~ 6cm。如水柱无波动，患者出现胸闷气促，气管向健侧偏移等肺受压的症状，应疑为引流管被血块堵塞，需设法挤捏或使用负压间断抽吸引流瓶短玻璃管，促使其通畅。

（4）妥善固定防止管周漏气和脱落（缝线固定）；运送患者可短时双钳夹管，下床活动时，引流瓶位置应低于膝关节，保持密封。

（5）观察记录。

观察引流液的量、颜色、性状、水柱波动范围，并准确记录。每日更换水封瓶 1 次。做好标记，记录引流量；如是一次性引流瓶需每日更换瓶内消毒水 1 次（有时需根据病情及引流液情况决定更换次数），引流过程中，应密切观察患侧呼吸音，必要时作胸部 X 线检查，了解引流后肺膨胀情况。若引流后未达到肺完全膨胀，应及时调整引流管。引流液体的性质和量，应详细记录，随时根据情况，作相应检查，如细菌培养及药敏等，然后作进一步处理。

（6）严格无菌操作，防止胸腔内感染。

（7）及时进行急救效果评估：张力性气胸是可迅速致死的危急重症，治疗方法是否正确有效直接关系着患者的生命，因此必须对治疗结果进行及时评估，决定下一步治疗方案；如胸膜腔插管后，漏气仍严重，患者呼吸困难未见好转，往往提示肺、支气管的裂伤较大或断裂，应及早剖胸探查，修补裂口，或作肺段、肺叶切除术。

【模型介绍】

气胸处理模型

（一）功能

（1）可进行气胸穿刺训练以及穿刺后护理，进入胸腔时落空感明显。

（2）可在双侧锁骨中线第二肋间隙、腋前线第 4 ~ 5 肋间隙进进行操作，以排出气体。

（3）此模型中“肺袋”充气可模拟胸膜腔积气。同一肺袋可反复多次穿刺，专用快速修补术工具，肺袋可在短时间内修复正常使用。皮肤、肺袋可更换，操作方便简单。

（4）气囊可翻转，原装面和备用面均可操作。

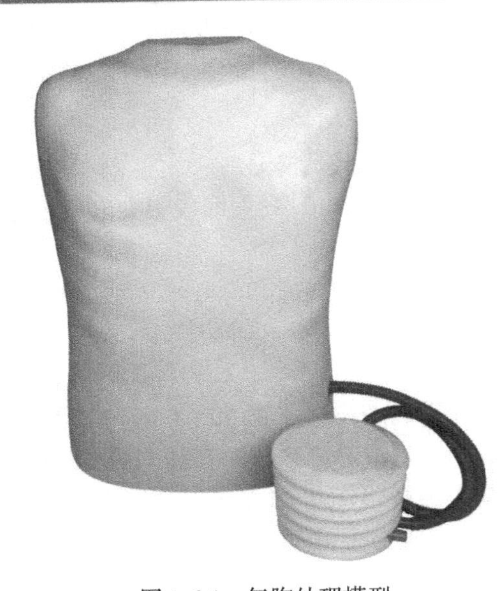

图 1-6-1 气胸处理模型

（二）结构与安装

(1) 模型为成年人上半身，标准穿刺体位（图 1-6-1）。

(2) 解剖标志明显，可触及锁骨、胸骨上切迹、肋骨、肋间隙等，便于操作定位。

(3) 从箱中取出模型置放在操作台，核对模型清单。

(4) 将封盖取下，将与"肺袋"连接的导管拔下，模型配有便捷的手按压式充气泵（图 1-6-2、图 1-6-3）。

(5) 将模型内部两肩部位——气囊与躯干的连接扣拉开。

(6) 将背部的备用"肺袋"与正面已用过的"肺袋" 翻转，并重新固定。

(7) 将导管连接到新的"肺袋"上，然后将底盖转回并固定（图 1-6-4、图 1-6-5）。

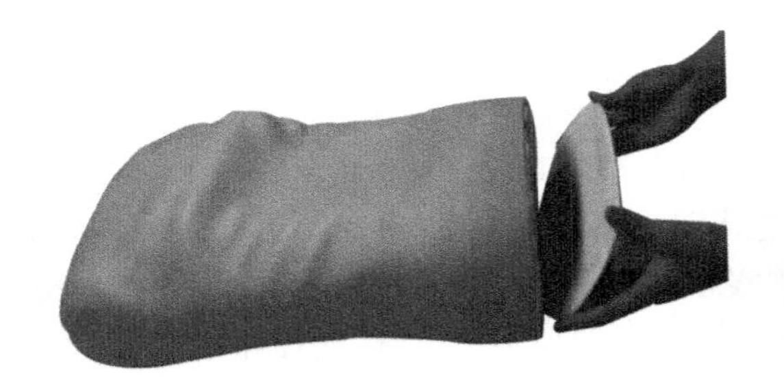

图 1-6-2 取下封盖

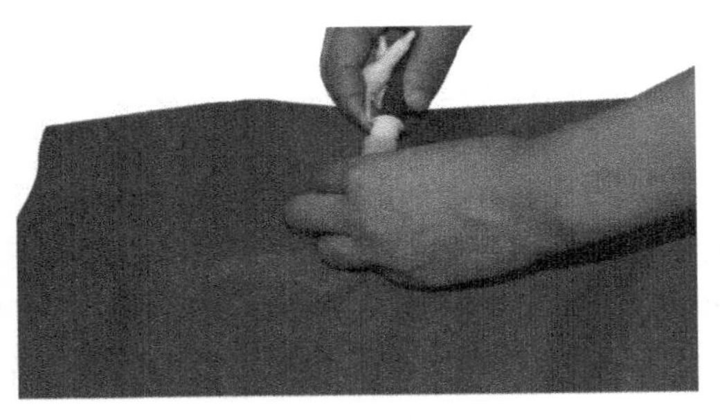

图 1-6-3 拔下导管

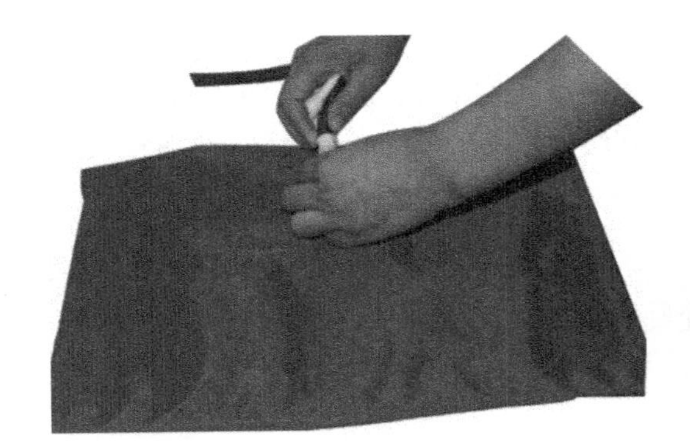

图 1-6-4 导管连接新"肺袋"

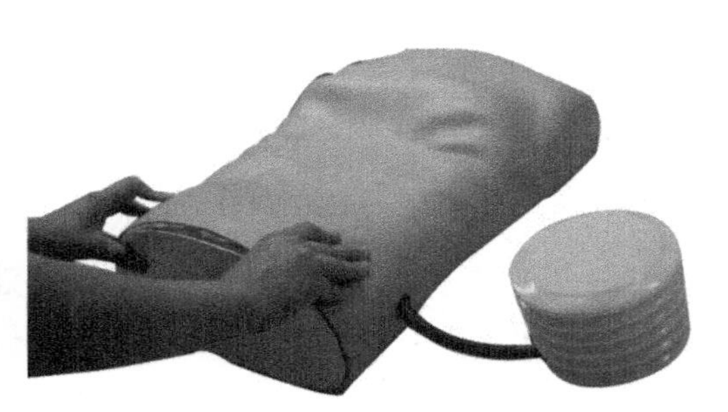

图 1-6-5 固定底盖

（三）维护与保养

(1) 打气过程中，当看到胸廓有起伏时，此时"肺袋"充气模拟胸膜腔积气的状态已经完成，即可进行穿刺。

（2）"肺袋"可以反复穿刺多次，并非每次操作后都需要更换"肺袋"，如需更换可按上面步骤进行。

（3）"肺袋"反复穿刺后如出现破损漏气情况，可用专用的快速修补工具进行修补。

（4）每次操作完毕以后要把填充模型的海绵放到模型里面，防止模型变形，影响模型的美观。

第七节　化学烧伤的处理

烧伤面积的准确计算是确定补液量的前提，是判断烧伤程度的一个重要指标。

【适应证】

各种烧伤。

【准备工作】

1. 器械及物品准备　烧伤模型、口罩、帽子、手套，记录用笔和纸张，无菌注射用水或生理盐水，输液器，输液贴，碘伏，乙醇，棉签（准备补液）。注：化学烧伤需准备大量清水，相应化学药品（如氧化镁，硫酸镁；乙醇；5%～10%硫代硫酸钠；磷酸缓冲液；10% EDTA；葡萄糖酸钙液；2.5%维生素C等），气管切开包。

2. 医生及患者准备　医生消毒操作室，保持环境安静，光线充足；衣帽口罩穿戴整齐，清洁洗手；核对患者信息（姓名、性别、年龄、床号、住院号），交代注意事项，取得患者配合，缓解患者紧张情绪；患者了解注意事项，配合检查及操作。

【操作方法】

1. 烧伤面积的计算方法和模拟训练　人体体表面积按100%计，烧伤面积的估算主要有：

（1）手掌法：伤员五指并拢，其手掌面积约为体表面积的1%，用于散在的小面积烧伤（烧伤皮肤取加法）或特大面积烧伤（健康皮肤取减法）很方便，但欠准确。

（2）中国九分法（表1-7-1）。

表1-7-1　人体体表面积中国九分法

部位	成人各部位面积（%）	小儿各部位面积（%）
头额	9×1＝9（发部3 面部3 颈部3）	9+（12-年龄）
双上肢	9×2＝18（双手5 双前臂6 双上臂7）	9×2
躯干	9×3＝27（腹侧13 背侧13 会阴1）	9×3
双下肢	9×5+1＝46（双臀5 双大腿21 双小腿13 双足7）	46-（12-年龄）

在100%的体表总面积中：头颈部占9%（9×1）（头部、面部、颈部各占3%）；双上肢占18%（9×2）（双上臂7%，双前臂6%，双手5%）；躯干前后包括会阴1%占27%（9×3）（前躯13%，后躯13%，会阴1%）；双下肢（含臀部）占46%（双臀5%，双大腿21%，双小腿13%，双足7%）（9×5+1），（女性双足和臀各占6%）。

2. 补液量的计算和模拟训练

补液公式：

伤后第1个24小时补液量（ml）＝Ⅱ、Ⅲ度烧伤面积（%）×体重（kg）×1.5+2000ml（基础

水分)。(电解质液:胶体液=1:0.5,严重者胶体液和电解质液各0.75)

第2个24小时补液量(ml)=Ⅱ、Ⅲ度烧伤面积(%)×体重(kg)×0.75+2000ml(基础水分)。(胶体液和电解质液均减半)

烧伤补液方法:

(1) 前8小时输入总量的一半,以后16小时输入总量的另一半。面积大、症状重者需快速输注,但对原有心肺功能不全者却应避免过快而引起心衰和肺水肿。第二个24小时输液总量除基础水分量不变外,胶体液和电解质溶液量为第一个24小时输注的半量。第3日静脉补液可减少或仅用口服补液,以维持体液平衡。低渗糖不宜过快,重症患者补充碳酸氢钠。

(2) 晶体液首选平衡盐溶液,因可避免高氯血症和纠正部分酸中毒。其次可选用等渗盐水、5%葡萄糖盐水等。胶体液首选血浆以补充渗出丢失的血浆蛋白,如无条件可选用右旋糖酐、羟乙基淀粉等暂时代替。全血因含红细胞,在烧伤后血浓缩时不适宜,但深度烧伤损害多量红细胞时则适用。

(3) 补液的监测。

①成人尿量以维持30~50ml/h为宜;②心率<120次/分,收缩压为90mmHg,脉压20mmHg以上;③呼吸平衡;④安静,无烦躁及口渴。

3. 常见化学烧伤的基本处理和模拟训练

(1) 化学烧伤处理。

一般紧急处理:①迅速脱去被污染衣物,以大量化学物质冲洗创面,时间不低于30分钟;②采取对抗性处理措施,防止化学物质继续侵入深部组织,如切痂等;③防止化学物品经创面、呼吸道、消化道吸收引起中毒;④其他处理同一般热力烧伤。

(2) 酸烧伤的处理。

酸烧伤(acid burn)特点是酸性化学物质与皮肤接触后引起细胞脱水及蛋白质凝固变性,并伴有热力烧伤。酸烧伤很少有水泡产生,其创面干燥,边缘分界清楚,肿胀较轻。由于蛋白质凝固,除氢氟酸外,病变常不侵犯深层。

硫酸、盐酸、硝酸烧伤因浅层组织迅速结痂,不起水泡,勿误认为深度烧伤。可按一般烧伤处理。氢氟酸除上述作用外,还能溶解脂肪和脱钙,而使伤情往四周和深部蔓延,可深及骨骼使之坏死,疼痛剧烈。早期处理很重要,一般以大量水冲洗浸泡后,创面涂氧化镁、硫酸镁软膏或饱和氯化钙、硫酸镁溶液等,使氢氟酸沉淀为氟化钙、氟化镁等。

苯酚腐蚀性和穿透性较强,吸收后主要对肾脏产生损害。早期处理以乙醇包敷或清洗为首选。

铬酸烧伤:接触皮肤引起局部组织腐蚀,使蛋白质凝固。如果处理不当,铬离子可以从创面吸收,引起中毒。局部创面溃烂,有水泡,表面呈黄色。创面可达骨膜,不易愈合。创面面积较大时可引起高铁血红蛋白症、缺氧、肾功能损伤及各种管型与血红蛋白尿。早期处理:立即用大量清水冲洗20~30分钟,然后用5%~10%硫代硫酸钠或磷酸缓冲液冲洗或湿敷。亦可用10% EDTA溶液冲洗以减少创面铬离子吸收。治疗过程中要特别防治肾功衰,必要时行透析。

草酸烧伤:局部创面皮肤产生粉白色顽固性溃烂,烧伤面积较大可出现低钙血症、抽搐及肾损害。早期立即用大量流动清水冲洗,创面局部用葡萄糖酸钙液湿敷,适当补钙,并补液、利尿,防治急性肾衰竭。

吸入强酸的蒸汽或烟尘可引起呼吸道的损伤,有呼吸困难时应当及时气管切开。

（3）碱烧伤的处理。

常见者为苛性碱、石灰、氨水、电石烧伤等。碱性物质不仅能吸收组织水分,使细胞脱水而坏死,并产热加重损伤,而且能结合组织蛋白,生成碱性变性蛋白化合物。碱性变性蛋白化合物易于溶解,可进一步作用于正常的组织蛋白,致使病变向纵深发展;同时它还能皂化脂肪,皂化时产生的热量可使深层组织继续坏死,因此碱烧伤(base burn)比酸烧伤严重。一般不主张用中和剂,早期处理均已流水冲洗为主。

碱性物质不论是蒸气、溶液或是固体、粉尘,均可造成皮肤烧伤,碱烧伤后,创面进行性加深,组织损伤严重,肿胀较明显,失液量大,早期易因输液量不足而造成休克。

1）苛性碱

氢氧化钠和氢氧化钾是碱性物质中对皮肤损害最大的碱类,称为苛性碱。苛性碱具强烈刺激和腐蚀性。浓碱溶液烧伤所造成的痂皮软而湿,创缘发红、有水泡。痂皮不能阻止碱性物质继续浸润深层组织。创面用 pH 试纸试验呈碱性反应。早期立即用大量流动清水冲洗,直至皂样物质消除为止。创面可用 2.5% 维生素 C 乙醇液湿敷,而后行暴露疗法。

2）氨水

氨水属弱碱类,与黏膜、皮肤较长时间的接触可造成浅度烧伤。氨水极易挥发释出氨,具刺激性。吸入高浓度氨后可产生急性喉头水肿、喉痉挛而窒息,而且氨吸入还可引起深部的呼吸道烧伤。氨水引起的皮肤烧伤一般均较浅。吸入氨引起的呼吸道烧伤初期并不立即出现呼吸困难、肺部啰音等体征。一般在 24 小时内症状及体征逐渐出现并加重,可出现声音嘶哑,口、鼻分泌物增加,进行性呼吸困难,低氧血症等。早期处理:①氨水引起的皮肤烧伤可按一般碱烧伤处理。②对氨引起的轻度呼吸道烧伤,可每天静脉注射地塞米松 5～20mg,有助于减轻呼吸道黏膜水肿及减少分泌物。有明显呼吸困难者应及早行气管切开,早期可维持气道通畅,而后可通过气管切开口冲洗气管,吸引脱落的坏死黏膜及假膜。

【注意事项】

根据训练要求,可进行烧伤面积计算及补液的专项训练,也可设计为综合训练科目。

【模型介绍】

创伤与 CPR 模型

该模型用于综合病例的训练,也用作于烧伤的处理。

（一）功能

该模型是综合训练模型,可完成各种烧伤的处理(图 1-7-1)。

（1）体表标志明显:胸骨切迹、胸骨、肋骨等,关节灵活,可摆放任意姿势。

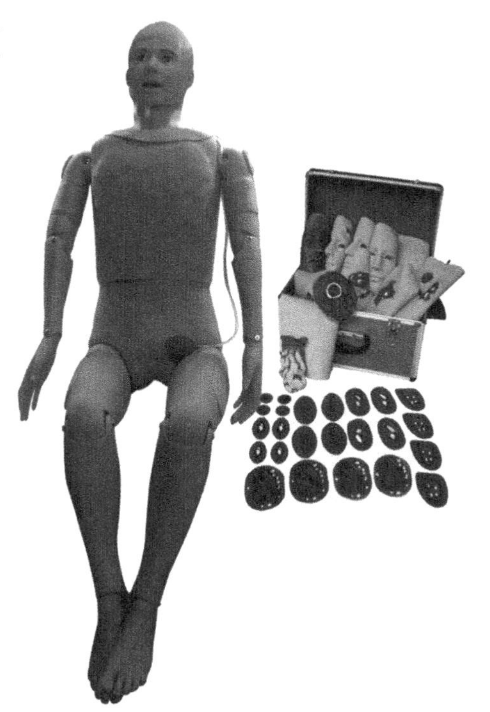

图 1-7-1　模型组件

(2) 每个创伤组件都可以固定在“伤者”身上,学员可进行伤口清洗、消毒、止血、包扎、固定。

(3) 模拟血液能够创造出流血伤口的真实感,血流量可调节。

(4) 创伤急救:模型可以与外伤模拟组件共同使用,练习创伤救护包括止血、包扎、固定、搬运四项技术。适用于火灾急救、山地急救、爆炸现场等各种训练场合的意外烧伤与创伤。

(二) 结构与安装

(1) Ⅰ、Ⅱ、Ⅲ脸部烧伤(脸部皮肤可更换)。

(2) 用尼龙胶带将创伤组件绑缚在模型人身上。

(三) 维护与保养

每次使用完毕后,取下输液袋将其中的模拟血液倒进储存容器中。重新连接输液袋到血管,在输液袋中加入清水反复冲洗整个血管,可将开口连于水槽,当整个血管冲洗干净后,取下输液袋,将创伤配件中多余的水排到水槽中。用水溶性消毒剂和水清洗外部皮肤及创伤配件。

第八节　中央静脉置管测压

中心静脉压(central venous pressure,CVP)是上、下腔静脉进入右心房处的压力,通过上、下腔静脉或右心房内置管测得。它反映右房压,是临床观察血流动力学的主要指标之一,它受右心泵血功能、循环血容量及体循环静脉系统血管紧张度3个因素影响。测定CVP对了解有效循环血容量和右心功能有重要意义。正常值为0.49~1.18kPa(5~12cmH_2O)。中心静脉置管测压就是指通过外周静脉将测压导管置入上下腔静脉近右心房处,以获得右心房压力信息的临床操作。

【适应证】

CVP检测的适应证:①严重创伤、各类休克及急性循环功能衰竭等危重患者;②各类大、中手术,尤其是心血管、颅脑和腹部的大手术;③需长期输液或接受完全肠外营养的患者;④需接受大量、快速输血补液的患者;⑤鉴别低血容量性休克或非低血容量性休克,尤其是与心源性休克的鉴别;⑥鉴别少尿、无尿原因是肾前性或肾性因素;⑦鉴别心力衰竭是因循环负荷过重或是心肌正性肌力下降;⑧危重患者及体外循环手术时对血容量、心功能状态及周围血管阻力的监测。

【禁忌证】

(1) 血小板减少或其他凝血机制严重障碍者避免行颈内及锁骨下静脉穿刺,以免操作中误伤动脉引起局部巨大血肿;确有必要进行穿刺,可尝试从颈外静脉穿刺。

(2) 局部皮肤感染或有血栓形成者应另选穿刺部位。

【中心静脉置管测压途径】

CVP常用测压途径:①右颈内静脉;②锁骨下静脉;③颈外静脉;④股静脉。

【准备工作】

1. 器械及物品准备　中心静脉穿刺模型、一次性深静脉穿刺包(含消毒包及穿刺包共2

个、穿刺套管针、中心静脉导管、导丝、皮肤扩张器、无菌巾、洞巾、消毒刷、大小不等针头等)、口罩、帽子、无菌手套、治疗盘,络合碘、棉签、棉球、胶布、透明敷贴、2% 利多卡因局麻药、5ml(或 10ml)注射器 1 个、肝素、肩垫(或枕头),输液装置(药品、输液器,输液架等)。

2. 医生及患者准备 医生消毒操作室,保持环境安静,光线充足;衣帽口罩穿戴整齐,清洁洗手;核对患者信息(姓名、性别、年龄、床号,住院号,相关病史资料、术前的主要辅助检查),交代操作必要性、无禁忌证及注意事项,缓解患者紧张情绪。通知护士做好术前术后护理准备。

3. 术前沟通,签署手术同意书 让患者了解操作必要性及风险性,签署手术同意书,配合治疗。必要性:帮助诊断、鉴别诊断和(或)协助治疗。

(1) 必要性:监测 CVP 值及其变化,协助重症救治;可靠的输液通道。

(2) 风险性:误穿动脉引起出血或血肿形成、误穿胸膜引起气胸、穿刺置管失败、远期的导管堵塞、导管相关感染等。

【操作方法】

颈内或锁骨下静脉插管虽各有不同进路,但插管技术基本上是一致的。现以颈内静脉由中路插管为例加以说明。

(1) 患者取头低 15°～12°屈氏位,若患者存在肺动脉高压或充血性心力衰竭则可保持水平卧位穿刺。

(2) 肩背部略垫高,头转向对侧,使颈伸展。经锁骨上穿刺锁骨下静脉还要使肩胛下移,挺露锁骨上窝。

(3) 戴消毒手套,消毒皮肤、铺巾。

(4) 触摸胸锁乳突肌的胸骨头和锁骨头以及与锁骨所形成的三角,确认三角形的顶部作为皮肤定点。清醒患者遇有胸锁乳突肌按摸不清,可嘱患者抬头并深吸气,常可显露胸锁乳突肌的轮廓。

(5) 用细针连接盛有局麻药液的注射器,在皮肤定点处作皮丘,并作皮下浸润麻醉。然后针干与中线平行。与皮肤呈 30°～45°角指向尾端进针。在进针过程中保持注射器内轻度持续负压,使能及时判断针尖是否已进入静脉。一经成功,认准方向、角度和进针深度后拔出试探针。

(6) 按试穿针的角度、方向及深度用 18G 穿刺针进行穿刺,边进针边回抽血,抽到静脉血表示针尖位于颈内静脉。如穿入较深,针尖已穿破颈内静脉,则可慢慢退出,边退针边回血,抽到静脉血后,减少穿刺针与额面的角度,当血液回抽和注入十分通畅时,注意固定好穿刺针位置,不可移动,否则极易滑出颈内静脉。

(7) 用套管针者可将外套管插入颈内静脉。用钢丝导引者可从 18G 穿刺针内插入导引钢丝,插入时不能遇到阻力,有阻力时应调整穿刺针位置,包括角度、斜面方向和深浅等,或再接上注射器回抽血液直至通畅为止,然后再插入导引钢丝后退出穿刺针,压迫穿刺点,同时擦净钢丝上的血迹。需用静脉扩张器的导管,可插入静脉扩张器扩张皮下或静脉。

(8) 将导管套在导引钢丝外面,导管尖端接近穿刺点,导引钢丝必须伸出导管尾端,用手拿住,右手将导管与钢丝一起插入,待导管进入颈内静脉后,边退钢丝,边插导管,一般成人从穿刺点到上腔静脉右心房开口处约 12cm,退出钢丝,回抽血液通畅,用肝素生理盐水冲洗 1 次,即可接上 CVP 测压或输液,最后用导管固定夹固定好,覆盖可透气药胶膜。

（9）术后沟通：术后再次检查生命体征，嘱患者平卧，禁食，有任何不适及时告知。交代术后并发症：鼻黏膜压迫坏死；呼吸困难；吸入性肺炎；食管下端及胃黏膜缺血坏死等。做好手术记录。

【注意事项】

（1）严格执行无菌操作规程。

（2）准确选择穿刺点，掌握好穿刺针的方向，避免发生并发症，如气胸、血胸、血肿、气栓、神经损伤、感染等。

（3）防止误伤颈总动脉。万一误伤，应立即拔针，并压迫止血。

（4）颈部下段穿刺易损伤颈前静脉及穿破胸膜，故少用为妥。如出现，应摄胸片了解气胸严重程度，如一侧肺压缩在20%以下，可严密观察，必要时需行胸腔闭式引流。

（5）插管术后，应观察有无渗液、渗血，可将导管稍稍移出一些，以免导管回旋于血管内引起血液反流。用消毒敷料压迫局部3～5分钟以防局部血肿。穿刺处每日更换敷料1次。每次输液结束后，将导管末端针头用无菌纱布包裹扎紧，防止空气进入，固定好备用。对凝血机制障碍、肺气肿、剧烈咳嗽者，不宜行颈静脉穿刺。

（6）深静脉管长期存在于体内易引起导管相关感染以及导管堵塞、滑脱等情况发生，应加强导管护理，包括导管及管周皮肤的消毒，抗凝剂封管等。

【模型介绍】

中心静脉穿刺置管模型

（一）功能

（1）可行锁骨下、颈部、前肘窝的静脉穿刺，进行静脉插管的练习。进针时有明显的突破感。

（2）可模拟真实的颈动脉的搏动。

（3）穿刺置管途径：目前多采用经皮穿刺的方法放置导管至中心静脉部位。常用的穿刺部位有锁骨下静脉、颈内静脉，在某些特殊情况下也可用贵要静脉或股静脉。

（二）结构与安装

（1）体表标志明显，更接近实际人体（图1-8-1）。

（2）解剖结构准确：肌肉、动脉、静脉、便于确定进针位置。

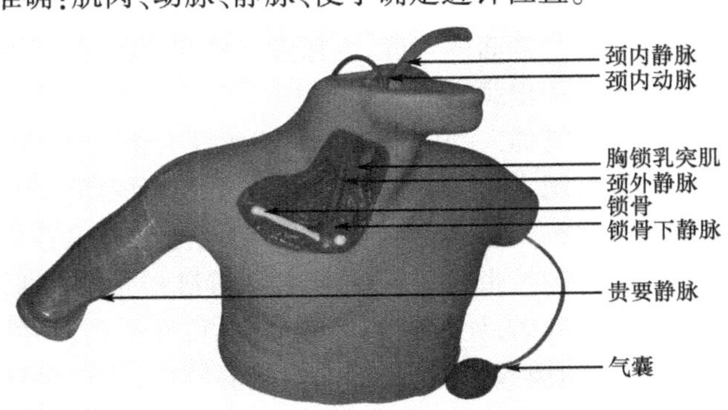

图1-8-1　中心静脉穿刺置管模型

（三）维护与保养

（1）使用前请检查模拟血管是否弯曲、闭塞。

（2）每次用完后要清洗血液袋，不要让模拟血液长时间残留在储液袋中。

（3）使用后请将模拟血液清除干净以免污染衣物和皮肤。

第九节　气管切开术

【适应证】

（1）喉阻塞。

（2）下呼吸道分泌物阻塞。

（3）某些手术的前置手术，如颌面部、口腔、咽、喉部手术，为了防止血液流入下呼吸道或术后局部肿胀阻碍呼吸，作预防性气管切开术。

【禁忌证】

（1）无绝对禁忌证。

（2）严重冠心病、高血压、心功能不全、肺功能不全、凝血功能障碍、颈椎畸形、颈部肿瘤包绕气管者。

【准备工作】

1. 器械及物品准备　气管切开模型、气管切开包、气管导管、口罩、帽子、手套、络合碘、棉签、胶布、2% 利多卡因、5ml 注射器、吸引器、急救药品（肾上腺素、阿托品等）。

2. 医生及患者准备　操作室保持环境安静，光线充足；衣帽口罩穿戴整齐，清洁洗手；核对患者信息（姓名、性别、年龄、相关病史资料、术前的必要检查核查），缓解患者紧张情绪。通知护士做好术前术后护理准备。

3. 术前沟通，签署手术同意书

（1）必要性：气管切开术是缓解急性喉阻塞的有效、快速、可靠的方法之一，能为进一步针对病因的治疗争取宝贵时间。

（2）风险：①麻醉意外；②出血、感染；③气管食管瘘、皮下气肿、纵隔气肿、气胸；④患者不配合导致手术失败；⑤术中引发心脑血管意外，如出血、心跳呼吸骤停等；⑥该手术仅改善通气问题，对原发疾病需其他治疗。

【操作方法】

1. 切口

（1）纵切口：自环状软骨下缘至胸骨上窝上一横指，沿颈部正中线纵行切开皮肤及皮下组织。

（2）横切口：环状软骨下 3cm，沿颈前皮肤横纹作 4～5cm 切口，切开皮肤、皮下及颈阔肌后，向上、下分离。

2. 分离颈前肌层　用止血钳沿颈中线作钝性分离，以拉钩将胸骨舌骨肌、胸骨甲状肌用相等力量向两侧牵拉，以保持气管的正中位置，并常以手指触摸气管，避免偏离气管或将气管拉于拉钩内。

3. 暴露气管　甲状腺峡部覆盖于第 2～4 环的气管前壁，若其峡部不宽，在其下缘稍行分离,向上牵拉,便能暴露气管,若峡部过宽,可将其切断,结扎。

4. 切开气管 分离气管前筋膜,在气管第3~5环切开,切勿切断第1环,以防伤及环状软骨而引起喉狭窄。切口亦勿超过第5环,以免发生大出血。

5. 插入气管套管 以弯钳或气管切口扩张器,撑开气管切口,插入大小适合、带有管蕊的气管套管,插入外管后,立即取出管蕊,放入内管,吸净分泌物,并检查有无出血。然后固定套管。

6. 缝合 气管套管上的带子系于颈部,打成死结以牢固固定,气管套管以上的切口,亦可缝合,但不必缝合套管以下的切口,以免引起皮下气肿,最后用一块开口纱布垫于伤口与套管之间。

7. 术后沟通 术后再次检查生命体征,尤其注意呼吸情况。交代术后并发症:出血;感染;皮下气肿;纵隔气肿;气胸;气管食管瘘;拔管困难等。做好手术记录。

【注意事项】

(1) 该手术是一种急救措施,应争分夺秒,在尽可能短的时间内实施完成。

(2) 手术操作时刻注意保持颈中线位置,避免向两侧偏移。

(3) 手术中密切关注患者生命体征。

【模型介绍】

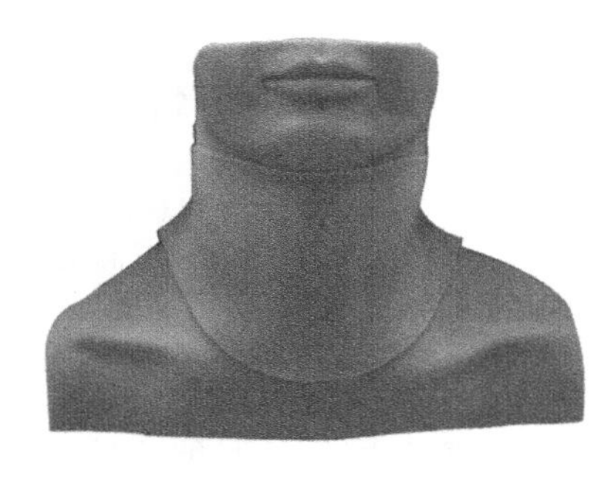

图 1-9-1 气管切开模型

气管切开模型

(一) 功能

(1) 模型为成人头颈部,解剖位置精确,体表标志明显,可摸到环状软骨、甲状软骨和气管环,显示颈前的皮肤和肌肉组织(图 1-9-1)。

(2) 模型头部可后仰,便于气管切开部位的定位。

(二) 结构与安装

(1) 将模型擦上滑石粉,气管软骨嵌于颈前凹陷处(图 1-9-2、图 1-9-3)。

(2) 将皮肤套在模型上,为气管切开做准备(图 1-9-4)。

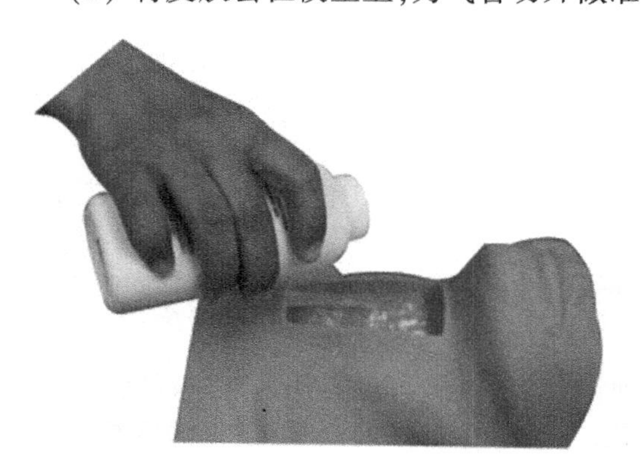

图 1-9-2 擦滑石粉

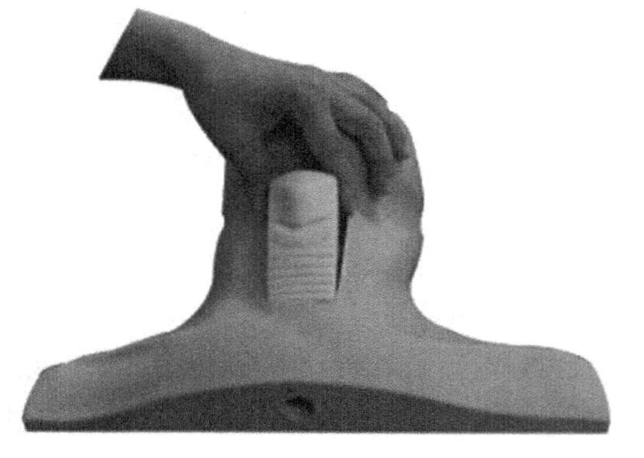

图 1-9-3 气管软骨嵌于颈前凹陷

（三）维修与保养

（1）一次使用后，可将皮肤套沿颈部旋转，供多次使用。

（2）皮肤与气管软骨不可避免会发生损耗，如果发生损坏，可更换皮肤与气管软骨。

（3）消毒液以及麻醉药可用清水代替。

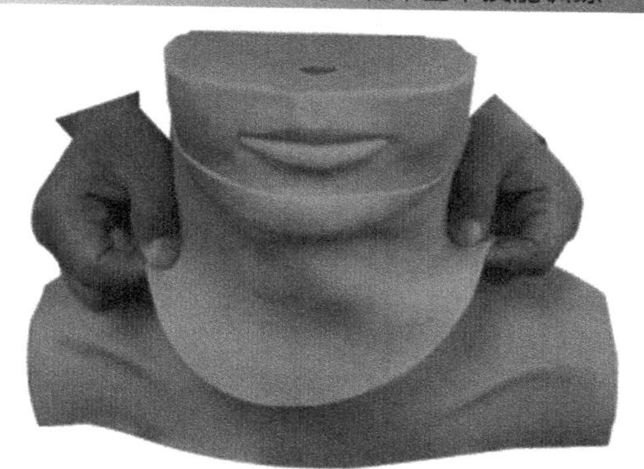

图 1-9-4 皮肤套住模型

第十节 电除颤

【适应证】

（1）室颤。

（2）无脉性室速。

【操作方法】

（1）迅速开启除颤仪，调试除颤仪至监护位置，安放除颤电极板显示“室颤”，进行电除颤。

（2）迅速擦干患者胸部皮肤，手持电极板时不能面向自己，将手控除颤电极板涂以专用导电胶，并均匀分布于两块电极板上。

（3）确定手控除颤电极板正确安放位置，前电极板放在胸骨外缘上胸部、右侧锁骨下方；外侧电极板上缘放在左下胸、乳头左侧，电极板中心在腋中线上，并观察心电波型，确定仍为室颤心律。

（4）选择除颤能量，单相波除颤仪用 360J，直线双相波除颤仪用 120J，双相指数截断（BTE）波除颤仪用 150～200J，不清楚除颤仪类型，依次选择能量 200J、300J、360J。

（5）按压除颤器充电按钮，使除颤器充电。除颤电极板紧贴胸壁，适当加以压力，并确定周围无人员直接或间接与患者接触。

（6）除颤仪显示可以除颤信号时，双手拇指同时按压手控电极板上的两个放电按钮进行电击。

（7）放电结束，移开电极板。

（8）除颤后，继续按压、人工呼吸五个周期（约 2 分钟）后复检心电活动，若维持灌注心率，则说明心肺复苏成功（在无心电监护的情况下则复查脉搏、呼吸）。如未恢复，则继续按压、人工呼吸五个周期后再次除颤。

（9）整理患者衣物，整理好器械，并做抢救记录（时间、病情等）、签名。

【注意事项】

（1）在放电时，抢救人员均勿与患者接触，避免误伤。

（2）注意选择适当除颤能量，避免误伤患者。

（3）急救意识强，动作迅速，强调团队协作。

【模型介绍】

智能数字网络交互急救模拟训练模型

（一）功能

1. 可实现的护理功能(图 1-10-1)

眼部护理,瞳孔示教(正常瞳孔、瞳孔散大),口腔护理,氧气吸入法,雾化吸入疗法,经口、鼻吸痰,造瘘口护理(胃造瘘口、膀胱造瘘口、结肠造瘘口、回肠造瘘口);男女可互换导尿、留置尿管和膀胱冲洗;褥疮护理(Ⅰ度褥疮、溃疡期)。

2. 可实现的急救操作

(1) 气管插管。

(2) 心肺复苏:该模型功能(图 1-10-1 ~ 图 1-10-4)执行标准为 2010 年"美国心脏学会心肺复苏和心血管急救指南"的内容,可触摸到颈动脉搏动;在模型人内部有感应装置,电子监测;可针对不同考核人群(急救专业、医学专业、普通群众等)、不同年龄段(成人、儿童、婴儿)设定不同的考核标准、不同难易程度三种考核标。

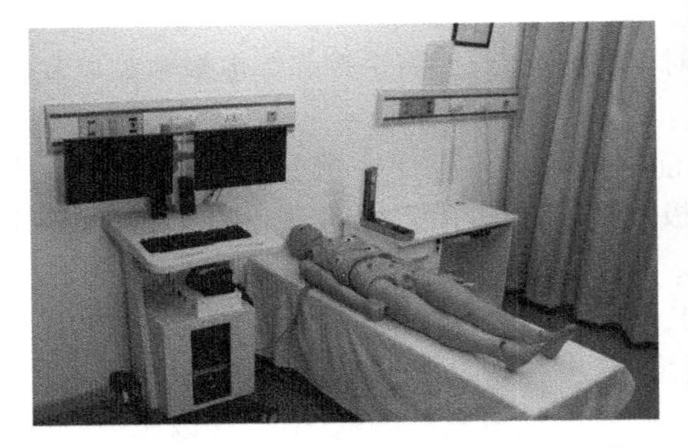

图 1-10-1　智能数字网络交互急救模拟系统

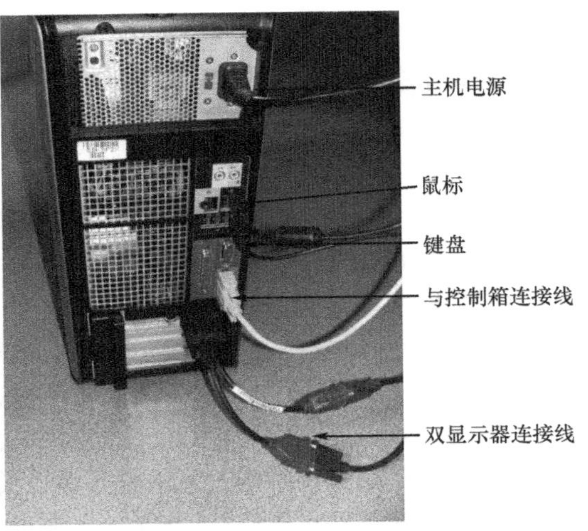

图 1-10-2　模型主机

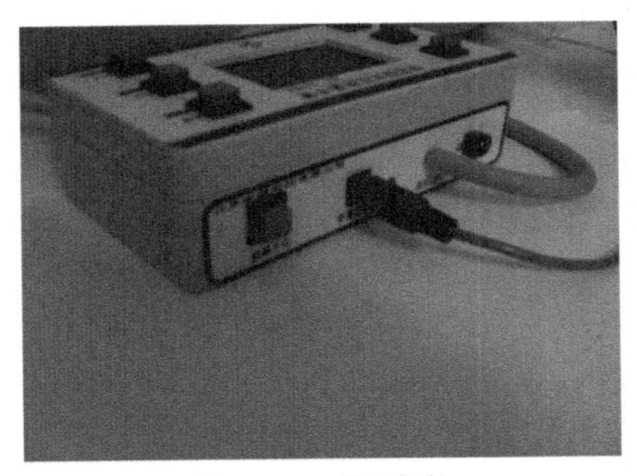

图 1-10-3　模型部件

(3) 模拟床旁监护系统:与临床完全相同的监护仪,动态显示患者的血氧饱和度、血压(收缩压、舒张压、平均动脉压、有创血压、无创血压)、呼吸曲线,呼吸频率、心率、心电图、$ETCO_2$、温度等生理参数(图 1-10-5)。

(4) 除颤:除颤能量 1 ~ 360J,除颤次数 1 ~ 3 次,可自由设置;系统对正确或错误除颤均有提示;每次除颤时心电图均变化显示除颤波形;正确除颤后系统自动反应,恢复为正常窦性心电图,反之显示死亡心电图。

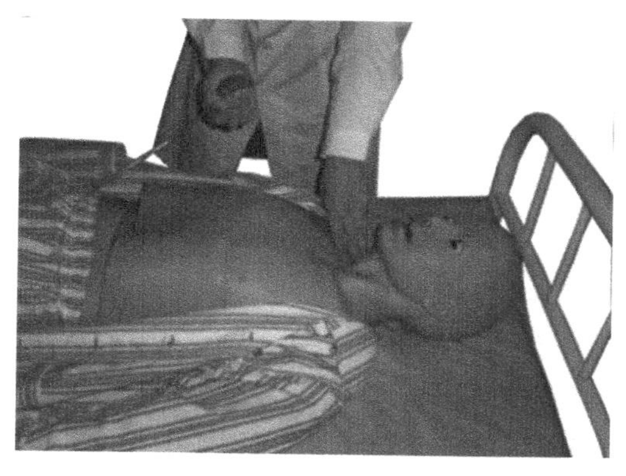

图 1-10-4　模型

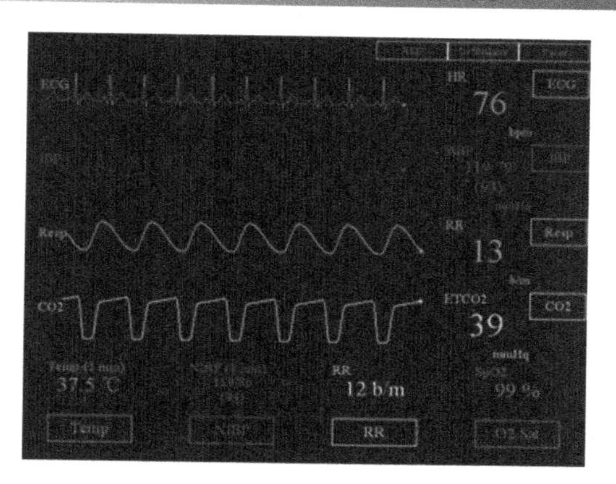

图 1-10-5　床旁监护系统

（5）AED：模拟“电击咨询系统除颤仪”，默认输出能量：150J、200J、300J，正确操作后自动转为正常窦性心电图（图 1-10-6，图 1-10-7）。

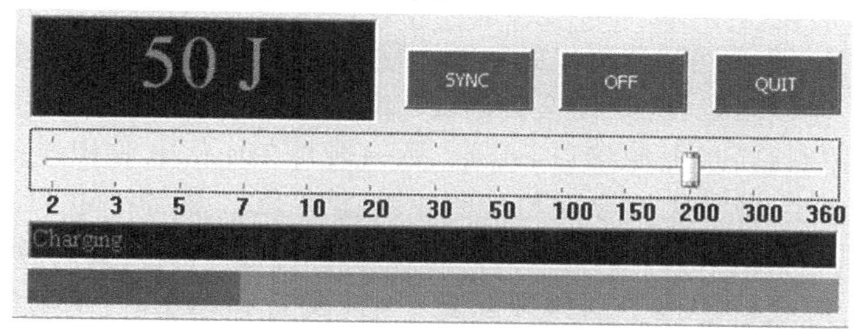

图 1-10-6　除颤仪界面

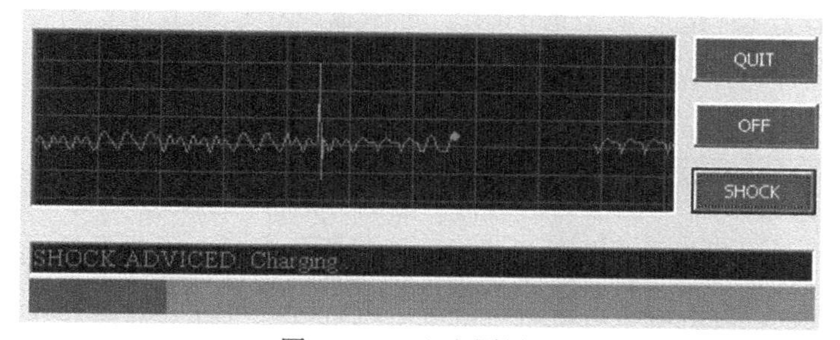

图 1-10-7　心电图界面

（6）近百种常见急救用药，12 种给药方式（皮内、皮下、肌内、静注、静滴、气管内、外用、舌下、口服、直肠、注射泵、输液泵），正确操作后计算机有显示并自动记录。

（二）结构和安装

（1）模型人皮肤手感真实，四肢关节灵活，可实现多种功能体位，具有逼真的双肺，心脏，胃，气管，食管、舌、鼻、咽、喉、会厌、声带、气道等解剖结构，头可水平摆动 180°，眼睛可以眨动

（2）模型人的安装/拆卸。为方便运输保存，模型上半身与下半身在装箱时是分开的，上身躯干包括：肋骨、心脏、双肺、胃、肝；安装集液瓶；将下半身的螺杆取出，与上半身连接好；反之操作为拆卸（图 1-10-8、图 1-10-9）。

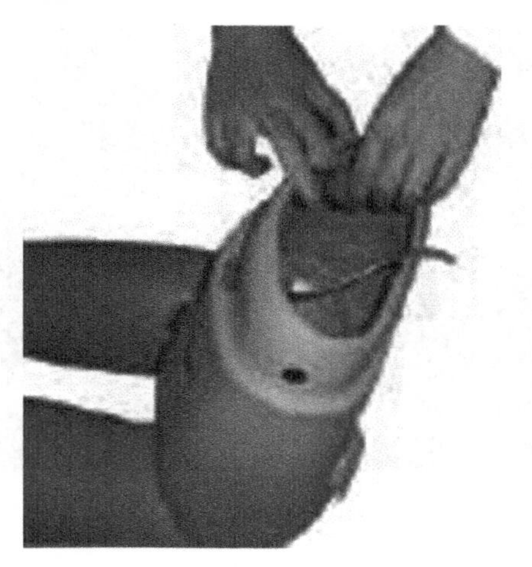

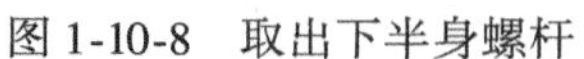

图 1-10-8 取出下半身螺杆

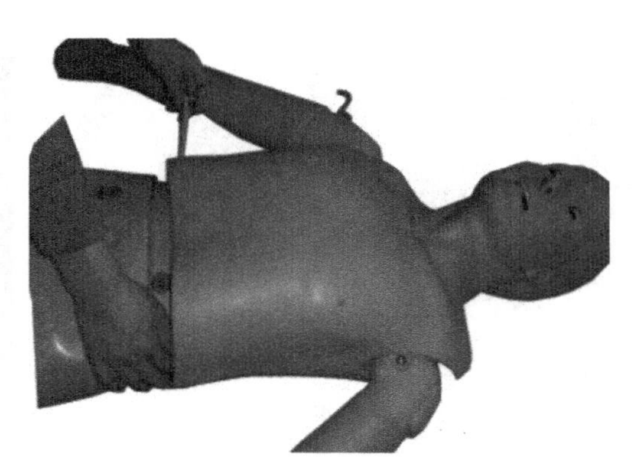

图 1-10-9 连接上、下半身

(3) 模型、控制箱、计算机之间的连接。计算机与控制箱:将数据线一端与控制箱的"计算机接口"相连,另一端与计算机的相匹配插口相连;模型人与控制箱:在模型人的左侧腰部有一接口,在控制箱找到"模型人接口"用数据线将两者相连;连接控制箱电源:将电源线的一端与控制箱的"电源接口"相连,另一端与220伏电源相连;将功能性胸皮上的接口与模型人连接;各种监测导联与控制箱的连接ECG:3导心电图连接,BP/Osat:血压监测(袖带)与血氧饱和度(示指),Temporary External Pacer:临时体外起搏,Sternum AED:自动体外除颤或者连接手动体外除颤手柄(胸骨),APEX :手动体外除颤(心尖)(图 1-10-10,图 1-10-11)。

(4) CPR操作连接:按照模型透明管上的标志(吹气、按压)分别与控制箱相应位置连接。

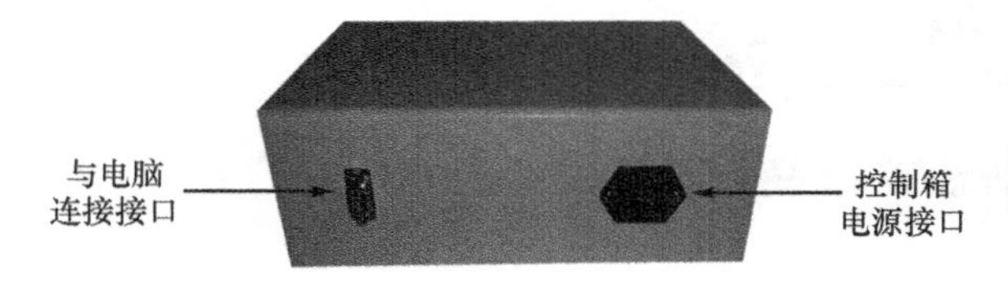

图 1-10-10 控制箱

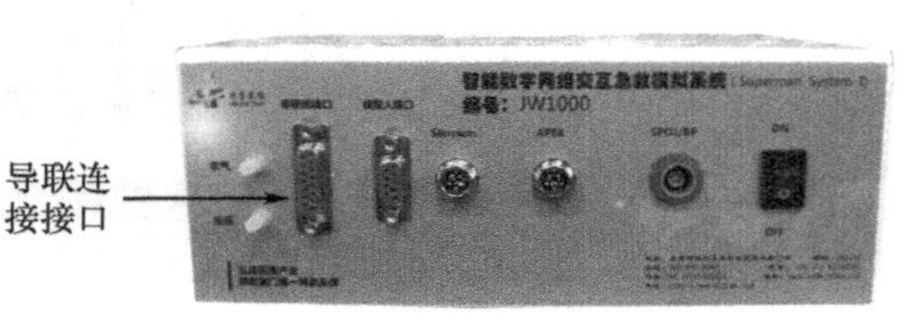

图 1-10-11 智能数字网络交互急救模拟系统

第二章　护理基本技能

第一节　穿、脱隔离衣

【适应证】

穿、脱隔离衣适用于进入严格隔离病区；检查、护理特殊隔离患者；进入易引起院内播散的感染性疾病患者病室；需要保护性隔离的患者（如大面积烧伤、器官移植、骨髓移植和早产儿等）病区。

【准备工作】

1. 器械及物品准备　根据患者病情和隔离的类别确定所需隔离的环境条件及物品，通常有：隔离衣、手套、快速手消毒剂、挂衣架、擦手纸、污衣桶、脚踏污物桶。

2. 操作者准备　戴口罩、帽子，工作服卷袖至前臂中。

3. 环境准备　符合隔离技术操作要求。

【操作方法】

（一）穿隔离衣

（1）持衣领取隔离衣→穿衣袖→举双手抖衣袖→扣领扣→扣袖扣→隔离衣两边缘背后对齐→向一侧折→腰带在背后交叉，前面打活结。

（2）戴手套。

（二）脱隔离衣

（1）松腰带→在前面打开活结→将手套边缘向外反折→解袖扣→塞衣袖→脱手套。

（2）采用快速手消毒剂或浸泡消毒双手。

（3）解领扣→拉衣袖→解腰带→脱隔离衣→清洁面向外卷好投入污衣桶→快速手消毒剂消毒双手→脱口罩、帽子。

（三）整理

整理用物、分类放置。

本流程适用于穿、脱隔离衣一次性使用。

【注意事项】

（1）保持隔离衣里面及领部清洁，系领带（或领扣）时切勿使衣袖和袖带触碰到面部、衣领及工作帽等处。

（2）隔离衣须全部覆盖工作衣，有破洞或潮湿时，应即时更换。

（3）穿隔离衣时应避免接触清洁物；穿隔离衣后只限在规定区域内进行工作，不允许进入清洁区及外走廊。

（4）反复穿、脱的隔离衣必须每天更换一次，接触不同病种患者时也应更换隔离衣。

第二节 吸 氧 术

【准备工作】

1. 器械及物品准备 备齐用物，放置合理。氧气筒、治疗盘内备治疗碗（内盛冷开水）、纱布、鼻导管、输氧管、氧气压力表、湿化瓶（内装1/3或1/2蒸馏水）、平镊、棉签。治疗盘外备用氧记录单、笔、弯盘、胶布、扳手。

2. 医生及患者准备 保持环境安静、整洁、安全；衣帽口罩穿戴整齐，清洁洗手；核对患者年龄、病情、意识；治疗情况评估；核查患者缺氧程度、血气分析结果；检查患者鼻腔状况，有无肿胀、充血、鼻中隔偏曲、狭窄等；评估患者的心理状态、合作程度。

3. 沟通与交流 向患者解释操作目的及配合方法，缓解患者紧张情绪。

【操作方法】

1. 清洁 检查鼻腔有无分泌物堵塞及异常，用湿棉签清洁鼻腔。

2. 准备胶布

3. 安装氧气表

（1）将氧气筒置于氧气架上，打开总开关，使小量气体从气门处流出，随即迅速关上，达到避免灰尘吹入氧气表的目的。

（2）将氧气表稍向后倾置氧气筒气门上，用手初步旋紧，再用扳手拧紧，使氧气表直立于氧气筒旁。接湿化瓶，将橡胶管接氧气表，打开总开关及流量开关，检查氧气流出是否通畅，有无漏气，关紧流量开关。

（3）鼻导管通过玻璃接管与压力表上输氧管连接。

（4）根据病情调节氧流量。通常为2～3L/min。

（5）将鼻导管前段放入治疗碗冷开水中检查鼻导管是否通畅。

4. 插入鼻导管

（1）测量鼻导管插入鼻腔的长度（一般为鼻尖至耳垂的2/3）。

（2）插入鼻导管，胶布固定鼻导管于鼻翼、面颊部。

5. 观察记录

（1）交代注意事项。

（2）注意观察氧气装置有无漏气、是否通畅，患者缺氧症状是否改善，有无氧疗不良反应出现。

（3）记录用氧时间、氧流量。

6. 用氧结束

（1）先取下鼻导管，再关闭氧气筒总开关，放出余气，关流量表开关，防止因操作不当引起肺组织损伤。

（2）协助患者取舒适卧位，整理床单。

（3）记录停止用氧时间及用氧效果。

（4）分类处理用物。

【注意事项】

（1）严格按操作规程进行，做好“四防”（防震、防火、防热、防油），氧气筒应放于阴凉处。

（2）严格按照程序（插管及停用时顺序）操作。

（3）在用氧过程中注意观察病情变化。

（4）鼻导管持续用氧者，每日更换鼻导管 2 次以上，双侧鼻孔交替插管。使用面罩者 4 ~ 8h 更换一次。

（5）氧气筒的氧气不可全部用完，压力表上指针降至 $5kg/cm^2$ 时，即不可再用。

（6）对于未用或用空的氧气筒，应分别标明“满”或“空”的标志。

第三节　吸　痰　术

【适应证】

主要用于年老体弱、危重、昏迷、麻醉未清醒前等各种原因引起的不能有效咳嗽排液者。

【准备工作】

1. 器械及物品准备　备齐用物，放置合理。接通电源，打开开关，检查吸引器性能。

（1）无菌治疗巾内置：吸痰管（多种型号）、连接吸引器的橡胶管根、短平镊 1 个、纱布适量、无菌有盒碗 2 个（分别盛无菌蒸馏水或生理盐水和无菌吸痰管）。无菌治疗碗 1 个、开口器、压舌板，舌钳按需备。

（2）治疗盘内放置：手套 1 双、无菌生理盐水 1 瓶、听诊器、手电筒、治疗巾、弯盘。

（3）电动吸引器及电源插板一个。

2. 医生及患者准备　保持环境安静、整洁；衣帽口罩穿戴整齐，清洁洗手；核对患者姓名，核对床号；评估患者病情、意识状态及治疗措施，心理状态、合作程度，评价鼻腔、口腔状况及痰液黏稠度，选择合适的吸痰管型号。

3. 沟通与交流　向患者解释操作目的及配合方法。

【操作方法】

（1）患者取舒适卧位，头转向一侧，面向操作者，昏迷患者可用压舌板或开口器帮助张口。

（2）检查患者口、鼻腔，取下义齿。

（3）连接吸痰管，试吸少量生理盐水蒸馏水，检查吸痰管是否通畅。

（4）一手返折吸痰管末端，另一手用无菌钳或镊子持吸痰管前端，插入口咽部即 10 ~ 15cm，然后放松导管末端，先吸口咽部分泌物；更换吸痰管，在患者吸气时顺势将吸痰管插入气管，再吸气管内分泌物注意无菌操作。若为气管切开患者，先吸气管切开处，再吸口鼻处。左右旋转，向上提拉，吸净痰液。

（5）吸痰管退出时，用生理盐水抽吸冲净。避免分泌物堵塞吸痰管。

（6）吸痰毕，关闭吸引器开关，分离吸痰管与玻璃管，玻璃管插入有消毒液的玻璃瓶中备用，处理一次性用物必要时做口腔护理。

（7）洗手和记录患者情况及痰液性状。

【注意事项】

（1）严格执行无菌操作，吸痰用物每天更换 1 ~ 2 次，吸痰导管每次更换。

(2) 注意观察病情变化,观察气道是否通畅,患者的面色、呼吸、心率、血压,吸出痰液的色、质、量等。

(3) 吸痰管不宜过粗,特别是小儿吸痰时。套管及插管吸痰的患者,吸痰管粗细一般是管腔内壁直径的1/3 ~1/2。

(4) 插管过程中不可用负压,禁止吸痰,避免损伤呼吸道黏膜。

(5) 吸痰动作要轻柔。每次吸痰时间<15s,吸痰前后可增加氧气的吸入,以免造成缺氧。

(6) 痰液黏稠时,可以配合叩击、雾化吸入等方法稀释痰液。

(7) 颅骨骨折患者禁止从鼻腔吸痰;气管插管和气管切开患者,经由插管或套管内吸痰时,需要严格无菌操作。

(8) 储液瓶内的痰液应及时倾倒,做好消毒处理。

(9) 鼻腔、口腔、气管切开同时需要吸痰时应先吸气管切开处,再吸口腔,最后吸鼻腔。

【模型介绍】

吸痰练习模型

(一) 功能

(1) 解剖部位精确,可以观察到气管和左右主支气管,进行经鼻、口、气管切开处插入吸痰管训练,感觉真实。

(2) 脸部一侧可打开,可以显示气管插入的位置。

(3) 吸痰管可以放入口腔、鼻腔和气管内,练习口腔、鼻腔、气管内的吸痰。

(4) 显示鼻腔、口腔的解剖结构和颈部结构。

(5) 模拟痰液可以放在口腔、鼻腔和气管内,增强练习插管技巧的真实效果。

(二) 结构与安装

(1) 吸痰练习模型由模型主体、半侧脸、支气管、气管套管、透明挡板5部分组成(图2-3-1 ~图2-3-5)。

(2) 透明挡板与模型主体相连接(图2-3-6)。

(3) 支气管与模型主体相连接(图2-3-7)。

(4) 半侧脸与模型主体相连接(图2-3-8)。

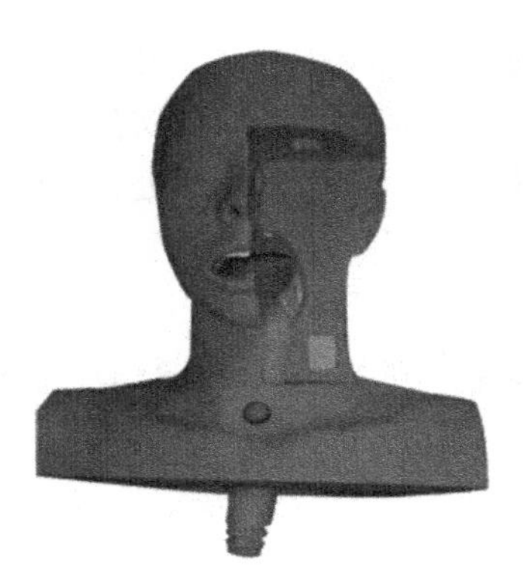

图2-3-1　模型主体

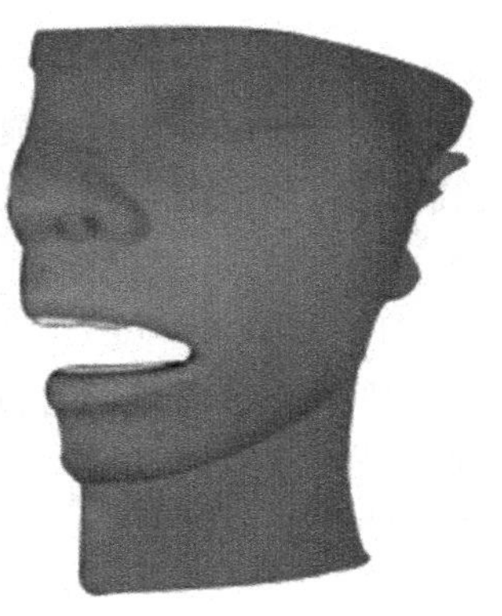

图2-3-2　半侧脸

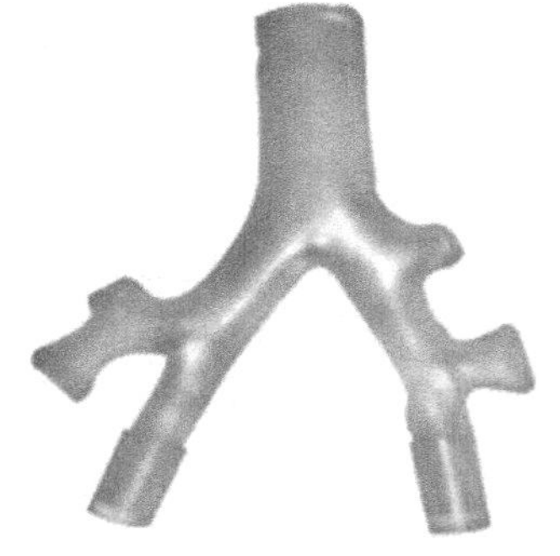

图2-3-3　支气管组件

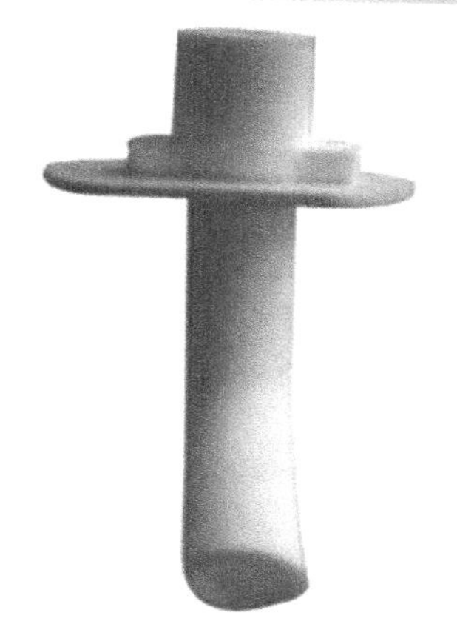

图 2-3-4　气管套管

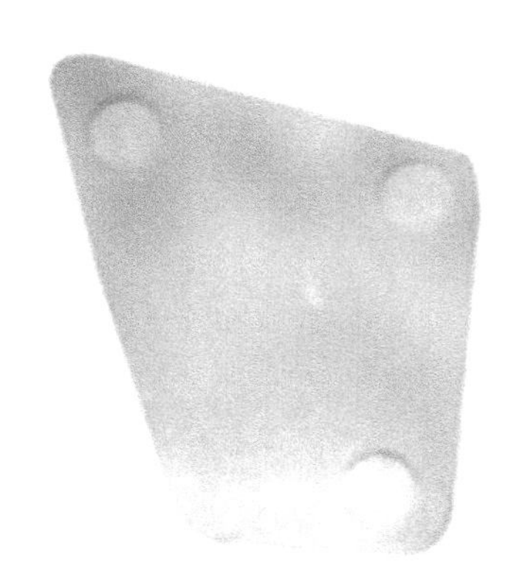

图 2-3-5　透明挡板

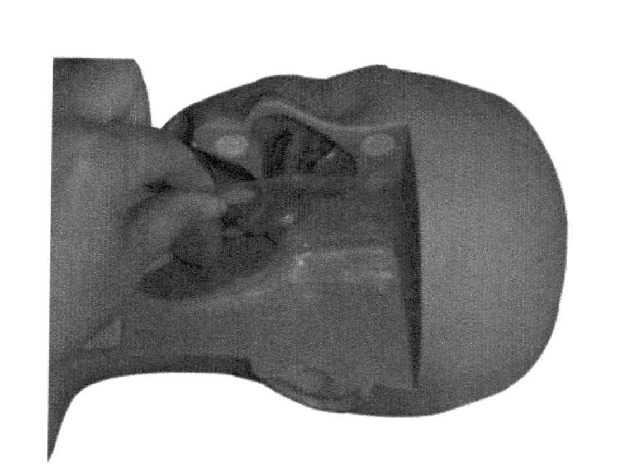

图 2-3-6　透明挡板与模型主体相连

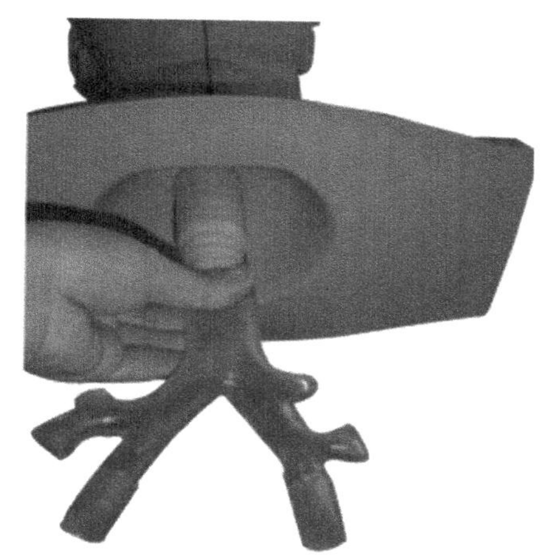

图 2-3-7　支气管与模型主体相连

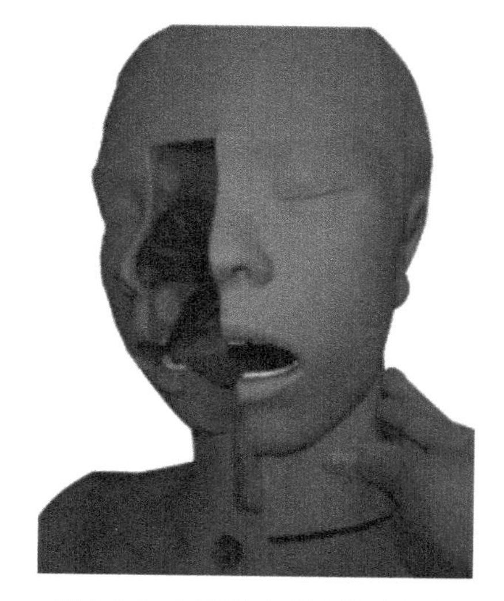

图 2-3-8　半侧脸与模型主体相连

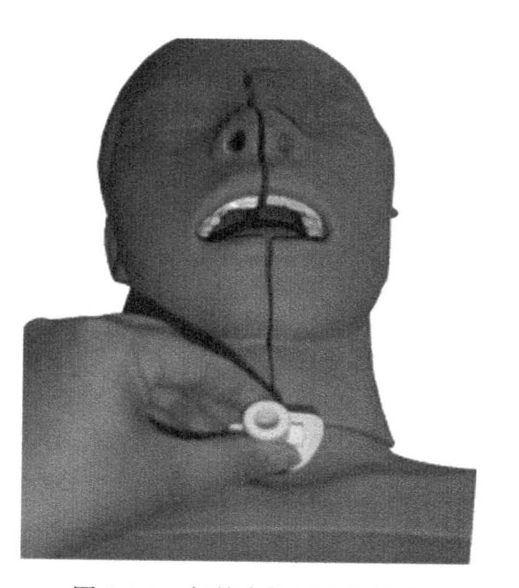

图 2-3-9　气管套管插入气管内

（5）气管套管在气管造口处插入气管内，此时模型安装完毕（图 2-3-9）。

（三）维护与保养

插入吸痰管的过程中，遇有阻力，可以将吸痰管回抽一点再继续插入，切忌粗暴操作，以免损伤气管黏膜。

第四节　导　尿　术

【适应证】

（1）为尿潴留患者引流尿液，以减轻痛苦。

（2）协助临床诊断，如留取未受污染的尿标本做细菌培养，测量膀胱容量、压力及残余尿，行尿道或膀胱造影等。

（3）为膀胱肿瘤患者进行膀胱内化疗。

【准备工作】

1. 器械及物品准备　备齐用物，放置有序。

（1）消毒包内有小弯盘 1 个，治疗碗 1 个，镊子 1 把，棉球 10 个，纱布 2 块，左手手套 1 只。

（2）导尿包内有小弯盘 2 个，镊子 1 把，血管钳 1 把，小药杯 1 个，大棉球数个，无菌液状石蜡，洞巾 1 块，治疗巾 1 块，纱布 2 块。

（3）另备消毒溶液，无菌持物钳及容器各 1 个，无菌手套 1 副，14 号、16 号无菌尿管各 1 根，大毛巾、小橡皮单及治疗巾、便盆及便盆巾。

2. 医生及患者准备　保持环境安静、整洁，关门，酌情关窗，用屏风遮挡患者以保护患者隐私。衣帽口罩穿戴整齐，清洁洗手；核对患者姓名、年龄，评估患者病情、临床诊断、导尿的目的；评估患者意识状态、心理状态、患者的合作理解程度、膀胱充盈度及局部皮肤情况。

3. 沟通与交流　向患者解释操作目的及配合方法。

【操作方法】

（1）协助患者取仰卧位，脱对侧裤腿，盖于近侧腿上，近侧下肢用大毛巾遮盖，嘱患者两腿屈膝自然分开，暴露外阴，臀下铺橡胶单及治疗巾（或一次性尿布）。

（2）开消毒包，倒消毒液于治疗碗内，浸湿棉球，左手戴手套，右手持用镊子夹取消毒棉球进行初步消毒，依次为阴阜、阴茎、阴囊。左手持无菌纱布包住阴茎，后推包皮，充分暴露尿道口及冠状沟，严格消毒尿道口、龟头，螺旋形向下至冠状沟。每个棉球限用一次。污棉球、纱布、镊子、手套置弯盘内，用包布将弯盘、治疗碗包裹移至床尾。

（3）打开导尿包：在患者两腿之间，打开导尿包包布，按无菌技术打开治疗巾，用无菌持物钳显露小药杯，倒消毒液于药杯内，浸湿棉球。戴无菌手套，铺洞巾；滑润导尿管 20～22cm；暴露尿道口，左手持无菌纱布包住阴茎，后推包皮，再次消毒尿道口、龟头、冠状沟。污棉球、小药杯、镊子置弯盘内，移至床尾。

（4）提起阴茎使之与腹壁成 60°角，用血管钳持导尿管轻轻插入尿道 20～22cm，见尿后再插入 2cm。左手固定导尿管，将尿液引流入弯盘内。插导尿管时，遇有阻力，可稍待片刻，嘱患者张口做深呼吸，再轻轻插入。

(5) 如需做尿培养，用无菌标本瓶或试管接取尿液，盖好瓶盖备送。

(6) 治疗碗内尿液盛满后，用血管钳夹导尿管末端，将尿液导入便盆内。

(7) 导尿毕，用纱布包裹导尿管拔出，放入弯盘中。

(8) 擦净外阴，脱去手套，撤去洞巾，清理用物。

(9) 协助患者穿裤，取舒适卧位，整理床单。

(10) 测尿量，标本送检，做好记录。

(11) 术后沟通。

【附】

女性导尿术

成年男性尿道全长为16～20cm，有两个弯曲（活动的耻骨前弯和固定的耻骨下弯）、三个狭窄部（尿道内口、膜部和尿道外口）。而女性尿道短，长约3～5cm，富于扩张性，尿道口在阴蒂下方，呈矢状裂，故操作有所差别。

操作方法如下：

(1) 同男导尿术。

(2) 开消毒包：在患者两腿之间，打开消毒包，倒消毒液于治疗碗内，浸湿棉球，左手戴无菌手套，右手镊子夹消毒棉球清洗外阴，由上至下，由外向内依次初步消毒阴阜、大阴唇，接着以左手分开大阴唇，消毒小阴唇、尿道口，最后一棉球消毒尿道口至会阴、肛门，每一个棉球只用一次，污棉球及用过的钳子、手套置于弯盘内。用包布将弯盘、治疗碗包裹移至床尾。

(3) 打开导尿包：在患者两腿之间，打开导尿包包布，按无菌技术打开治疗巾，用无菌持物钳显露小药杯，倒消毒液于药杯内，浸湿棉球；戴无菌手套，铺洞巾；滑润导尿管前端，以左手拇、示指分开小阴唇，右手持镊子夹消毒棉球再次消毒尿道口、两侧小阴唇，最后在尿道口处加强消毒一次，污棉球、小药杯、镊子置弯盘内，移至床尾。

(4) 左手持续分开固定小阴唇，右手用血管钳持导尿管轻轻插入尿道4～6cm，见尿后再插入1～2cm。左手固定导尿管，将尿液引流入弯盘内。

(5) 其余步骤同男导尿术。

【注意事项】

(1) 保护患者隐私，操作时注意遮挡。

(2) 严格执行无菌技术及消毒制度，防止医源性感染。导尿管一经污染或拔出均不得再使用。男患者消毒时要注意包皮和冠状沟的消毒。

(3) 插入导尿管时，动作要轻、慢、稳，切勿用力过重，以免损伤尿道黏膜。遇阻力时，嘱患者缓慢深呼吸，慢慢插入尿管。

(4) 对膀胱高度膨胀且又极度虚弱的患者，第一次导尿量不可超过1000ml，以防大量放尿，导致腹腔内压突然降低，大量血液滞留于腹腔血管内，造成血压下降，产生虚脱，亦可因膀胱突然压力下降，导致膀胱黏膜急剧充血，引起血尿。

(5) 老年妇女由于会阴肌肉松弛，尿道口回缩，插导尿管时应正确辨认。

【模型介绍】

男性导尿模型

（一）功能

（1）模型具有真实的解剖尺寸，造型逼真，解剖结构精细。

（2）润滑过的导尿管可以通过尿道外口插入尿道，进入膀胱（图 2-4-1，图 2-4-2）。

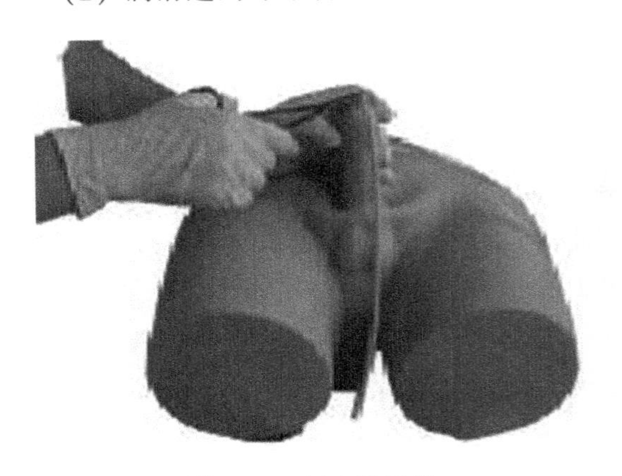

图 2-4-1 插入导尿管

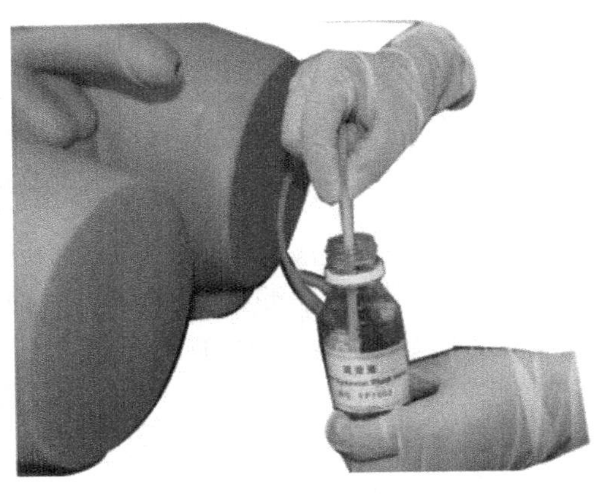

图 2-4-2 润滑导尿管

（3）当导尿管到达膀胱时，会有模拟尿液流出。

（二）结构与安装

1. 润滑 操作前需要充分润滑导尿管和尿道（润滑剂以液状石蜡为宜）。

2. 充盈“膀胱”

（1）自来水倒入模拟尿液袋中。

（2）模拟尿液袋悬挂在输液架上（高于模型 45cm 左右）。注意：模拟尿液袋悬挂位置不宜过高以免压力过大，造成渗漏。

（3）将模拟尿液袋与模型的透明导管连接，打开阻液夹，充盈“膀胱”。

（4）充盈完毕，可以进行导尿操作（图 2-4-3）。

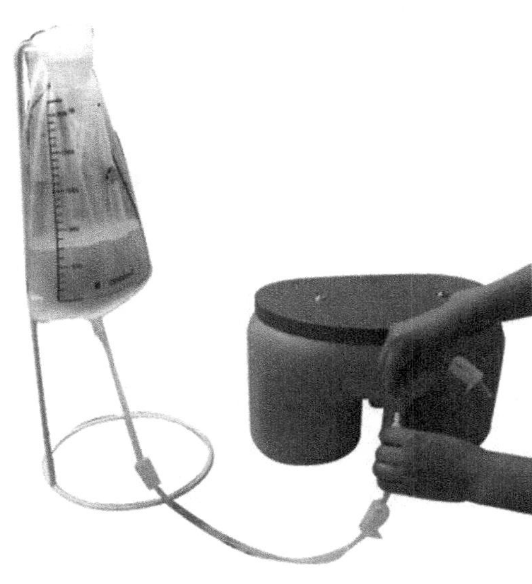

图 2-4-3 充盈“膀胱”

（三）维护与保养

（1）在第一次使用模型时，要彻底地润滑模型。将已润滑的导尿管插入尿道一半，不要完全插入，然后，再抽出，再润滑，反复几次后再完全插入。此时，先不要往模型内灌入模拟尿液，待尿道完全通畅后再灌入模拟尿液。

（2）模型长时间搁置不用或者经历一个频繁使用周期后，如再次使用，请彻底润滑导尿管和尿道（可加大润滑剂的使用剂量）。

（3）导尿操作完毕后，请清除模型内部模拟尿液大部分流出。

（4）请选择合适的导尿管，过粗的导尿管会对模型造成伤害；而过细的导尿管则易在导尿时发生漏液。

女性导尿模型

（一）功能

（1）模型解剖位置精确，造型逼真，模拟中年女性外生殖器的会阴部，大腿处于外展位（图2-4-4）。

（2）小阴唇可以向两旁分开以暴露阴蒂、尿道口及阴道。

（3）当导尿管到达膀胱时，会有模拟尿液流出。

（二）结构与安装

同男性导尿模型。

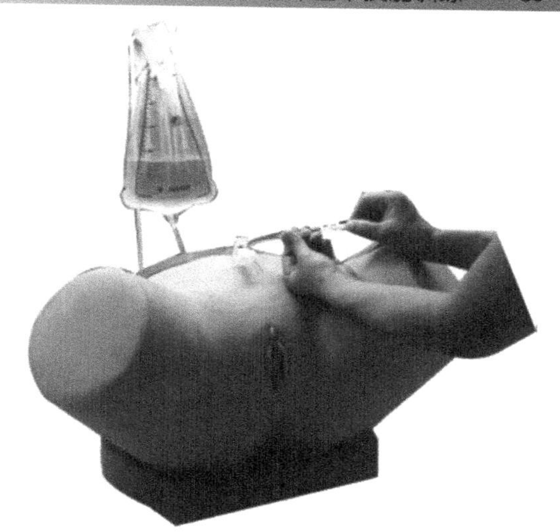

图2-4-4　女性导尿模型

第五节　留置导尿行膀胱冲洗

留置导尿是将导尿管留置在膀胱内，以引流尿液，避免反复插管引起的感染。

【适应证】

（1）准确记录危重患者每小时尿量，测量尿比重，以密切观察病情变化。

（2）盆腔手术患者保持膀胱空虚，避免术中误伤。

（3）某些泌尿系统疾病手术后留置导尿管，便于引流和冲洗，并可减轻手术切口的张力，有利于愈合。

（4）为尿失禁或会阴部有伤口的患者引流尿液，保持会阴部清洁干燥。

（5）为尿失禁患者行膀胱功能训练。

【准备工作】

1. 器械及物品准备　备齐用物，放置有序。

除常规导尿用物外，另备气囊尿管、集尿袋、别针、冲洗袋、引流管、大口瓶、输液架、无菌生理盐水、10ml注射器，配置好的冲洗液。

2. 医生及患者准备　保持环境安静、整洁，关门，酌情关窗，用屏风遮挡患者以保护患者隐私。衣帽口罩穿戴整齐，清洁洗手；核对患者姓名、年龄，评估患者病情、临床诊断、导尿的目的；评估患者的意识状态、心理状态、合作理解程度、膀胱充盈度及局部皮肤情况。

3. 沟通与交流　向患者解释操作目的及配合方法。

【操作方法】

（1）行导尿术（详见前述），导入气囊尿管见有尿液流出后应再插入7～10cm。

（2）向气囊内注入无菌生理盐水5～10ml，再轻轻回拉，有阻力感时，即证实导尿管已经固定于膀胱内。

（3）将冲洗液倒挂于输液架上（瓶底离床沿60cm），连接冲洗装置各部（三腔尿管除气囊外的两个分管，管腔大的接引流管，管腔小的接冲洗管），将引流管用别针固定于床单上，引流管另一端接入大口瓶。

(4) 夹闭引流管,开放冲洗管,使冲洗液滴入膀胱。冲洗时根据冲出液颜色调整速度:色深则快、色浅则慢。一般为(60 ~ 100)滴/分。

(5) 待患者有尿意或滴入冲洗液 200 ~ 300ml 后,夹闭冲洗管,放开引流管,将冲洗液全部引流出来后,再夹闭引流管。

(6) 按需要量,如此反复冲洗,冲洗过程中,经常询问患者感受,观察患者反应及冲出液性状。

(7) 冲洗完毕擦净外阴,脱去手套,撤去洞巾,固定好导尿管,清理用物。

(8) 协助患者穿裤,取舒适卧位,整理床单。

(9) 记录冲洗液名称、冲洗量、冲出量及性质,冲洗过程中患者的反应。

(10) 导尿结束,需冲拔出导尿管时,用注射器先吸出气囊内液体,然后嘱患者深呼吸,用纱布包裹导尿管轻轻拔出,擦净外阴,脱去手套,记录并继续观察患者排尿情况。

(11) 术后沟通与交流。

【注意事项】

(1) 导尿前详细检查尿管,保证尿管通畅、气囊完好。

(2) 尿管插入深度要适宜。气囊确保在膀胱内,以免造成尿道损伤。

(3) 保持尿管固定、通畅。引流袋低于尿路引流部位,防止尿液逆流。

(4) 观察尿的颜色、性状,遵医嘱记录尿量。

(5) 鼓励患者多饮水以利尿,增加内冲洗作用。

(6) 每日用消毒溶液消毒尿道口两次,定期更换集尿袋,严格无菌操作。

(7) 冲洗膀胱有导致感染的可能,故严格掌握适应证和全程无菌操作,并应使用三腔留置尿管,以保持相对闭合引流状态。

【模型介绍】

透明导尿及膀胱冲洗模型

(一) 功能

(1) 模型解剖位置精确,造型逼真。

(2) 通过透明的耻骨部观察骨盆和膀胱的相对位置,骨盆位置固定,可观察膀胱的位置和插入导管的角度。

(3) 练习导尿及膀胱冲洗的各个步骤,可从外部观察膨胀的气囊导管位置及膀胱冲洗情况。

(4) 导尿管通过尿道括约肌进入膀胱时,可有真实的阻力。

(二) 结构与安装

(1) 润滑:操作前需要充分润滑导尿管和尿道(润滑剂以液状石蜡为宜)。

(2) 充盈“储尿”(模拟尿液袋):将装有自来水的模拟尿液袋悬挂在输液架上(高于模型 45 厘米左右)。

注意:模拟尿液袋悬挂位置不宜过高以免压力过大,造成渗漏。

(3) 充盈膀胱

1) 透明导尿模型取合适体位。

2）模拟尿液袋与透明导尿模型连接：模型有两条导液管，其中一条导液管与模拟尿液袋连接，另一条导液管打开阻液夹，使模拟尿液流入透明膀胱内（图 2-5-1）。

3）膀胱充盈完毕，关闭导液管的阻液夹（图 2-5-2）。

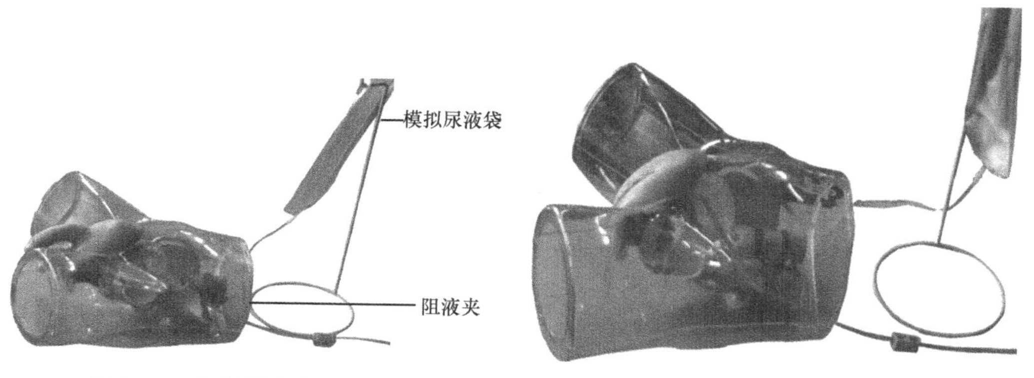

图 2-5-1　模拟尿液充盈“膀胱”

图 2-5-2　“膀胱”充盈完毕

（三）维护与保养

（1）可以用清水或洗涤剂去除模型上的一般污渍，或用高纯乙醇配合软纸巾和软布擦拭污渍处，当透明部分变脏时，可用软布或毛巾擦干净。

（2）不要挤压模型的透明部分，有可能会造成损坏。

其余模型维护与保养同前。

第六节　鼻　饲　术

【适应证】

（1）不能经口进食者，如昏迷患者，病情危重患者等。口腔疾患及口、咽、气管手术后，不能张口的患者，如：破伤风患者。

（2）拒绝进食者，如：特殊境遇者、精神病症状发作。

（3）早产儿。

【禁忌证】

（1）食管、胃底静脉曲张的患者。

（2）食管梗阻、食管癌患者。

【准备工作】

1. 器械及物品准备　用物备于治疗盘内。

（1）治疗巾内置：胃管（多种型号的消毒橡胶胃管或一次性硅胶胃管）、短平镊 1 个、50ml 注射器 1 个、纱布 2 张、治疗碗 2 个（水温计 1 只）。

（2）治疗盘内放置：手套 1 双、液状石蜡、松节油（必要时）、棉签、胶布、夹子或橡胶圈、别针、听诊器、手电筒、弯盘，38 ~ 40℃的温开水和鼻饲饮食。

2. 医生及患者准备　保持环境安静、整洁，衣帽口罩穿戴整齐，清洁洗手；核对患者姓名，核对床号，评估患者病情、意识状态及治疗措施，以了解患者的合作程度；评估患者鼻腔状况，有无肿胀、充血、鼻中隔偏曲、狭窄等，选择胃管型号。

3. 沟通与交流 向患者解释操作目的及配合方法。

【操作方法】

（1）根据病情协助患者取坐位、半坐位或右侧卧位。

（2）铺治疗巾于颌下，将弯盘置于患者口角旁。

（3）清洁鼻腔：用湿棉签清洁患者鼻腔。

（4）准备胶布。

（5）插入胃管

1）检查胃管是否通畅。

2）测量需插入胃管长度（患者发际到剑突，一般成人为45～55cm），并标记。

3）润滑胃管前端，一手持纱布或戴手套托胃管，一手持镊子夹住胃管前端沿选定一侧鼻孔缓缓插管至咽喉部（10～15cm），嘱患者做吞咽动作，同时顺势将胃管送入至所需长度；如遇昏迷患者应先将患者头向后仰，插至咽喉部，再用一手托起头部，使下颌靠近胸骨柄（以增加咽喉部通道的弧度）插至所需长度。

4）确认胃管在胃内：用注射器从胃管末端抽出胃内容物即证明胃管在胃内；用注射器经胃管注入10ml空气，同时置听诊器于剑突下，如能听到气过水声证明胃管在胃内；胃管末端置盛水碗内无气泡逸出则说明胃管未误入气管。

（6）鼻饲流质

1）鼻饲前先用注射器回抽胃内容物，检查胃管是否在胃内，如胃管在胃内，则注入少量温开水以润滑管腔，再缓慢灌注流质或药物（每次抽吸鼻饲液时应反折胃管末端），鼻饲毕再次注入少量温开水以冲洗胃管。

2）反折并包裹胃管末端，夹子夹紧，用安全别针固定于患者衣领或枕旁。整理用物，协助患者取舒适卧位。

3）鼻饲用物清洗后置治疗盘内（每24小时消毒一次），记录入量。

（7）拔出胃管

1）评估患者病情，遵循医嘱给予拔管。携物至床旁，核对后向患者解释，铺治疗巾于颌下，将弯盘置于患者口角旁，灌注完流质食物后拔管，先夹闭胃管，轻揭胶布，纱布包裹近鼻孔处胃管。

2）轻轻转动胃管后指导患者深吸气，待患者呼气时再轻柔地一次完成拔管动作，边拔边用纱布擦净胃管，到咽喉处快速拔出，以免误吸，拔出的胃管置于弯盘中。

3）清洁患者口、鼻、面部，协助漱口。

4）帮助患者取舒适卧位，整理床单。

5）清理用物并消毒：橡胶胃管浸泡消毒后再高压蒸汽灭菌或煮沸消毒，一次性硅胶胃管浸泡消毒后按医疗垃圾处理。

6）记录拔管时间和患者反应。

（8）术后沟通与交流。

【注意事项】

（1）操作前与患者沟通，解释配合的方法与注意事项。

（2）操作动作要轻柔，防止患者受伤。

（3）鼻饲药物要研细，完全溶解后灌入，防止胃管堵塞。

（4）每次鼻饲量不超过200ml，间隔时间不少于2小时。

（5）长期鼻饲者应每日进行口腔护理；每周应更换胃管一次，换管时，胃管在晚上鼻饲后拔出，翌晨再由另一侧鼻孔插入。

（6）对长期鼻饲者，也可采用鼻饲点滴法，使用时应注意用物的消毒处理。有条件者可采用一次性鼻饲点滴装置。点滴鼻饲时应注意鼻饲液的温度。

（7）对老年患者，鼻饲时应将床头适当抬高，鼻饲后保持半卧位30～40分钟，再恢复体位，以防因胃排空不佳，导致食物反流、呛咳等，严重时导致吸入性肺炎的发生。

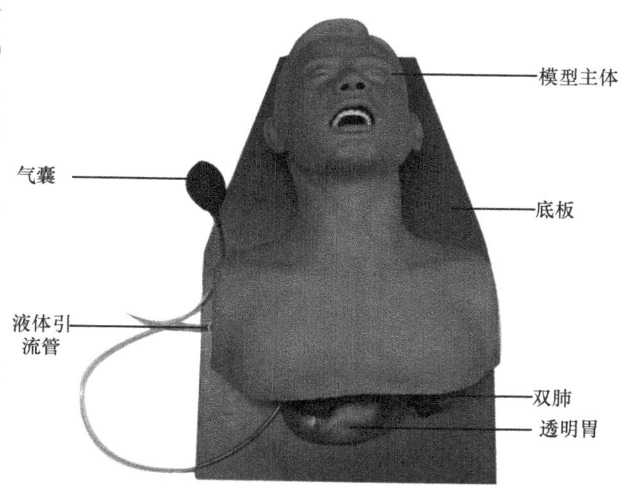

图2-6-1　鼻饲术模型

【模型介绍】

鼻饲模型

（一）功能

（1）模型模仿成年人头部，形态逼真，质感真实（图2-6-1）。

（2）模型解剖结构完整逼真：牙齿、舌、口咽和鼻咽、喉、会厌、勺状软骨、声带和室带、环状软骨、气管、食管、双肺和透明胃。

（3）模型的颈部适度抬高，可以口、咽和喉三条轴线呈一致走向。

（二）维护与保养

进行洗胃练习之前请进行充分的导管润滑，有利于插管操作。

第七节　洗　胃　术

【适应证】

（1）解毒，清除胃内毒物或刺激物，减少毒物的吸收及中和毒物（利用不同灌洗液）。

（2）减轻胃黏膜水肿：幽门梗阻者通过洗出胃内潴留食物，减轻潴留物对胃黏膜的刺激，减轻胃黏膜炎症反应。

（3）手术或某些检查前的准备，主要是胃部手术或检查，通过洗胃，既利于检查，又可防止或减少术后感染。

【禁忌证】

（1）吞服强酸、强碱等腐蚀性毒物者。

（2）上消化道溃疡、癌症患者。

（3）胃插管术禁忌证患者，如食管胃底静脉曲张、食管狭窄等。

【准备工作】

1. 器械及物品准备 用物备于治疗车上。

（1）治疗盘内放洗胃管、量杯、水温计、压舌板、镊子、棉签、弯盘、50ml 注射器、听诊器、手电筒、胶布、纱布、液体石蜡、必要时备开口器、检验标本容器或试管、毛巾、塑料围裙或橡胶单。

（2）洗胃溶液：根据毒物性质选用洗胃溶液，温度 25 ~ 38℃。

（3）水桶 2 只（1 只盛洗胃液，1 只盛污水）。

（4）漏斗胃管洗胃法另备：漏斗洗胃管。

（5）电动吸引器洗胃法另备：输液架、输液瓶、输液导管、Y 型三通管、调节器、电动吸引器。

（6）急救药品。

2. 医生及患者准备 保持环境安静、整洁，衣帽口罩穿戴整齐，清洁洗手；核对患者姓名；评估患者的中毒情况（如摄入毒物的种类、剂量、浓度、中毒时间等，是否采取其他处理措施）、生命体征、意识状态、瞳孔的变化、患者年龄、心理状态、合作程度和患者口腔、鼻腔黏膜情况及有无活动义齿等。

3. 沟通与交流 向患者解释操作目的及配合方法。

【操作方法】

1. 体位 协助患者取舒适卧位（中毒较轻者取坐位或半坐位；中毒较重者取左侧卧位；昏迷患者取平卧位头偏向一侧），围好围裙或铺橡胶单和治疗巾，置弯盘于口角旁，置污水桶于患者床（椅）旁。

2. 插入胃管 检查胃管是否通畅后润滑胃管，测量需插入胃管长度（45 ~ 55cm），一手持纱布或戴无菌手套托胃管，一手持镊子夹住胃管前端缓缓插管至咽喉部（10 ~ 15cm），嘱患者做吞咽动作，同时顺势将胃管送下入至预定长度；昏迷患者应先将患者头向后仰，插至咽喉部，再用一手托起头部，使下颌靠近胸骨柄插至所需要长度。确认胃管在胃内（连接注射器抽出胃内容物；用注射器从胃管末端注入 10ml 空气，同时置听诊器于剑突下，能听到气过水声；胃管末端置盛水碗内无气泡逸出）后固定胃管。

3. 洗胃

（1）漏斗胃管洗胃法

①置漏斗低于胃部水平位，挤压橡胶球，抽尽胃内容物，如中毒物质不明时，留取第一次标本送检；②举漏斗高过头 30 ~ 50cm，将灌洗液缓慢倒入漏斗 300 ~ 500ml，当漏斗剩余少量溶液时，速将漏斗降至低于胃部位置，倒置于污水桶内；③如此反复灌洗至洗出液澄清为止。

（2）电动吸引器洗胃法

①将 Y 型管的三通分别与输液瓶、洗胃管、引流器导管相连接，将灌洗液倒入输液瓶内，夹闭输液管，挂于输液架上；②开动吸引器，吸出胃内容物。如中毒物质不明时，应将抽出物送检；③关闭吸引器，夹闭储液瓶上的引流管。开放输液管灌液 300 ~ 500ml 入胃内，再关闭输液管，开放引流管，开动吸引器抽吸灌入液体；④反复灌洗至洗出液澄清为止。

（3）全自动洗胃机洗胃法

①将三根橡胶管分别与机器的药管（进液管）、胃管、污水管（出液管）连接，进液管管口必须始终浸没在灌洗液的液面下；②按“手吸”键，吸出胃内容物，再按“自动”键，机器即开

始对胃进行自动冲洗。冲洗时“冲液”灯亮，吸引时“吸液”灯亮；③若食物堵塞管道，水流缓慢、不流或发生故障，可交替按“手冲”和“手吸”键，重复冲洗数次，直至管路通畅，再按“自动”键自动洗胃，直至洗出液澄清无味为止。

4. 拔出胃管　洗胃结束反折胃管迅速拔出。

5. 整理用物

（1）清洁患者口、鼻、面部，协助漱口。

（2）取舒适卧位，整理床单。

（3）清理用物并消毒：橡胶胃管浸泡消毒后再高压蒸汽灭菌或煮沸消毒，一次性硅胶胃管浸泡消毒后按医疗垃圾处理，洗胃机储液瓶用消毒液浸泡。

（4）洗手后记录患者病情，灌洗液的名称、液量、洗出液的性质、颜色、气味及量。

6. 沟通与交流

【注意事项】

（1）中毒物质不明时，先抽吸胃内容物送检，选用温开水或生理盐水洗胃，待毒物性质明确后，再采用拮抗剂洗胃；中毒者洗胃应尽早进行，一般在服毒物6小时内洗胃均有效，超过6小时也不应放弃洗胃。

（2）吞服强酸强碱等腐蚀性药物，禁忌洗胃，以免造成穿孔。可按医嘱给予药物或迅速给予物理性拮抗剂，如牛奶、豆浆、蛋清等，以保护胃黏膜。

（3）插管动作要轻快，防止损伤食管黏膜或误入气管，拔管时应将胃管反折，到达咽喉部时，快速拔出，防止误吸。

（4）洗胃液温度控制在25～38℃，温度过高加速毒物吸收，过低引起患者不适。

（5）每次灌入量以300～500ml为宜，如灌入量过多可引起急性胃扩张，胃内压增加，加速毒物吸收，也可引起液体反流致呛咳、误吸；过少则延长洗胃时间，不利于为抢救赢得时间。

（6）洗胃过程中应密切观察患者的面色、意识、瞳孔、生命体征，洗出液的性质、颜色、量、气味，患者如出现腹痛、洗出液为血性或出现休克现象，应立即停止洗胃，并采取相应急救措施。

（7）幽门梗阻患者宜在饭后4～6小时或空腹时进行，需记录胃内潴留量。

（8）注意患者的心理状态，针对性地给予心理支持，增强患者康复和生活的信心。

【模型介绍】

透明洗胃模型

（一）功能

（1）该模型具有示教功能，解剖结构精细，口腔内有牙、舌、悬雍垂等解剖结构，胸腹部由高强度透明外壳包绕，有气管、支气管、左右肺、食管、胃、膈、胆囊、胰腺、脾以及十二指肠、结肠等结构。

（2）带有灯光警示系统，可以演示十二指肠引流术功能。

（二）结构与安装

（1）标准的解剖结构（图2-7-1）：①气管；②胸肌；③肺；④食管；⑤膈肌；⑥肋骨；⑦肾；

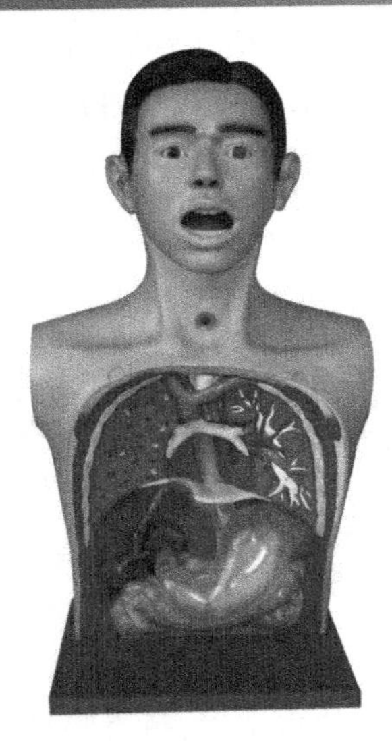
图 2-7-1 透明洗胃模型

⑧胆囊;⑨结肠;⑩心包腔;⑪上腔静脉;⑫主动脉弓;⑬主动脉胸部;⑭脾;⑮胃;⑯胰腺;⑰十二指肠;⑱皮下脂肪层。

(2) 指示灯可提示:①肝总管;②胆囊底;③胆囊体;④十二指肠曲部。

(三) 维护与保养

(1) 请轻拿轻放,勿敲打模型的透明外壳。

(2) 如果模型的指示灯不亮,请检查电池电量是否充足。

第八节 常用注射术

【准备工作】

1. 器械及物品准备 用物备于治疗盘内。

标准注射盘(无菌持物钳、消毒液、无菌纱布及罐、消毒棉签、0.1% 肾上腺素、笔、砂轮、弯盘)、注射器(根据注射方法及药物准备)、药物(按医嘱备)、治疗本、锐器回收盒。

2. 医生及患者准备 保持环境安静、整洁,衣帽口罩穿戴整齐,清洁洗手;核对姓名,核对床号;评估患者意识状态、生命体征及治疗措施,以了解患者的合作程度;药物过敏试验患者需询问“三史”用药史、过敏史、家族史;患者局部皮肤肌肉状况,有无外伤、瘢痕、炎症等,皮下组织及肌肉组织的厚度。

3. 沟通 向患者解释操作目的及配合方法。

【操作方法】

(1) 根据病情协助患者取舒适体位。

(2) 选择注射部位:皮内注射根据目的不同常选用前臂掌侧下段、上臂三角肌下缘、局部麻醉处;皮下注射常选用三角肌下缘、腹部等;肌内注射常选用臀大肌、臀中肌、臂小肌、上臂三角肌、股外侧肌等。

(3) 抽吸药物,排尽空气。

(4) 消毒皮肤,药物过敏试验采用 75% 乙醇消毒皮肤。

(5) 穿刺、注射

1) 皮内注射:一手绷紧局部皮肤,一手持注射器,针头斜面向上,与皮肤成 5°角刺入皮内。待针头斜面完全进入皮内后,放平注射器。用绷紧皮肤的手的拇指固定针栓,注入药液 0.1ml,使局部隆起形成一皮丘。

2) 皮下注射:一手绷紧局部皮肤,一手持注射器,以示指固定针栓,针尖斜面向上,与皮肤成 30°~40°快速刺入皮下。松开绷紧皮肤的手,抽吸无回血,缓慢推注药液。

3) 肌内注射:一手拇、示指绷紧局部皮肤,一手持注射器,以中指固定针栓,将针头迅速垂直刺入肌肉内,刺入深度为针梗的 2/3~3/4(2.5~3cm)。松开绷紧皮肤的手,抽吸无回血,缓慢推注药液。

4) 静脉注射:穿刺部位肢体下垫小枕在穿刺点上方 6cm 处扎止血带,针尖斜面向上与皮肤约成 20°角进针,见回血后,降低角度再进少许,松止血带,一手固定注射器及针栓,一手缓慢推药,边推边观察。

(6) 注射完毕,迅速拔出针头,皮内注射勿按压针眼,其余注射法需以棉签按压针眼。

(7) 协助患者取舒适体位,整理床单。

(8) 分类处理用物:针头置于利器盒,其余按医用垃圾处理。

(9) 做好记录。

(10) 沟通。

【注意事项】

(1) 严格无菌及查对制度。

(2) 皮内注射前详细询问"三史",注射后交代、记录。

(3) 长期注射者,应经常更换注射部位。

(4) 皮下、肌内注射无回血方可注射药物,若有回血,需拔针更换针头、药液和注射部位后再重新注射。

(5) 需同时注射两种以上药物时,应注意配伍禁忌。

(6) 2 岁以下婴幼儿臀大肌尚未发育好,为避免损伤坐骨神经,禁用臀大肌注射。

【模型介绍】

多功能注射模型

(一) 功能

(1) 模块富有弹性,柔韧,模块设有皮肤层、皮下组织层、肌肉层等(图 2-8-1)。

(2) 注入的模拟药液可排出,同一部位可反复穿刺,针眼不明显。

(3) 模块设有可旋转式功能,多次使用后可将损坏部位移开,增加使用次数。

(4) 各层组织均为耗材便于更换。

(二) 结构与安装

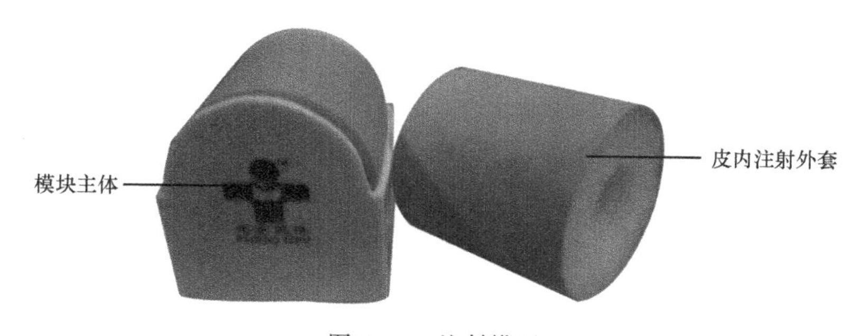

图 2-8-1　注射模型

第九节　静脉输液技术操作

【准备工作】

1. 器械及物品准备　备齐用物,放置合理。

注射盘、密闭式输液器一套、开瓶器,小垫枕、止血带、胶布、药液(按医嘱准备)、输液卡、瓶套、输液架、输液记录卡、急救药品。

2. 医生及患者准备 保持环境安静、整洁，衣帽口罩穿戴整齐，清洁洗手；核对姓名，核对床号；评估患者病情、意识状态；患者的用药史和目前用药情况；患者的心理社会因素及合作程度；穿刺部位皮肤、血管状况。患者术前排便、排尿。

3. 沟通 向患者解释操作目的及配合方法。

【操作方法】

（1）药液准备

1）根据医嘱核对并检查药液，填写并倒贴输液标签，套上网套，去除铝盖中心部分，常规消毒瓶塞，加药，再次检查液体。

2）检查输液器质量，打开输液器包装袋，关闭调节器，取下瓶塞穿刺针保护帽，将瓶塞穿刺针插入瓶塞。

（2）根据病情协助患者取坐位、半坐位或右侧卧位。

（3）再次核对患者床号、姓名，嘱患者排尿，准备胶布。

（4）输液瓶倒挂于输液架上，反折并提高茂非滴管下段输液管，挤压滴管，使溶液流至滴管1/3～1/2满，同时缓慢放低滴管下端输液管，松开调节器，使液体顺输液管缓慢下降直至排尽输液管内空气，关闭调节器备用。

（5）选择静脉，肢体下垫小枕，在预定穿刺点上方约6cm处扎止血带，常规消毒穿刺部位皮肤待干。

（6）取下护针帽，再次排气，嘱患者握拳，一手绷紧皮肤，另一手持针进行穿刺，见回血后，将针头再平行推进少许。固定针柄，松止血带，嘱患者松拳，打开调节器，待液体滴入通畅，患者无不适后，用胶布或敷贴固定。

（7）根据药物的性质、患者的病情、年龄及心肺肾功能情况调节输液速度。

（8）对患者及家属进行健康教育，说明药物的作用、可能的反应、处理办法等，嘱患者及家属输液过程中不可擅自调整点滴速度。将呼叫器置于易取处。

（9）在输液记录卡上记录输液的时间、药物、滴速、患者情况，并签名，挂于输液架上。

（10）输液过程中加强巡视，倾听患者主诉，观察输液部位状况，随时观察输液进程及反应，及时处理输液故障，并填写输液巡视卡。

（11）需更换输液瓶时，常规消毒瓶塞，先将第一瓶中的通气管拔出，插入第2瓶液体内，再将第一瓶中的输液管拔出后插入第2瓶液体内，观察输液通畅后，及时记录。

（12）输液完毕，夹闭输液导管，揭开固定贴膜，用干棉签或小纱布按压穿刺点上方，快速拔针，按压片刻至无出血。

（13）协助患者取舒适卧位，整理床单。

（14）分类处理用物，做好记录。

（15）沟通。

【注意事项】

（1）严格执行无菌操作及查对制度。

（2）注意药物的配伍禁忌，输入刺激性强及特殊药物等，应在确保针头已进入血管内后再加药。

（3）根据病情需要和治疗原则，按急、缓和药物在血液中维持的有效浓度、时间等情况，有计划地安排输液顺序，尽快达到治疗效果。

（4）长期输液者，注意保护和合理使用静脉，一般从远端小静脉开始。

（5）对小儿及昏迷等不合作患者可选用头皮静脉针进行输液，局部肢体需要用夹板固定，加强巡视。

（6）输液过程中，要严密观察输液情况及患者主诉，观察针头及橡胶管有无漏水，针头有无脱出、阻塞或移位，橡胶管有无扭曲受压，局部皮肤有无肿胀，疼痛等药液漏出现象。

（7）输液管内空气要排尽，输液过程中，及时更换输液瓶，溶液滴尽前要及时拔针。

（8）持续输液24h者，需每天更换输液器和输液瓶。

【模型介绍】

静脉注射及穿刺手臂模型

（一）功能

（1）模拟一成人手臂，皮肤给人以真实的感觉，造型逼真，解剖位置精确，包括头静脉、贵要静脉、肘正中静脉、前臂正中静脉、手背静脉网等完整的手臂静脉系统。

（2）6条封闭的橡胶导管组成整个手臂静脉系统。

（3）外置的模拟血袋能够方便地将模拟血液注入到手臂静脉系统中。

（4）静脉穿刺成功后可进行静脉注射、输液、采血、输血等多项护理操作。

（5）正确穿刺时落空感明显并有回血产生，穿刺针可用输液贴固定。

（6）静脉血管和皮肤的同一穿刺部位可经受上百次反复穿刺。

（7）静脉血管和皮肤、三角肌模块均可更换。

（二）结构与安装

（1）模拟血液的准备：将蒸馏水或自来水倒入200ml装有模拟血粉的空瓶，摇匀，模拟血液兑制完毕（图2-9-1）。

（2）手臂的充盈

1）将兑制的模拟血液倒入两个血袋中的任意一个，如血袋A。

注意：血袋导管上的阻液夹要关闭。

2）将已装入模拟血液的血袋A悬挂至手臂上方大约45cm处。

3）将血袋A导管的末端连接到手臂肩部两条透明导管中的任一条上。

4）将另一条肩部透明导管连接到空的血袋上，如血袋B（该血袋须放在手臂同一水平面上或者低于该水平面的位置），打开血袋A的阻液夹，让模拟血液慢慢地流入手臂的静脉系统。模拟血液通过静脉系统时最初会有许多气泡从肩部透明导管输出端排出，这种现象说明模拟血液在进入静脉系统的同时将静脉

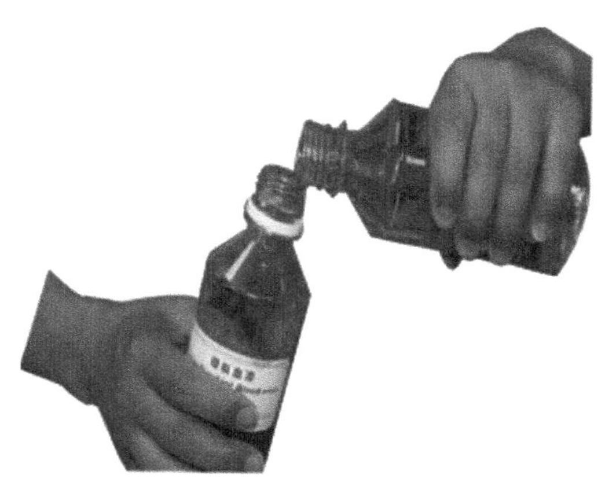

图2-9-1　兑制模拟血液

系统内的空气排出。当输出端呈现流畅的模拟血液时说明静脉系统已充盈完全。此时请关闭血袋 B 的阻液夹并检查肩部透明导管是否扭转、打结。

注意:当血袋 B 的液体达到 2/3 时,请更换血袋 A 和血袋 B 的位置,根据需要可进行多次更换。

完成以上步骤后模拟血液可在顺着静脉系统通路的任何位置被抽出。

(3) 手臂静脉系统充盈完毕,准备进行静脉注射、静脉输液、静脉采血和输血(图 2-9-2)。

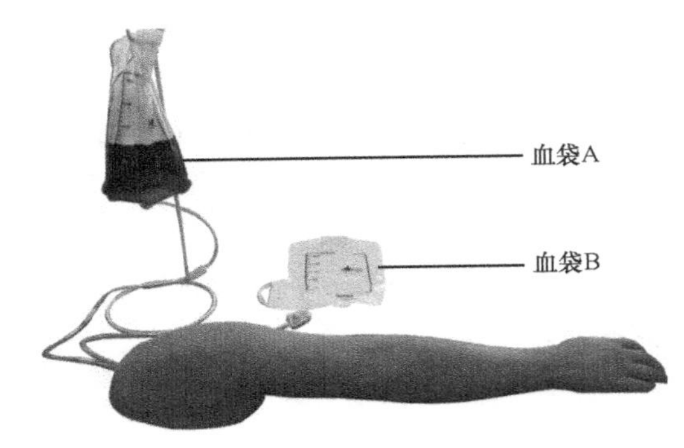

图 2-9-2 模拟血液充盈手臂静脉系统

(三) 维护与保养

(1) 在操作过程中无法抽出模拟血液可能是由于:①血袋导管上的阻液夹未打开。②可能有气体残留于血管中,需反复进行充盈。③如果以上操作均无法使血管畅通,可尝试使用大型号的注射器(50ml)从手臂肩部两条透明导管中的任意一条将模拟血液直接推注入血管内。

(2) 频繁使用时,需更换阻液夹位置,避免长期固定造成与血袋导管"持久粘连"。

(3) 每次使用完毕后,将血袋中的模拟血液倒入储存容器中备用。可将其中一血袋重新与肩部透明导管连接,另一条肩部透明导管连于水槽,在血袋中加入清水反复冲洗整个血管。当整个血管冲洗干净后,关闭阻液夹,取下血袋,提起手臂的掌部,使手臂倒置,将手臂中多余的水排到水槽中。

(4) 请使用配备的模拟碘酊,医用碘酊可对模型皮肤造成损坏。

第三章　外科基本技能

第一节　洗手、穿手术衣、戴手套

【适应证】

凡进入手术室直接参加手术的医护人员都必须洗手、穿手术衣、戴手套。

【禁忌证】

手臂皮肤破损或有化脓性感染。

【准备工作】

1. 器械及物品准备

（1）洗手：流水洗手池，消毒毛刷，消毒的无菌小毛巾，普通肥皂，消毒肥皂水，消毒剂（如络合碘等）。

（2）穿手术衣及戴手套：手术专用帽子、口罩、洗手衣、裤、清洁鞋，无菌手术衣，无菌手套。

2. 医生准备

（1）换穿手术室的洗手衣、裤，衣袖应卷至上臂中上 1/3 交界处。

（2）戴手术帽及口罩。帽子应完全掩盖头发，口罩应遮盖口鼻。

（3）穿手术室的专用鞋。

（4）剪短指甲，修平指甲边缘，并去除甲缘下的积垢。

【操作方法】

1. 洗手法　手臂消毒方法很多，现主要介绍五种供选择。

（1）肥皂洗刷乙醇浸泡法。

1）将双手及臂部先用肥皂擦洗一遍，再用自来水冲洗干净。

2）取消毒毛刷沾消毒肥皂水，按顺序交替刷洗双侧指尖、手指、手掌、手背、前臂、肘部至肘上 10cm。应特别注意刷洗甲缘、指蹼、掌纹及腕部的皱褶处。刷洗动作要稍用力并稍快，刷完一遍后用自来水冲洗干净。在刷洗和冲洗过程中，应保持手指在上，手部高于肘部，使污水顺肘部流下，以免流水污染手部。

3）另换一个毛刷，按上法再洗刷两遍。刷洗三遍共计时间 10 分钟。

4）用无菌干毛巾自手指向上臂方向一次拭干刷洗过的部位。

5）将手和臂部浸泡于 70%～75% 乙醇中 5 分钟，浸泡范围到肘上 6cm。

6）在刷洗过程中，如不慎污染了已刷洗部位，则必须重新刷洗。如经消毒浸泡处理后不慎被污染，必须重新刷洗 5 分钟，拭干，并重新在 70%～75% 乙醇中浸泡 5 分钟。浸泡手臂时，手在乙醇中手指要分开、悬空，并时时移动。

7）浸泡 5 分钟后，悬空举起双手前臂，使手上乙醇沿肘部流入浸泡桶中，双手上举胸前呈拱手姿势进入手术间内，待手臂上消毒液干后再穿无菌手术衣和戴无菌手套。担任消毒患者皮肤者，应在替患者消毒皮肤后再在乙醇内泡手 1～3 分钟，方可穿无菌手术衣和戴无菌手套。

(2) 络合碘(碘伏)刷手法:首先用肥皂水洗双手、前臂至肘上10cm,清水冲净,再用浸透0.5%络合碘纱布涂擦手、前臂至肘上2遍,第一遍擦至肘上10cm,第二遍擦至肘上6cm,共5分钟,稍干后穿无菌手术衣和戴无菌手套。

(3) 皮肤消毒液洗手法:首先用肥皂水洗双手,前臂至肘上10cm,清水冲净,再用浸有3~10ml皮肤消毒液的纱布涂擦手、前臂至肘上两遍,第一遍擦至肘上10cm,清水冲洗后,用无菌干毛巾自手指向上臂方向一次拭干刷洗过的部位,第二遍擦至肘上6cm,共5分钟,稍干后穿无菌手术衣和戴无菌手套。

(4) 连续手术洗手法:如有两个手术需连续进行,手套及手术衣的更换以及洗泡手的方法如下。

1) 手术后洗净手套上的血迹,先脱手术衣,后脱手套,脱手术衣时,将手术衣自背部向前反折脱去。此时,手套的腕部就随之翻转于手上。先用仍戴手套的右手脱去左手手套,注意右手的手套不能接触左手的皮肤;然后以左手拇指伸入右手手套掌部之下,并用其他各指协助提起右手手套的翻转部,将右手手套脱下。

2) 在70%~75%乙醇(或其他消毒液)内浸泡5分钟后,悬空举起双手前臂待干,然后再穿手术衣、戴手套。

3) 进行第一个手术时,如双手已被污染或第一个手术为有菌手术,则在做第二个手术之前,必须重新洗手、泡手。

(5) 急诊手术洗手法:在情况十分紧急的情况下,来不及做常规手臂消毒准备,偶可按下列步骤于2~3分钟内完成,则可参加手术。

1) 更换手术室的洗手衣、裤子和鞋子,戴好口罩帽子。

2) 用肥皂洗手臂,只要求一般清洁,不用毛刷,也不用乙醇等消毒液浸泡。

3) 戴干手套。将手套上端翻转部展开盖于腕部,然后穿无菌手术衣,将衣袖留在手套腕部外面,由手术室护士用无菌纱布条将衣袖口扎紧,然后在第一双手套外面再戴一双无菌手套,并使手套翻转部将手术衣袖口盖住。

除上述方法外,在紧急情况下也可用2.5%~3%碘酊涂擦手及前臂一次,再用75%乙醇擦净碘酊,接着戴手套和穿手术衣,但不用纱布条扎紧衣袖口。

2. 穿无菌手术衣及戴无菌手套

(1) 穿无菌手术衣方法。

1) 从已打开的无菌衣包内取出无菌手术衣一件,在手术间内找一空旷的地方穿衣。先认准衣领,用双手提起衣领的两角,充分抖开手术衣,注意勿将手术衣的外面对着自己。

2) 看准袖筒的入口,将衣服轻轻抛起,双手迅速同时伸入袖筒内,两臂向前平举伸直,此时由巡回护士在后面拉紧衣带,双手即可伸出袖口。

3) 双手在身前交叉提起腰带,由巡回护士在背后接过腰带并协助系好腰带和后面的衣带。穿好衣服后保持拱手姿势。

(2) 戴无菌手套方法。

1) 穿好手术衣后,取出手套包(或盒)内的无菌滑石粉小纸包,将滑石粉撒在手心,然后均匀地涂在手指、手掌和手背上,再取无菌手套一副。

2) 取手套时只能捏住手套口的翻折部将手套小心拉出,不能用手接触手套外面。

3) 对好两只手套,使两只手套的拇指对向前方并靠拢。右手提起手套,左手插入手套内，并使各手指尽量深地插入相应指筒末端。再将已戴手套的右手指插入左手手套口翻折部之下，将右侧手套拿稳，然后再将左手插入左侧手套内，最后将手套套口翻折部翻转包盖于手术衣的袖口上。

4）用消毒外用生理盐水洗净手套外面的滑石粉。

戴手套注意事项（干手套法）：①滑石粉抹在手指、掌、手背上；②捏住手套口翻折部，不能接触手套的外面；③对好手套使双侧拇指对向前方并靠拢；④用左手捏住手套套口翻转部，右手先伸入手套内；⑤已戴手套的手插入待戴手套套口翻折面以下，将对侧手套拿稳，并将手插入手套内；⑥将手套套口翻折部翻转包盖于手术衣袖口上；⑦冲洗手套上的滑石粉。⑧戴无菌手套左右先后顺序视个人习惯而定。

第二节　切口消毒与铺单

【适应证】

适用于各种外科手术前对手术区域皮肤的消毒处理。

【准备工作】

1. 器械及物品准备　消毒模型、消毒包（内含卵圆钳2把、治疗碗2个、方巾4张以上，巾钳4把，中单1张，手术衣1套以上）、口罩、帽子、无菌手套、治疗车、碘伏（或碘酊+乙醇）、无菌纱布、无菌持物钳。

2. 医生及患者准备　手术室：一助1名，器械护士1名，巡回护士1名；衣帽口罩穿戴整齐，外科洗手（器械护士穿手术衣清点器械并准备消毒用品）；核对患者信息（姓名、性别、年龄、相关病史资料、术前的主要辅助检查，术前准备是否完善），明确手术切口位置及消毒范围，若非全麻手术行术前沟通。

3. 术前沟通　讲明切口消毒的重要性和必要性。

【操作方法】

1. 手术患者皮肤消毒方法　任何手术都须通过患者身上的一定区域的皮肤（或黏膜）才能进行，为了防止皮肤表面的细菌进入手术创口内，手术区的皮肤一定要经过严格的消毒。手术区皮肤术前要洗净、剃毛，并用消毒剂涂抹。消毒范围至少包括手术切口周围15cm的皮肤区域。

2. 消毒原则　由清洁区向相对不清洁区消毒。如系清洁手术，消毒液应自手术区中心部（切口处）向四周涂擦；但肛门处手术与感染创口的手术，皮肤消毒顺序则相反。使用2.5%~3%碘酊和70%~75%乙醇消毒手术区皮肤时，先用碘酊消毒，待碘酊干后再用乙醇消毒，因碘伏刺激性小，目前临床上常用碘伏替代碘酊及乙醇。

3. 腹部手术皮肤消毒方法　先用2.5%~3%碘酊自上而下涂抹手术切口，然后向手术切口两侧自上而下对称涂抹，最后涂抹手术区外皮肤，待碘酊干后，再用70%~75%乙醇以同样的操作方法消毒皮肤两次。

各部位手术切口的消毒范围见图3-2-1~图3-2-6。

4. 铺单方法

（1）先铺操作者的对面，或铺相对不洁区（如下腹部、会阴部），最后铺靠近操作者的一侧，并用布巾钳将交角处夹住，以防止移动。

（2）无菌巾铺下后，不可随便移动，如果位置不准确，只能由手术区向外移，而不应向内移。

（3）根据手术部位的具体情况，再铺中单或大单。

（4）大单布的头端应盖过麻醉架，两侧和足底部应垂下超过手术台边30cm。上、下肢手术，在皮肤消毒后在肢体下铺双层无菌中单，肢近端手术常用双层无菌巾将手（足）部包裹。

（5）以腹部切口为例铺单顺序：以预计切口为中心，先下、对侧、上方、本侧。4把巾钳钳夹固定。调整方法：只能以切口为中心由内向外拉动无菌巾。

【注意事项】

（1）消毒皮肤应由手术区中心向四周涂擦。如为感染伤口、或肛门区手术，则应从手术区的外周涂向中央处。已经接触污染部位的药液纱布不应再返回涂擦清洁处。

（2）手术区皮肤消毒范围要包括手术切口周围15cm的区域。如手术有延长切口的可能，则应事先相应扩大皮肤消毒范围。

（3）乙醇涂抹范围开始应在碘酊所涂范围之内，最后涂至外围部位并超过碘渍；已经涂过外围部位的纱布（或棉球）不要再返回中心区域；从清净部位到接触污染部位；对称进行；不留空白点；因碘酊烧灼力强，对皮肤幼嫩的小儿，手术区不能用碘酊；肛门、会阴与黏膜部位的手术区，不能用碘酊。

【模型介绍】

术前无菌操作模型

术前无菌操作模型见图3-2-1。

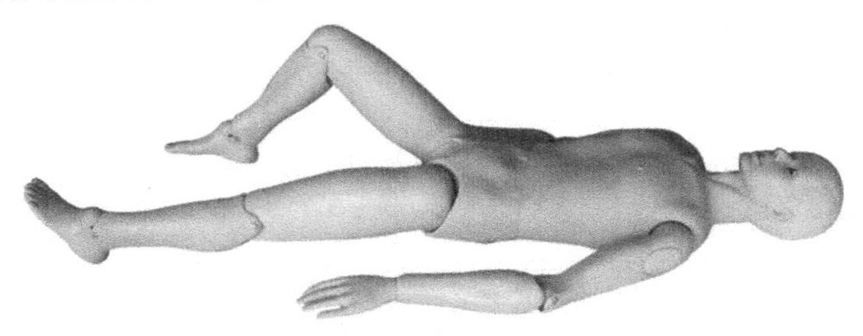

图3-2-1　术前无菌操作模型

（一）功能

可练习全身各处手术切口的术前无菌操作：头、颈、胸、腹、背、肢体近端、远端、手（足）部等（图3-2-2～图3-2-6）。

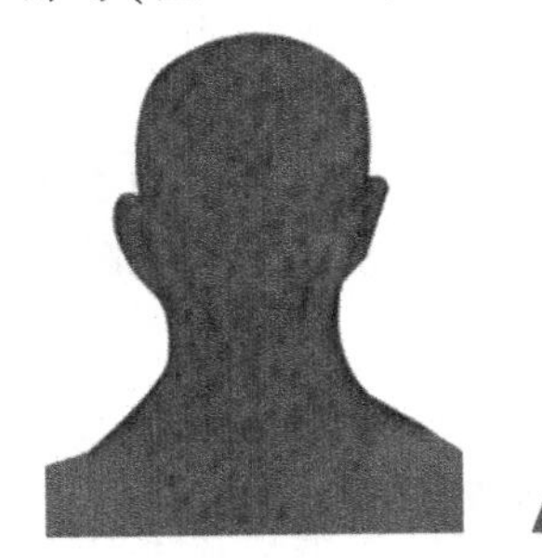

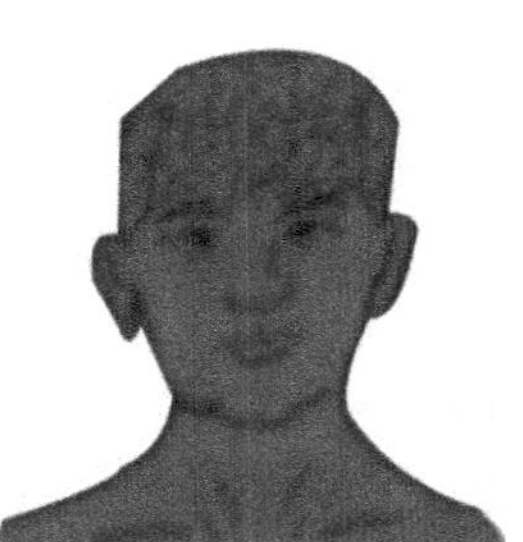

图3-2-2　颅脑手术

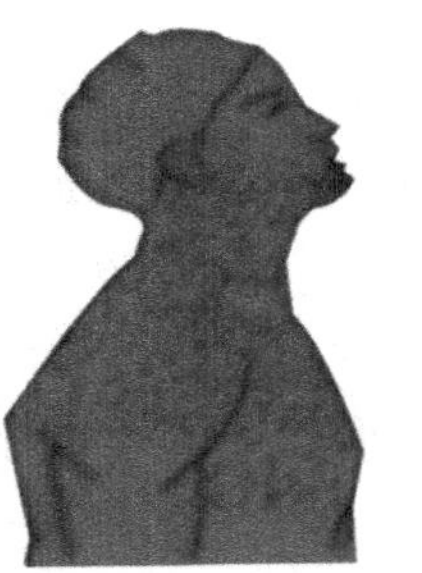

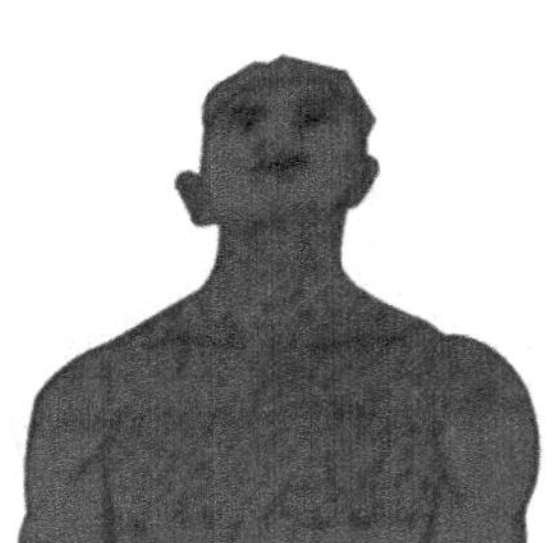

图3-2-3　颈部手术

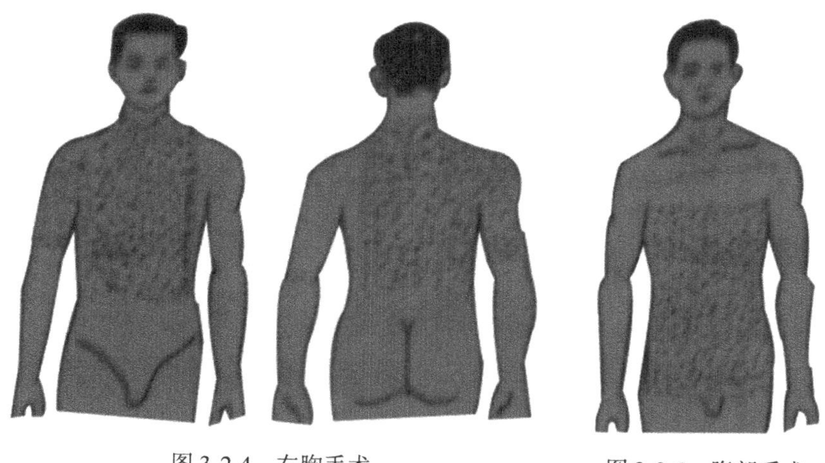

图 3-2-4 右胸手术　　图 3-2-5 腹部手术

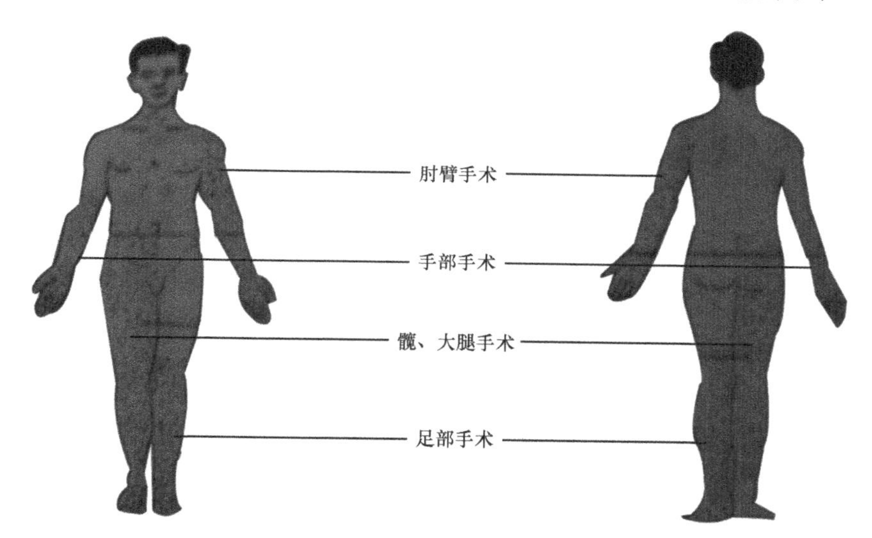

图 3-2-6 四肢手术

（二）维护与保养

可使用配备的模拟碘酊，避免接触医用碘伏、碘酊及刺激性溶液，以延长模型使用时间。

第三节 结扎止血

【准备工作】

1. 器械及物品准备 口罩、帽子、手套、血管钳、纱布、纱布垫、缝线、剪刀。

2. 医生准备 衣帽口罩穿戴整齐，清洁洗手，戴手套。

【操作方法】

（一）打结

分为单手打结法、双手打结法、器械打结法。

1. 分类

(1) 方结:由相反方向的两扣组成,如第一个扣由右手以某一种方法进行,则第二扣改用左手以同种方法打结。方结是最常用的一种结,打成后,越拉越紧,不会松开、滑脱,适用于各种结扎和缝合。

(2) 外科结:于第一扣绕线二次,再打第二扣,不易松脱,牢固可靠,用途和三重结相同,但操作较费时,故不常用。

(3) 三重结:打成方结后,再加上一扣(方向与第一扣相同)而成,使结更为稳固。用于大血管的结扎或较多组织的结扎。肠线、尼龙线等不易扎紧,必须用三重结。

(4) 假结:因两道打结动作方向相同所致,容易松脱,不应采用。

(5) 滑结:打结时,如两手用力不均,只拉一根线,虽两手交叉打结,但形成滑结,而非方结,应尽量避免。

2. 方法

(1) 单手打结法:常用,简便迅速。左右手均可作结。术中应用最广泛,应重点掌握和练习。

(2) 双手打结法:分别以左右手用相同的方法打成两个交叉结,对深部或组织张力较大的缝合结扎较为方便可靠,适于作外科结,但较繁琐浪费时间。

(3) 器械打结法(持钳打结法):一般左手捏住缝合针线一段,右手拿持针器或血管钳打结,用于连续缝合、深部操作、线头较短以及一些精细手术时。此种方法不影响视野、节省时间,缺点是缝合有张力时不易扎紧。

(二) 血管钳止血法

1. 单纯结扎止血 先用止血钳钳夹出血点,然后将丝线绕过止血钳下的血管和周围少许组织,结扎止血。结扎时,持钳者应先抬起钳柄,当结扎者将缝线绕过止血钳后,下落钳柄,将钳头翘起,并转向结扎者的对侧,显露结扎部位,使结扎者打结方便。当第一道结收紧后,应随之以放开和拔出的动作撤出止血钳,结扎者打第二道结。遇到重要血管在打好第一道结后,应在原位稍微放开止血钳,以便第一道结进一步收紧,然后再夹住血管,打第二道结,然后再重复第二次打结。

2. 缝扎止血 适用于较大血管或重要部位血管出血。先用止血钳钳夹血管及周围少许组织,然后用缝针穿过血管端和组织并结扎,可行单纯缝扎或"8"字形缝扎。

(三) 剪线

剪线是将缝合或结扎后残留的缝线剪除,一般由助手操作完成。正确的剪线方法是手术者结扎完毕后,将双线尾提起略偏向手术者的左侧,助手将剪刀微张开,顺线尾向下滑动至线结的上缘,剪刀倾斜30°~60°左右,然后将线剪断。剪线应在明视下进行,可单手或双手完成剪线动作。

【注意事项】

(1) 结扎之前,需将束线在生理盐水中浸湿,然后再进行结扎,以增加线的重量,便于操作,并增加摩擦力,使线结牢固。

(2) 打结时,每个方结的第一个单结与第二个单结方向不能相同,否则就成假结,容易滑脱。两手用力应均匀,否则亦可成为滑结,应避免。深部打结时用一个手指按压线结附近，逐渐拉紧，要求两手用力点与结扎点成一支线，即三点一线，不可成角或向上提起，否则易组织撕脱或线结松脱。

（3）打结时，每一个单结打完后线结不能有缠绕，否则，应交叉调整位置，如有缠绕，打结后稍用力丝线容易断裂。

（4）打结时，用力应缓慢均匀，两手的距离不宜离线结太远，否则均易将线扯断或未扎紧而滑脱。

（5）遇张力大的组织结扎时，往往打第二个结时第一结扣已松开，此时可在收紧第一结扣以后，助手用一把无齿镊或血管钳夹住结扣（线不松动不扣紧，以免伤线），待第二结扣收紧时再移除器械。

（6）为了防止结扣松开，须在结扣外留一段线头，丝线留 1 ~ 2mm，肠线及尼龙线留 3 ~ 4mm，细线可留短些，粗线留长些，浅部留短些，深部留长些，结扣次数多的可留短些，次数少可留长些，重要部位应留长些。剪刀与缝线的倾斜角度越大，留的线头越长。

（7）出血时，一般先压迫，看清出血点后迅速用止血钳钳夹，然后再用线结扎，术者和一助一般均钳夹对侧出血点，钳夹后血管钳倒向对侧，切忌忙乱钳夹造成损伤，对已显露的血管，可先钳夹结扎后再切断。

【模型介绍】

表面血管结扎止血模型

（一）功能

（1）模拟患者同时有多处出血点，练习多处血管出血时的结扎止血操作。

（2）设有内径不同的多组血管，模拟真实流血状态。

（二）结构与安装

（1）模拟血液的准备：将蒸馏水或自来水倒入 200ml 装有模拟血粉的空瓶，摇匀，模拟血液兑制完毕。

（2）将兑制的模拟血液倒入血袋中。

（3）血袋导管的末端连接到模型的侧面连接处，充盈模型内的血管（图 3-3-1）。

（三）维护与保养（附注）

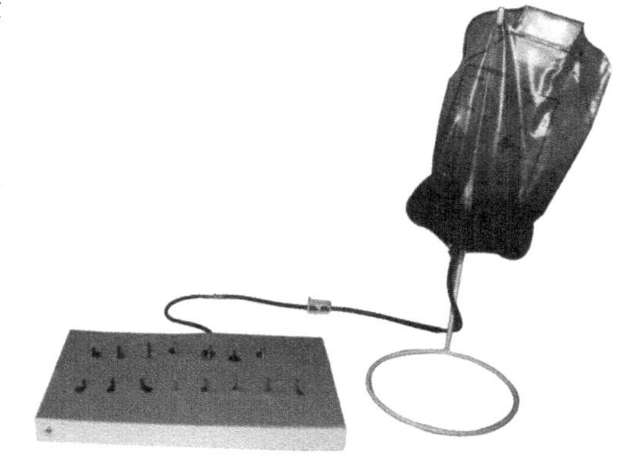

图 3-3-1　表面血管结扎止血模型

第四节　切开、分离和止血

【准备工作】

1. 器械及物品准备　口罩、帽子、手套、切开缝合模型、手术刀、血管钳、手术镊、缝合针和缝合线、持针钳、纱布、纱布垫、蜡块、驱血带、充气止血带、明胶海绵等。

2. 医生准备　衣帽口罩穿戴整齐，清洁洗手，戴手套。

【操作方法】

(一) 切开

1. 执刀方法

(1) 执弓式。

(2) 抓持式(指压式)。

(3) 执笔式。

(4) 反挑式。

2. 皮肤切口选择的基本原则

(1) 应选择病变附近,能充分显露手术野。

(2) 与该部位的血管、神经路径相平行, 皮肤长度足够,可根据术中情况适当延长。

(3) 减少愈合后对生理功能的影响。

(4) 切开操作简单,经过的组织层次少,损伤小,愈合牢固。

(5) 不影响美观。

3. 皮肤及软组织切开

(1) 手术者右手执刀,左手拇指和示指分开,固定并绷紧切口上端两侧的皮肤。

(2) 刀腹与皮肤垂直,切开时要掌握用刀力量,力求一次切开全层皮肤。

(3) 切开皮肤和皮下组织后,随即用手术巾保护切口周围皮肤,以减少在手术操作时,器械和手同皮肤的接触机会,从而避免带入细菌。

(4) 皮肤和皮下组织切开后按解剖学层次依次切开,注意防止损伤主要神经、血管及深部组织器官,切开腹腔时要防止损伤腹腔内脏器。

(二) 分离

1. 锐性分离 用刀刃或剪将组织切开、分离,切缘整齐,对组织损伤小。适用于致密的组织,精细的解剖。

2. 钝性分离 通过血管钳、刀柄、剥离子或手指等钝性推离起到分离作用。此法对组织损伤大。适用于比较疏松组织之间的分离,如肌肉、筋膜、腹膜后、脏器间隙及肿瘤包膜外的疏松结缔组织的分离。

(三) 止血

(1) 压迫止血法:①止血带止血法;②指压止血法;③热盐水纱布填塞。

(2) 结扎止血法。

(3) 止血剂局部止血法。

(4) 电凝止血法。

【注意事项】

(1) 切口大小应以方便手术操作为原则。

(2) 切开时用力要适当,手术刀刃须与皮肤垂直。

(3) 切开力求一次完成。电刀切割时,不可在一点上烧灼过久,以免灼伤皮缘。

(4) 应按解剖学层次逐层切开,并保持切口从外到内大小一致。

(5) 切开前准备:①了解手术区的局部解剖,避免不必要的损伤;②长而弯曲的切口,可先用甲紫标出位置。

【模型介绍】

血管分离结扎模型

（一）功能

（1）皮肤模块分层清晰，具有皮肤真实的组织张力。

（2）含有血液的血管具有真实弹力（图 3-4-1）。

（3）可进行血管分离、结扎训练。

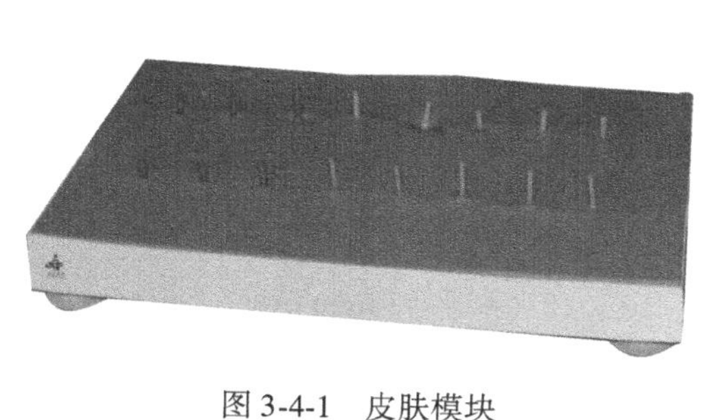

图 3-4-1　皮肤模块

（二）结构与安装

（1）模拟血液的准备：将蒸馏水或自来水倒入 200ml 装有模拟血粉的空瓶，摇匀，模拟血液兑制完毕。

（2）将兑制的模拟血液倒入血袋中。

（3）血袋导管的末端连接到模型的两侧连接处，充盈模型内的血管。

（三）维护与保养（附注）

第五节　缝　　合

缝合是将已经切开或外伤断裂的组织、器官进行对合或重建，恢复其功能，是保证良好愈合的基本条件，不同部位的组织器官采用不同方法缝合。

【准备工作】

1. 器械及物品准备　口罩、帽子、手套、切开缝合模型、手术刀、血管钳、手术镊、缝合针和缝合线、持针钳、纱布、纱布垫等。

2. 医生准备　衣帽口罩穿戴整齐，清洁洗手，戴手套。

【操作方法】

（一）缝合的操作方法和基本原则

1. 缝合的基本步骤（以皮肤间断缝合为例）

（1）进针：缝合时左手执有齿镊，提起皮肤边缘，右手执持针钳，针尖对准进针点借助术者自身腕部和前臂的外旋力量于原位旋转持针器，顺着缝针的弧度将缝针随之刺入皮肤，经组织的深面达对侧相应点穿出缝针的头端部分。

（2）夹针：可用有齿镊固定于原位，然后用持针器夹住针体（后 1/3 弧处）。

（3）出针：顺针的弧度完全拔出缝针和带出缝线，由第一助手打结，第二助手剪线，完成缝合步骤。

2. 缝合的基本原则

（1）保证缝合创面或伤口的良好对合：缝合应分层进行，按组织的解剖层次进行缝合，使组织层次严密，不要卷入或缝入其他组织，不要留残腔，防止积液、积血及感染。缝合的创缘距及针间距必须均匀一致。

（2）注意缝合处的张力：结扎缝合线的松紧度应以切口边缘紧密相接为准，不宜过紧。

(3) 缝合线和缝合针的选择要适宜。

(二) 缝合的分类

1. 单纯对合缝合(单纯间断、单纯连续缝合)

(1) 间断缝合(interrupted suture):最简单,应用最多,每缝一针单独打结,多用于皮肤、皮下组织和腱膜的缝合;缝合皮肤时,一般针距约 1 ~ 2cm、边距约 0.5 ~ 1cm。

(2) 连续缝合(continuous suture):在第一针缝合后打结,继而用该缝线缝合整个创口,结束前的一针,将重线尾拉出留在对侧,形成双线与重线尾打结,常用于腹膜、胃肠道的内层缝合。

(3) "8"字缝合(figure-of - eight suture):由两个间断缝合组成,常用于张力较大的肌腱缝合。

(4) 毯边缝合(锁边缝合):缝合过程中每次将线交错,常用于胃肠道的后壁全层缝合,或游离植皮时边缘的固定缝合。

(5) 减张缝合:常用于防止切口裂开及腹膜外全层缝合。

2. 内翻缝合 将缝合组织的边缘向内翻,使缝合组织的外面有良好的对合,多用于胃肠道缝合,可减少污染和促进愈合。

(1) 垂直褥式:Lembert 缝合,分间断、连续两种。多用于胃肠吻合时的浆肌层的缝合。

(2) 间断水平褥式:Halsted 缝合法,常用于胃肠道浆肌层缝合和穿孔修补。

(3) 连续水平褥式:Cushing 缝合,常用于浆肌层缝合。

(4) 连续全层水平褥式:Connell 缝合法,常用于胃肠道的前壁全层缝合。

(5) 荷包缝合(purse-string suture):常用于缝合阑尾残端、胃肠道小穿孔等。

3. 外翻缝合法 缝合时将组织的边缘向外翻出,使缝合的内面保持光滑。用此法缝合腹膜,可减少腹腔内容物与缝合处的粘连;用于缝合血管,可减少血管内的血栓形成。

(1) 间断水平褥式:常用于血管或减张缝合。

(2) 间断垂直褥式:常用于松弛皮肤的缝合。

【注意事项】

(1) 组织分层缝合,严密对合,勿留无效腔。

(2) 根据不同的组织器官类型,选择适当的缝针、缝线和缝合方法。

(3) 针距边距应均匀一致,整齐美观,过密和过稀均不利于伤口愈合。

(4) 缝合线的结扎松紧度取决于缝合的对象。

(5) 缝合线结扎松紧适当。

(6) 应尽量减少缝线用量(异物)。

(7) 垂直进、出针,顺针的弧度拔针,防止针断裂,主要是手腕用力。

【模型介绍】

缝合术练习手臂模型

(一) 功能

(1) 皮肤的弹性和柔韧性佳,模型可反复进行数百次缝合练习,当缝线拉紧时也不会造成皮肤的撕裂(图 3-5-1)。

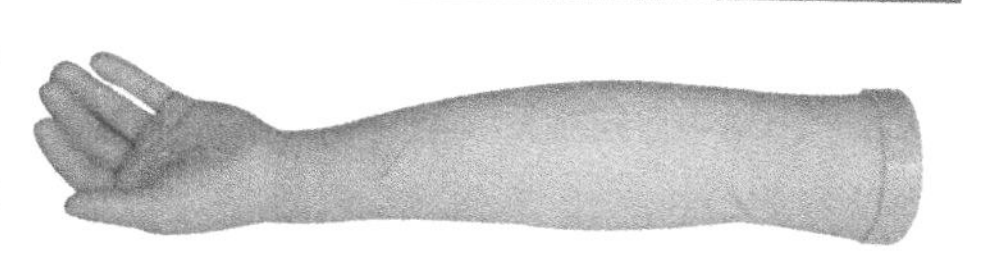
图 3-5-1　手臂模型

（2）皮肤分层明显，切开皮肤以后可暴露红色的肌肉组织。

（3）可行切开、缝合、打结、剪线、包扎、拆线等外科基本技能的训练。

（4）在模型上有一个已经切开的伤口，示范切口的深度，在模型的任何部位，可做任何角度的切口。

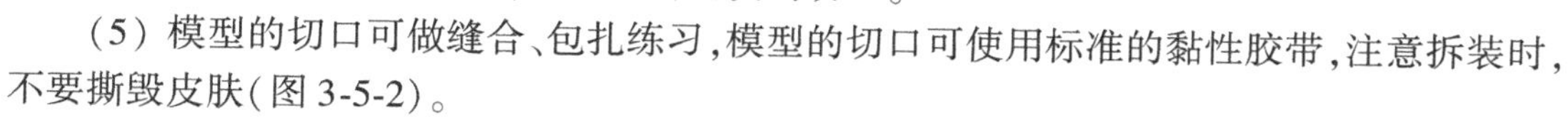

（5）模型的切口可做缝合、包扎练习，模型的切口可使用标准的黏性胶带，注意拆装时，不要撕毁皮肤（图 3-5-2）。

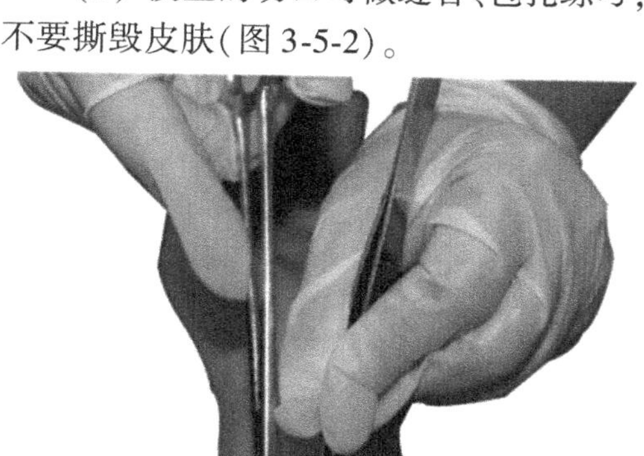
图 3-5-2　缝合练习

（二）结构与安装

（1）从箱中取出模型放在桌上，准备缝合针和缝合线。

（2）在模型上定好缝合点，再选择合适的缝合针和缝合线。

（三）维护与保养

（1）该模型属于外科消耗、破坏性模型，所有切口和缝合口在使用后并不能恢复到使用前状态。

（2）在模型上自行切开切口时请注意保持切口间距以及每个切口的深度以免影响缝合练习的效果。

第六节　清　创　术

清创术是用外科手术的方法，清除开放伤口内的异物，切除坏死、失活或严重污染的组织、缝合伤口，使之尽量减少污染，甚至变成清洁伤口，达到一期愈合，有利受伤部位功能和形态的恢复。

【适应证】

各种类型开放性损伤视为新鲜伤口，具备以下条件者：

（1）伤后 6 ~ 8 小时以内者。

（2）伤口污染较轻，不超过伤后 12 小时者。

（3）头面部伤口，一般在伤后 24 ~ 48 小时以内，争取清创后一期缝合。

【准备工作】

1. 器械和物品的准备　无菌手术包、肥皂水、无菌生理盐水、3% 过氧化氢、碘伏、1 : 5000 苯扎溴铵、无菌注射器、2% 利多卡因、绷带、宽胶布、止血带等。

2. 医生和患者准备　清洁洗手，衣帽，口罩穿戴整齐。测量患者脉搏、血压，患者取好体位。

3. 术前沟通　签署手术同意书。

（1）必要性：清除开放伤口内的异物，切除坏死、失活或严重污染的组织，缝合伤口，使之尽量减少污染。

（2）风险：①麻醉意外；②创面不清晰，误伤周围血管神经。

【操作方法】

1. 清洗去污 分清洗皮肤和清洗伤口两步。

（1）清洗皮肤：用无菌纱布覆盖伤口，再用汽油或乙醚擦去伤口周围皮肤的油污。术者按常规方法洗手、戴手套，更换覆盖伤口的纱布，用软毛刷蘸消毒皂水刷洗皮肤，并用冷开水冲净。然后换另一只毛刷再刷洗一遍，用消毒纱布擦干皮肤。两遍刷洗共约 10 分钟。

（2）清洗伤口：去掉覆盖伤口的纱布，以生理盐水冲洗伤口，用消毒镊子或小纱布球轻轻除去伤口内的污物、血凝块和异物。

2. 清理伤口 施行麻醉，擦干皮肤，用碘酊、乙醇消毒皮肤，铺盖消毒手术巾准备手术。术者重新用乙醇或苯扎溴铵液泡手，穿手术衣，戴手套后即可清理伤口。对浅层伤口，可将伤口周围不整皮肤缘切除 0.2～0.5cm，切面止血，消除血凝块和异物，切除失活组织和明显挫伤的创缘组织（包括皮肤和皮下组织等），并随时用无菌盐水冲洗。对深层伤口，应彻底切除失活的筋膜和肌肉（肌肉切面不出血，或用镊子夹镊不收缩者，表示已坏死），但不应将有活力的肌肉切除，以免切除过多影响功能。为了处理较深部伤口，有时可适当扩大伤口和切开筋膜，清理伤口，直至比较清洁和显露血循环较好的组织。如同时有粉碎性骨折，应尽量保留骨折片；已与骨膜游离的小骨片则应予清除。浅部贯通伤的出入口较接近者，可将伤道间的组织桥切开，变两个伤口为一个。如伤道过深，不应从入口处清理深部，而应从侧面切开处清理伤道伤口。如有活动性出血，在清创前可先用止血钳钳夹，或临时结扎止血。待清理伤口时重新结扎，除去污染线头。渗血可用温盐水纱布压迫止血，或用凝血酶等局部止血剂止血。

3. 修复伤口 清创后再次用生理盐水清洗伤口。再根据污染程度、伤口大小和深度等具体情况，决定伤口是开放还是缝合，是一期还是延期缝合。未超过 12 小时的清洁伤口可一期缝合；大而深的伤口，在一期缝合时应放置引流条；污染重的或特殊部位不能彻底清创的伤口，应延期缝合，即在清创后先于伤口内放置凡士林纱布条引流，待 4～7 日后，如伤口组织红润，无感染或水肿时，再作缝合。头、面部血运丰富，愈合力强，损伤时间虽长，只要无明显感染，仍应争取一期缝合。缝合伤口时，不应留有无效腔，张力不能太大。对重要的血管损伤应修补或吻合；对断裂的肌腱和神经干应修整缝合。显露的神经和肌腱应以皮肤覆盖；开放性关节腔损伤应彻底清洗后缝合；胸腹腔的开放性损伤应彻底清创后，放置引流管或引流条。

【注意事项】

（1）术前对病情需要评估。

（2）清创时要由外向内、由浅入深，防止切除后的创面再污染。

（3）清创要彻底，异物要彻底清除，深筋膜需要切开。

（4）组织缝合必须避免张力太大，以免造成缺血或坏死。

（5）术后给予破伤风抗毒素，根据情况使用抗生素。

【模型介绍】

清创缝合模型

（一）功能

（1）模型可做伤口清创、缝合。

（2）左侧额头开放式不规则伤口。

（3）正中下腹部、左下肢外侧、左、右手背均有利器割伤及挫伤(图 3-6-1)。

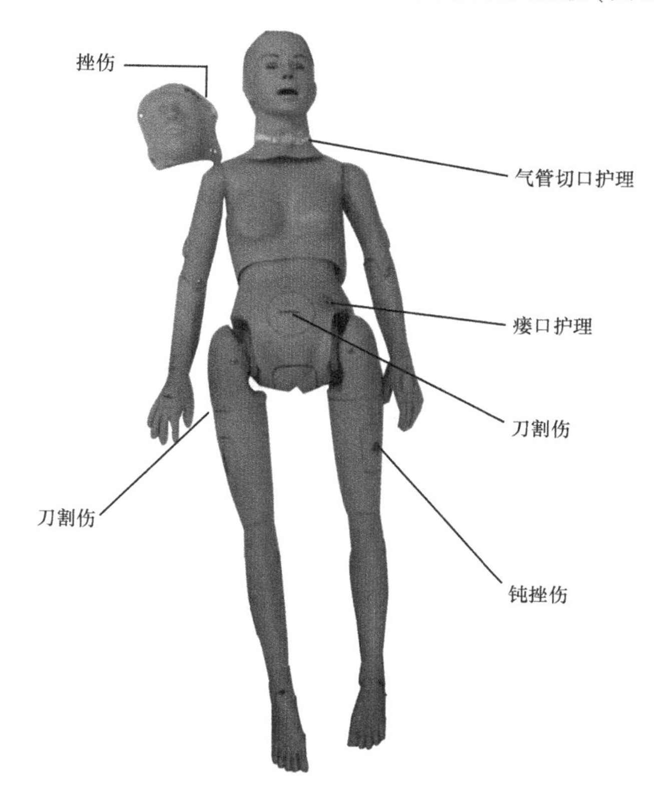

图 3-6-1 清创缝合模型

（二）结构与安装

（1）将模型的双下肢与主体连接。

（2）配有一副面具套，可随伤口增加，附在主体人面部。

（三）维护与保养

使用完面具后请将面具取下收藏好，以免材料之间发生反应。

第七节 换 药 术

【适应证】

（1）缝合伤口到期需要拆线者。

（2）伤口放置引流，需要调整或拔除者。

（3）伤口有渗出、出血征象者；引流液、渗出液、血液湿透敷料者。

（4）原有敷料移动或脱落，被感染者。

（5）需要观察和检查局部愈合情况，有无感染者。

（6）伤口已化脓，需要定时清除坏死组织、脓液和异物者。

【禁忌证】

患者生命体征不平稳，如出现休克、病情危重等。

【准备工作】

1. 器械及物品准备 口罩、帽子、无菌弯盘或治疗碗 2 个、弯血管钳或镊子 2 把（有齿、无齿各 1 把）、剪刀 1 把、手电筒、敷料、生理盐水、碘伏、3% 双氧水溶液等，其他可根据伤口情况可备引流物、探针、凡士林纱布等。

2. 医生及患者准备 医生需了解伤口的情况，确定是何种类型的伤口；衣帽口罩穿戴整齐，清洁洗手；核对患者信息（姓名、性别、年龄、相关病史资料、术前的必要检查），缓解患者紧张情绪；保持环境安静，光线充足。

3. 术前沟通

（1）必要性：术前谈话介绍换药的目的，消除焦虑和紧张情绪，获取患者的信任和配合。

（2）风险：①术后疼痛；②伤口感染等。

【操作方法】

（一）清洁伤口

1. 揭开创面敷料 洗净双手，揭胶布由外向里，要轻柔；先用手揭去外层敷料，将污染敷料内面向上放在弯盘内，再用镊子或血管钳夹去内层敷料；如果内层已粘贴在伤口上，应用生理盐水或 3% 过氧化氢浸湿纱布，再轻轻揭开。切勿强制拉开，以免损伤伤口，引起出血。

2. 换药实施 应用“双镊法或双血管钳法”，一脏一净，两手各执一把镊子，一把镊子或血管钳接触伤口，另一把镊子或血管钳专夹清洁棉球及敷料。伤口周围皮肤用碘伏以切口为中心由内向外擦拭两遍。可用盐水棉球轻擦创面，检查伤口有无感染。清洁时由内向外，棉球的一面用过后，可翻过来用另一面，然后弃去。双手执镊法，左手持镊自换药碗中取酒精棉球，递至右手镊子中，两把镊子不可接触。

3. 固定敷料 应用无菌纱布将伤口盖上，分泌物多时加棉垫，用胶布固定。也可根据伤口情况，敷以药物纱条或适当安放引流物。

4. 胶布粘贴法 适当的宽度、长度，方向与肢体或躯体的长轴垂直，根据情况使用绷带或胸腹带。

5. 换药 换药间隔，要视伤口的具体情况而定。如果伤口无脓液，每隔 3 ~ 5 天换药一次；如果伤口有少许脓液，可以 1 ~ 2 天换一次药；如果伤口脓液较多，气味较大，就应每天换 1 ~ 2 次药。

（二）污染伤口

具体操作步骤同清洁伤口，但一般在术后 1 天即应更换敷料，连续 3 ~ 5 天，并密切观察伤口情况。根据引流情况决定引流物的拔出时间。一旦有感染征兆，应及时拆开部分缝线，分离伤口以利于引流，放置引流条并延迟拆线时间。若发生感染则应按感染伤口处理。

（三）感染伤口

1. 目的 充分引流，积极控制感染。

2. 原则 早期充分引流浓液，每天更换敷料，必要时扩大伤口或行对口引流或多点引流；中期，引流物开始减少，用盐纱引流，以促进肉芽生长。后期，限制肉芽生长，可用 5% 的盐纱以减少肉芽水肿，修剪多余的肉芽，以利皮肤愈合。

3. 用物　换药盘内加换药包，无菌剪刀以及消毒试剂，根据伤口情况添加无菌纱布、生理盐水、引流物以及外用药物（20% 硝酸银、5% 氧化锌油膏、1% 乙酸等）的准备。

4. 方法　除同清洁伤口相同外，感染伤口应早期予以充分引流；一般采用盐纱引流，脓腔过大也可用烟卷或血浆管引流。注意盐纱一定要放至脓腔底部，但不能填塞过紧。每天应更换盐纱引流条和敷料。感染基本控制后可隔日或隔两日更换。但应刮除水肿的肉芽组织，以促进肉芽的生长。对高出皮肤或不健康的肉芽应修剪，帮助伤口收缩，以利上皮覆盖创面。

5. 术后沟通　交代术后并发症如伤口疼痛、出血、感染等，做好操作记录。

【注意事项】

（1）向患者说明开始换药，使患者有思想准备。换药时请家属离开病室，勿让家属围观。冬天时关好门窗，注意保暖。

（2）严格遵守无菌操作的原则，着装符合要求，每次换药前需洗手。

（3）从换药车上按无菌操作规范正确取出换药器械和敷料。各种无菌棉球、敷料从容器中取出后不得放回原容器内。

（4）用手揭除最外层敷料，用镊子按无菌操作去揭内层敷料。

（5）严格按“双镊法”操作，不污染无菌敷料的动作。每次只用一个棉球擦洗伤口深部（不能同时夹取几个棉球）。

（6）术后沟通：术后告知患者避免剧烈咳嗽，保持敷料干燥，必要时需再次换药。

【模型介绍】

换药模型

（一）功能

（1）此模型可用于教学与学习的展示模型。

（2）模型上部分切口是采用一次性皮肤缝合器缝合。

（3）提供 20 处标准外科手术切口，可用于练习和提高对各种伤口的护理、清洗、换药、包扎等基本技术。

（二）结构与安装

以下为模型的后面观，为各类型切口的展示（图 3-7-1）：

（1）开胸术（置管引流）。

（2）肾切除术。

（3）椎板切开术。

（4）二期褥疮。

（5）截肢术。

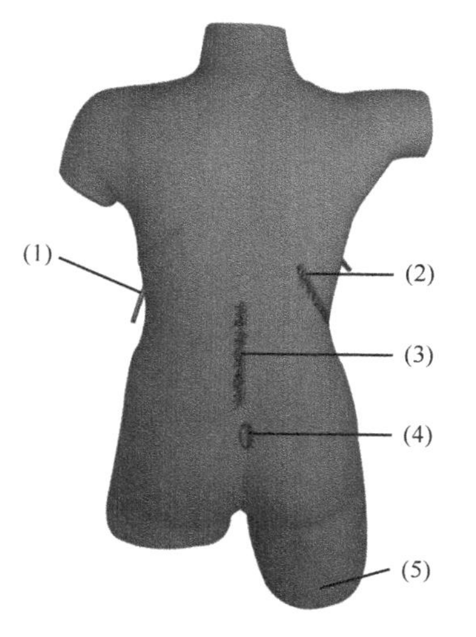

图 3-7-1　展示模型

（三）维护与保养

（1）此模型适用于展示模型，不宜在模型上进行切开、缝合练习，也不可用利器切割模型。

(2) 进行模拟切口清洗、换药消毒时,请用清水代替。

(3) 模型上部分切口是采用一次性皮肤缝合器缝合,请不要私自拔掉针钉。

第八节 拆 线 术

【适应证】

1. 无菌手术切口 局部及全身无异常表现,已到拆线时间,切口愈合良好者。头、面、颈部4~5日拆线;下腹部、会阴部6~7日;胸部、上腹部、背部、臀部7~9日;四肢10~12日,近关节处切口术后10~14天拆线,减张缝线14日方可拆线。

2. 感染切口 术后伤口有红、肿、热、痛等明显感染者,应提前拆线。

【禁忌证】

(1) 伤口尚未愈合。

(2) 遇到下列情况,应延迟拆线:严重贫血、消瘦、轻度恶病质者;严重失水或水、电解质紊乱尚未纠正者;咳嗽未控制时,胸、腹部切口应延迟拆线。

【准备工作】

1. 器械及物品准备 包括无菌换药包(内有无菌弯盘或治疗碗2个、弯血管钳或镊子2把)、拆线剪刀1把、无菌纱布、生理盐水、碘伏等。

2. 医生及患者准备 医生需了解伤口的情况,确定是何种类型的伤口;衣帽口罩穿戴整齐,清洁洗手;核对患者信息(姓名、性别、年龄、相关病史资料、术前的必要检查),缓解患者紧张情绪;保持环境安静,光线充足。

3. 术前沟通

(1) 必要性:术前谈话介绍拆线的目的、必要性,消除过虑和紧张情绪,获取患者的信任和配合。

(2) 风险:①术后可能出现伤口裂开;②拆线术后切口感染等。

【操作方法】

(1) 取下切口上的敷料,暴露缝合口。

(2) 用碘伏或酒精棉球由内向外消毒缝合口及周围皮肤5~6cm。

(3) 检查切口是否牢固愈合,确定后再行拆线。

(4) 左手用镊子将线头提起,将埋在皮内的线段拉出针眼之外少许,右手持线剪,用剪尖在线结下露出部剪断,以镊子向剪线侧拉出缝线,再用酒精棉球消毒皮肤一遍后覆盖纱布,胶布固定。若伤口愈合不可靠,可间断拆线。

(5) 如伤口表面裂开,可用蝶形胶布在酒精灯上消毒后将两侧拉合固定、包扎。

(6) 拆线时动作要轻,不可将结头两端线同时剪断以防缝线残留皮下。

(7) 术后沟通:术后告知患者避免剧烈咳嗽,保持敷料干燥,必要时需再次换药。

【注意事项】

(1) 剪线的部位不应在缝合线的中间或线结的对侧,否则拉出线头时势必将暴露在皮肤外面已被细菌污染的部分缝合线拉过皮下,增加感染机会。

(2) 拆线时最好用剪尖去剪断缝合线,可避免因过分牵拉缝合线而导致疼痛和移动缝线致局部感染。

(3) 拆线后1 ~2天应观察伤口情况,是否有伤口裂开,如伤口愈合不良或裂开时,可使用蝶形胶布牵拉和保护伤口至伤口愈合。

(4) 遇到下列情况应考虑延迟拆线:①严重贫血、消瘦和恶病质者;②严重水或电解质代谢紊乱尚未纠正者;③年老体弱及婴幼儿患者伤口愈合不良者;④伴有呼吸道感染、咳嗽没有消除的胸、腹部伤口;⑤切口局部水肿明显且持续时间较长者。

【模型介绍】

高级皮肤缝合拆线模块

(一) 功能

(1) 可自行在任何部位练习皮肤切开、缝合、打结、拆线等外科操作技能(图3-8-1)。

(2) 皮肤模块具有弹性和柔韧性,针眼不明显,可进行多次练习。

(3) 独特的三层结构设计,每层均具有真实的组织张力。

(4) 在模型的任何部位,可做任何角度的切口,直到模型没有完整的皮肤。

(5) 缝合前常规消毒皮肤(消毒液以清水代替为宜),戴无菌手套、用局麻药(以清水代替为宜)局部麻醉。

图3-8-1　高级皮肤缝合拆线模块

(二) 维护与保养

(1) 该模型所有切口和缝合口在使用后并不能恢复到使用前状态。

(2) 在模型上自行切开切口时请注意保持切口间距以及每个切口的深度,以免影响缝合练习的效果,为了延长该模型的使用寿命,切口的深度不要超过1cm,长度不要超过5cm,切口间的距离要保持在1.5cm以上。

第九节　体表肿块切除

【适应证】

(1) 各种体表肿瘤:如脂肪瘤、皮脂腺囊肿、纤维瘤、黑色素瘤。

(2) 影响局部美容或功能的肿块或血管扩张:如鸡眼、痣等。

(3) 需明确诊断的体表肿物:如肿大的淋巴结。

【禁忌证】

(1) 出血倾向。

(2) 严重心肺功能不全。

【准备工作】

1. 器械及物品准备　手术包,口罩、帽子、手套、治疗盘(络合碘、棉签、胶布、局麻药)。

2. 医生及患者准备　衣帽口罩穿戴整齐,清洁洗手;核对患者信息(姓名、性别、年龄、相关病史资料、术前的必要检查),缓解患者紧张情绪;保持环境安静,光线充足。

3. 术前沟通

(1) 必要性:术前谈话介绍手术的目的、必要性,消除过虑和紧张,获取患者的信任和配合。

(2) 风险:①局部损伤;②出血;③伤口感染。

【操作方法】

麻醉一般选择局麻即可,体位视肿物部位而定。如果肿瘤位于发际区、会阴部、腋下,术前一天应常规备皮(以皮脂腺囊肿为例)。

(1) 手术区皮肤常规消毒、铺无菌治疗巾。

(2) 视情况不同,在肿物表面行直切口或围绕囊肿周围皮肤作梭形切口,切口方向力求与皮纹方向一致,切开皮肤、皮下组织后,用组织钳将囊肿一侧皮缘轻轻提起用组织剪(钝性剥离使用弯血管钳)沿囊壁或包膜仔细剥离直至将囊肿连同皮肤一并完整切除。

(3) 结扎活动性出血点,逐层缝合,不留无效腔。敷料覆盖、胶布固定。

(4) 切除肿物送病理检查。

(5) 术后沟通:术后注意观察检测生命体征,嘱患者平卧,有任何不适及时告知。交代术后并发症:局部损伤、出血、伤口感染等。做好手术记录。

【注意事项】

(1) 在分离囊肿时,应紧贴包膜外面,环绕其周围进行剥离,若仅在一处分离,容易穿破囊壁。

(2) 切除应彻底,不能残留囊壁,如皮脂腺囊肿切除术时,不慎囊壁破损,应立即将内容物用纱布擦去,或吸净溢出的内容物,用止血钳夹住破口再行分离。如囊肿分离后无法钳夹,可在排出囊肿内容物后再完整切除囊壁,以免复发。

(3) 遗留较大空腔时,应放置引流物于术后 1 ~2 天取出,适当加压包扎。

(4) 肩或项背部脂肪垫无包膜且界限不清楚,与表面皮肤粘连紧密,须用锐器分离,切除时出血较多,术前应有充分准备。

(5) 进行深部操作时,应注意止血,同时避免副损伤。

(6) 如果肿物的良、恶性质不能确定,应在手术过程中尽量避免操作刺激,多做锐性剥离,并尽可能连带其周围部分组织一起切除。术后立即送病理检查,如有条件送冰冻病理。

(7) 如囊肿已继发感染,先行抗感染治疗,必要时予以切开引流,待急性感染完全控制后再行囊肿切除术。

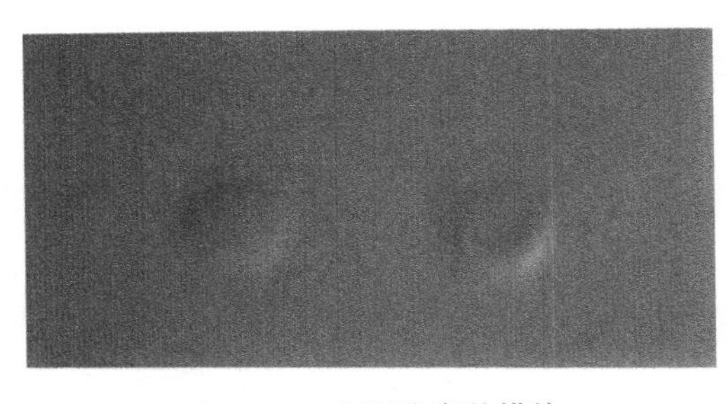

图 3-9-1 皮脂腺囊肿模块

【模型介绍】

皮脂腺囊肿切除术练习模块

(一) 功能

(1) 外观逼真,内有包膜完整的两个囊肿(图 3-9-1)。

(2) 可练习皮脂腺囊肿切除术(图 3-9-2,图 3-9-3)。

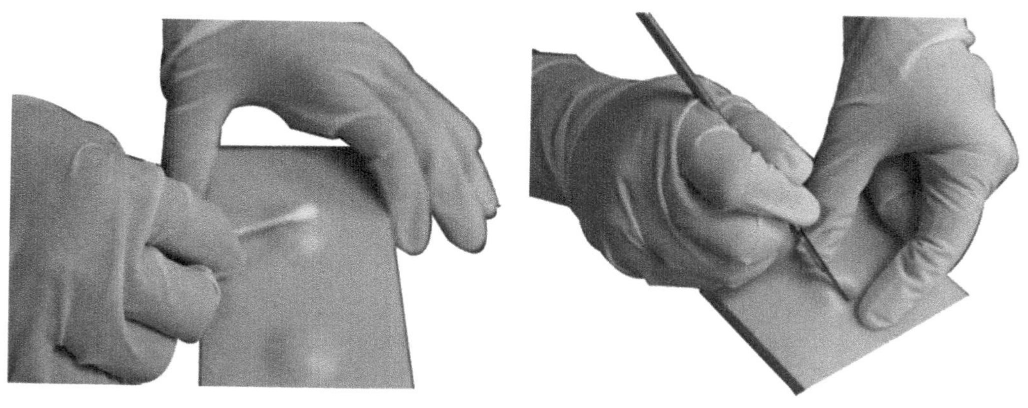

图 3-9-2　消毒皮肤　　　图 3-9-3　切开皮肤

（3）可进行伤口处理练习。

（4）在模拟操作过程中，可根据临床上的要求规范操作，皮肤消毒后，确定切除面积。

（二）维护与保养

该模型所有切口和缝合口在使用后并不能恢复到使用前状态。

第十节　脓肿切开引流

【适应证】

（1）浅表脓肿已有明显波动。

（2）深部脓肿穿刺证实有脓液。

（3）口底蜂窝织炎。

（4）手部感染及其他特殊部位的脓肿，应于脓液尚未聚集成明显脓肿前实施手术。

【禁忌证】

结核性冷脓肿无混合性感染。

【准备工作】

1. 器械及物品准备　脓肿切开引流模型、手术包（内含卵圆钳 2 把、治疗碗 2 个、方巾 4 张以上、巾钳 4 把、中单 1 张、手术衣 1 套以上；尖刀柄、尖刀刀片、止血钳、有齿镊、弯盘等）、负压吸引器、无菌吸引管、无菌纱布、无菌持物钳、凡士林纱条、口罩、帽子、无菌手套，络合碘、棉签、胶布、2% 利多卡因局麻药、5ml 和 10ml 注射器、无菌试管 1 支。

2. 医生及患者准备　手术室，保持环境安静，光线充足；衣帽口罩穿戴整齐，外科洗手；核对患者信息（姓名、性别、年龄、相关病史资料、术前的主要辅助检查，完善术前准备），交代适应证、禁忌证、注意事项，行医患沟通。

3. 术前沟通，签署手术同意书

【操作方法】

以浅部脓肿为例：在表浅脓肿隆起处用 1% 普鲁卡因作皮肤浸润麻醉。切口选择在波动最明显处，用尖刃刀先将脓肿切开一小口，再把刀翻转，使刀刃朝上，由里向外挑开脓肿壁,排出脓液。随后用手指或止血钳伸入脓腔,探查脓腔大小,并分开脓腔间隔。根据脓肿大小,在止血钳引导下,向两端延长切口,达到脓腔边缘,把脓肿完全切开。如脓肿较大,或因局部解剖关系,不宜作大切口者,可以作对口引流,使引流通畅。最后,用止血钳把凡士林纱布条一直送到脓腔底部,另一端留在脓腔外,垫放干纱布包扎(图 3-10-1)。

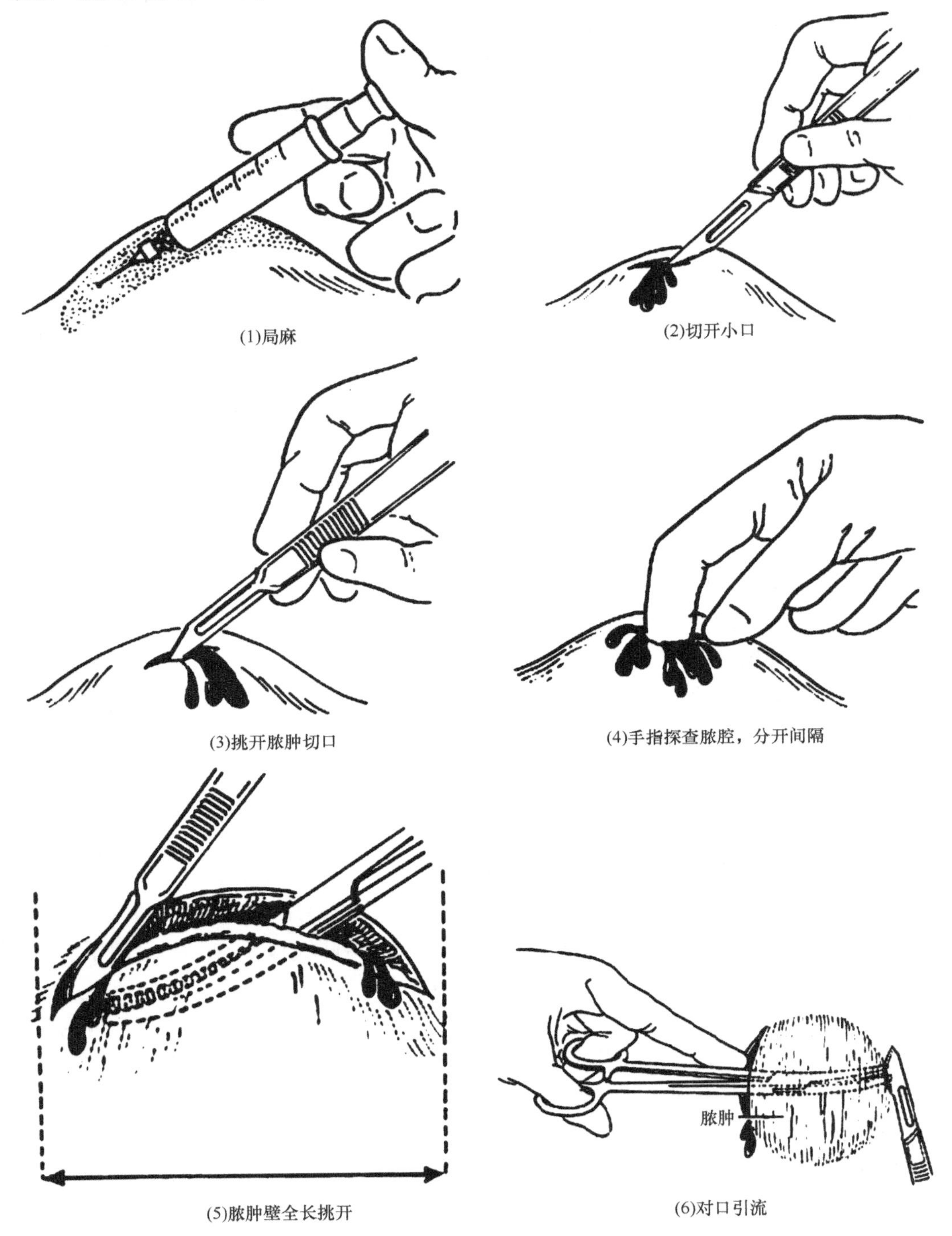

(1)局麻

(2)切开小口

(3)挑开脓肿切口

(4)手指探查脓腔，分开间隔

(5)脓肿壁全长挑开

(6)对口引流

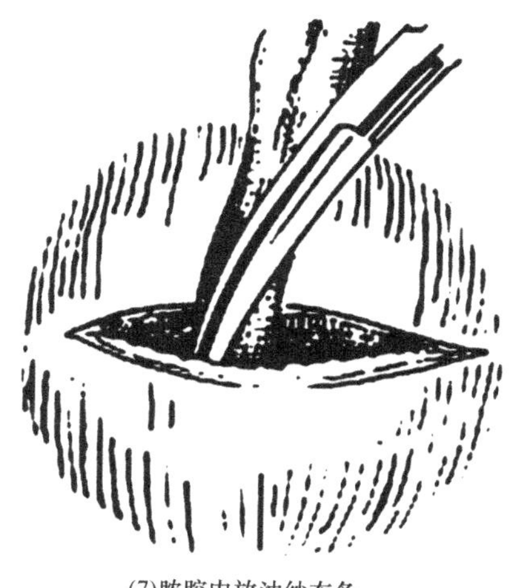

(7)脓腔内放油纱布条

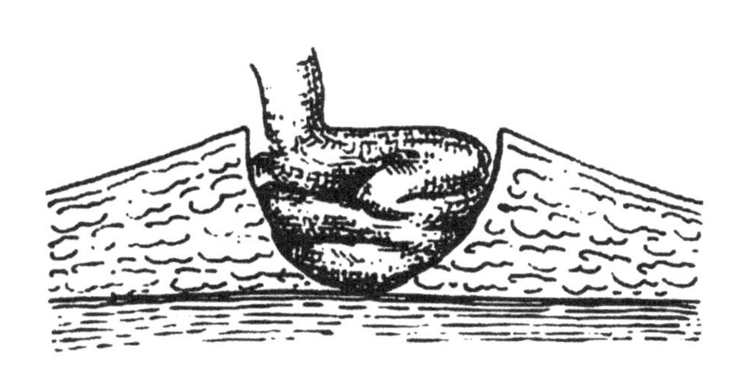

(8)油纱布条填满脓腔

图 3-10-1 表浅脓肿切开引流术

【注意事项】

(1)表浅脓肿切开后常有渗血,若无活动性出血,一般用凡士林纱布条填塞脓腔压迫即可止血,不要用止血钳钳夹,以免损伤组织。

(2)放置引流时,应把凡士林纱布的一端一直放到脓腔底,不要放在脓腔口阻塞脓腔,影响通畅引流。引流条的外段应予摊开,使切口两边缘全部隔开,不要只注意隔开切口的中央部分,以免切口两端过早愈合,使引流口缩小,影响引流。如放置有多根凡士林纱条,脓肿深在,一定要记录纱条数目。

(3)深部脓肿:术前应穿刺定位,了解其深度和位置,切口一般选择在脓肿最低处,沿局部皮纹及重要的血管、神经的走向作切口,逐层切开后进入脓腔,用手指进入探查,若有间隔,必须予以分离,擦尽脓液后冲洗,最后根据情况选择适当的引流物,置于脓腔底部。

(4)根据病情选用抗生素和对症支持治疗。

(5)术后注意及时更换敷料。术后第 2 日起更换敷料,拔除引流条,检查引流情况,并重新放置引流条后包扎。

(6)注意鉴别脓肿与蜂窝组织炎。

脓肿:表面为红、肿、热、痛,触及有波动感。

蜂窝组织炎:表面为红、肿、热、痛,质地硬。

【模型介绍】

脓肿鉴别与切开模块

(一)功能

(1)模型可配置在模型人或者学员后背上(图 3-10-2)。

(2)设有脓肿及蜂窝组织炎,可供学员进行鉴别。

(3)可针对模型上的脓肿进行切开练习。

（二）结构与安装

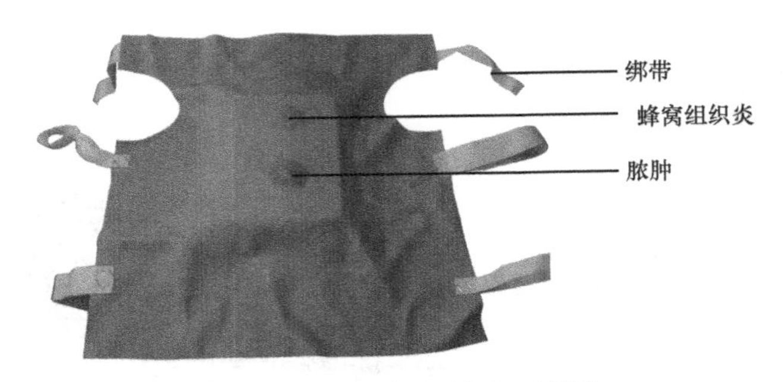

图 3-10-2　脓肿鉴别与切开模块

（三）维护与保养

在模型上进行消毒时，请使用配备的模拟碘酊。

第十一节　胸腔引流管的拔除

【适应证】

（1）引流完成：引流气体者，停止排气 24 小时后（咳嗽无气体排出）；胸腔引流液 24 小时内少于 100ml，脓胸 24 小时内需少于 10ml。

（2）患侧肺复张良好：听诊呼吸音清晰，胸部 X 片提示患侧肺已复张，无明显液气胸。

（3）开胸手术 24～48 小时后，满足以上条件者。

（4）对于气胸患者可夹管 24 小时无异常后再拔管。

【禁忌证】

（1）引流后肺未复张。

（2）咳嗽有气体排出者。

【准备工作】

1. 器械准备　胸腔闭式引流模型、无菌换药包、8 层凡士林纱布、剪刀、口罩、帽子、手套、治疗盘（络合碘，棉签，宽胶布或绷带一卷）、听诊器。

2. 医生及患者准备　医生消毒操作室，保持环境安静，光线充足；衣帽口罩穿戴整齐，清洁洗手；核对患者信息（姓名、性别、年龄、相关病史资料、术前的必要检查核查），缓解患者紧张情绪，嘱患者术前坐位，咳嗽，操作者挤压胸腔引流管排出残余胸内积液并进一步确认无气体排出，通知护士做好术后护理准备。

3. 术前沟通　告知患者拔除引流管表示病情明显好转，胸腔内气体、液体排除干净，继续引流已无必要，该手术安全，痛苦小，争取患者的配合。

（1）必要性：胸腔引流已完成，需及时拔除引流管，防止继发感染。

（2）风险：拔管为小手术，风险很小，但拔管后气胸和胸腔积液有再次出现的可能，与拔管操作本身无直接关系，需要根据具体情况采取相应的治疗措施。

【操作方法】

（1）准备：做好解释工作防止患者紧张，嘱患者坐位，尽量避免咳嗽。

（2）检查：操作者挤压胸腔引流管排出残余胸内积液并进一步确认无气体排出。

（3）体位：根据引流管位置患者可取平卧位、半卧位（第二肋间）、侧卧位（第7或8肋间腋中线）平卧位患侧略抬高。

（4）操作者清洁洗手，衣帽，口罩穿戴整齐，去除固定引流管的胶布和引流口的纱布，常规消毒皮肤，戴无菌手套，铺消毒洞巾，准备好无菌纱布和凡士林纱布。

（5）拔管：剪断固定引流管缝线，术者用纱布和凡士林纱布盖住引流口并用左手压住，右手握住引流管，轻轻转动引流管，嘱患者深吸气后屏住呼吸，快速拔除引流管，左手同时快速用纱布和凡士林纱布覆盖引流口，并推压引流口皮肤，封闭引流口，患者恢复正常呼吸。

（6）包扎：使用宽胶布或绷带卷加压包扎。

（7）废弃物（使用过的纱布，引流管和饮料瓶等）放入指定回收桶内，需回收器械放入指定地点。

（8）术后沟通：术后再次检查生命体征，患侧肺部呼吸有无异常，嘱患者有任何不适及时告知；做好拔除胸腔闭式引流管的操作记录。

【注意事项】

（1）术中操作尽量轻柔，拔管迅速，但应避免动作粗暴，密切观察患者呼吸情况。

（2）拔管后需观察24小时，如患者有无胸闷、呼吸困难、切口漏气、渗液、出血、皮下气肿等症状需做相应处理。

（3）严格无菌操作，防止胸腔内感染。

（4）包扎必须可靠，防止胸内进气，如发现引流口有漏气、漏液等异常情况，应及时采用缝合引流口的方法。

【模型介绍】

闭式引流拔管换药模型

（一）功能

该模型可做胸腔引流管的拔除及拔管后创面消毒训练（图3-11-1）。

（二）结构与安装

先将模拟人从箱内取出，把模拟人平躺仰卧在操作台上，便可进行操作。

（三）维护与保养

请在拆线时不要过力的牵拉，以免造成模型的皮肤损害。

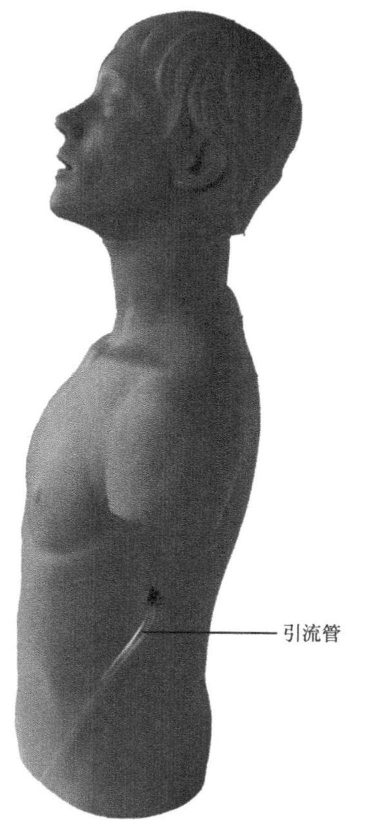

图3-11-1 闭式引流拔管换药模型

第十二节 牵 引 术

牵引术是通过固定在特定部位的骨针、牵引弓、绳索、牵引架（滑轮）以及牵引砝码等器具对骨折、脱位进行缓慢的复位,它既是一种复位的方法,也可起到良好的固定作用。

【适应证】

(1) 成人肌力较强部位的骨折。

(2) 不稳定骨折、开放性骨折。

(3) 骨盆骨折、髋臼骨折,髋关节中心性脱位。

(4) 颈椎骨折或者脱位。

(5) 皮肤牵引无法实施的短小管状骨折。

【禁忌证】

(1) 牵引处有炎症或开放创伤感染严重者。

(2) 牵引部位骨折有严重病变或严重骨质疏松者。

(3) 牵引部位需要切开复位者。

【准备工作】

1. 器械和物品的准备 口罩、帽子、手套,治疗盘(络合碘,棉签,胶布,无菌小纱布,局麻药),牵引弓、牵引针、牵引绳、砝码、牵引架。

2. 医生和患者的准备 医生需要戴好口罩帽子,整理衣物;测量患者血压、心跳、脉搏等生命体征;协助患者脱去衣物,清洁好患肢,摆好操作体位。

3. 术前沟通 签署有创操作知情同意书。

(1) 必要性:①牵引下使部分骨折复位;②牵引起到固定,减轻患者疼痛;③防止患肢肌肉挛缩,为后续治疗创造条件。

(2) 风险:①麻醉风险;②牵引针击入过程中损伤周围血管、神经;③牵引针击入方向和位置不正确,造成骨折;④术后针孔感染,引发深部感染;⑤牵引重量过重造成二次损伤。

【操作方法】

(1) 将伤肢放在床面中间位置,助手用双手牵引踝部固定伤肢,以减少伤员痛苦和防止继发性损伤。

(2) 自胫骨结节最高点垂直向后 2cm,再向下 2cm 处穿克氏针或骨圆针。

(3) 在确定牵引针出入点后,由助手将膝关节下端软组织用力向近侧和稍下方按捺,使该处软组织绷紧,然后在选定点进针,进针应从外向内,防止损伤腓总神经。

(4) 将床脚抬高 20~25cm,以作对抗牵引。牵引总重量成人一般按体重的 1/7 或 1/8 计算。年老体弱者、肌肉萎缩,粉碎性骨折或有病理性骨折者,可用体重的 1/9 重量。

【注意事项】

(1) 皮肤针孔是否有活动性出血,检查患者远端皮肤颜色和血供情况。

(2) 检查患者患肢感觉情况,避免造成过度牵引。

(3) 牵引一段时间后需要调整患肢位置,避免足底、臀部形成压痕和褥疮。

第十三节 石膏固定术

借助物理作用,运用绷带包扎机体的各个部位,达到固定与治疗患部的目的。石膏绷带是一种脱水硫酸钙粉末，具有吸水性强、塑形性高、少弹性的特点，吸水后能还原成坚硬的固定，利用这一特点广泛用于骨科外固定术。

【适应证】

(1) 出现严重的软组织损伤：如肌腱、韧带等损伤时用石膏固定。

(2) 出现严重的骨与关节炎症时，通过石膏固定可以降低关节内压，减轻疼痛，利于炎症的消退，并能预防病理性骨折和畸形。

(3) 出现骨与关节结核时，用石膏固定能防止病理骨折、肢体畸形。

(4) 用于畸形矫正后的固定。

(5) 用于皮瓣移植后固定。

(6) 当骨折与关节脱位时，石膏固定可以控制患部活动，维持骨折或关节脱位复位后的体位，利于修复。

【禁忌证】

(1) 确诊或可疑伤口有厌氧细菌感染者。

(2) 进行性水肿患者。

(3) 全身情况恶劣，如休克患者。

(4) 严重心、肺、肝、肾等疾病患者、孕妇、进行性腹腔积液患者禁用大型石膏。

(5) 新生儿、婴幼儿不宜长期石膏固定。

【准备工作】

1. 器械和物品的准备 口罩、帽子、手套，治疗盘(络合碘，棉签，胶布，无菌小纱布，局麻药)，石膏、水桶、绷带、棉垫。部分骨折定位时需要麻醉物品。

2. 医生和患者的准备 ①检查患者肢体皮肤情况、肢体肿胀情况、肢体远端血供；②协助患者脱去外衣，暴露打石膏的肢体、清理患者肢体，祛除肢体上的油污、血迹等；③根据不同部位决定所需石膏的层数、测量所需石膏长度、准备相应长度的内存棉垫。

3. 术前沟通 签署操作知情同意书。

(1) 必要性：①固定稳定骨折；②减少骨折部活动给患者带来的疼痛；③减少骨折断端移动造成的周围血管、神经、肌肉、软组织的二次损伤。

(2) 风险：①骨折复位行局部麻醉时，可能出现麻醉意外；②固定效果可能不理想，需要再次采用其他治疗方式；③术后必须仔细观察患肢，并有发生骨筋膜室综合征以及患肢坏死的可能，必要时需要松开小夹板，甚至切开减压。

【操作方法】

(1) 折叠石膏(注意折叠的方法)。

(2) 双手持握石膏，将石膏放入水中浸泡(注意石膏的持握手法)。

(3) 判断已浸泡好。

(4) 把石膏从水中取出后放平拉撑塑，将棉垫置于石膏内侧。

(5) 助手持握牵引患肢。

(6) 打石膏者双手平摊托起石膏将其贴紧患肢。

(7) 助手缠绕绷带，注意松紧度、绷带缠绕方向、关节处是否“8”字缠绕、层数。

(8) 检查部分骨突明显的地方是否加垫了棉垫。

(9) 检查石膏远侧肢体是否露出,以便于观察肢体远端的感觉、运动、血供情况。

(10) 协助患者摆放患肢。

【注意事项】

(1) 术后患者出现患肢感觉改变:麻木、疼痛加重、肢体感觉减退或者丧失。

(2) 远端血供改变:肢体皮温降低变冷、肢体远端不能扪及动脉搏动,皮肤颜色改变。

(3) 患肢肿胀明显后可能需要更换石膏,减少石膏的束缚对患者血运的影响。

(4) 如果术后发生骨筋膜室综合征,需要及时切开减压治疗。

(5) 门诊随访,调节石膏松紧度,定期行 X 线检查。

【模型介绍】

前臂骨折固定模型人

(1) 左上肢可练习骨折后三角巾固定、绑绷带(图 3-13-1)。

(2) 关节灵活,可实现多种体位。

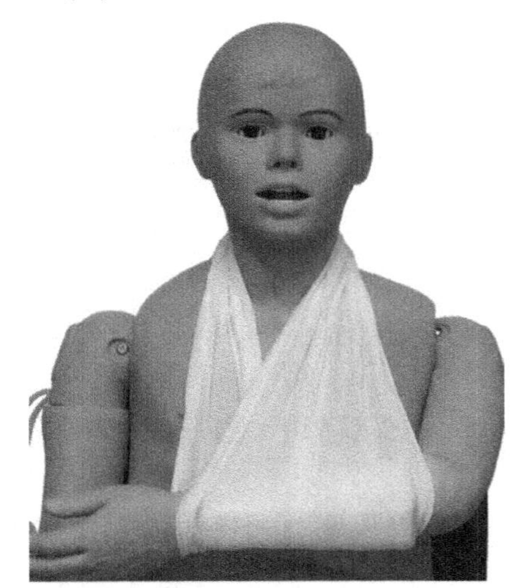

图 3-13-1 前臂骨折固定模型人

第十四节 夹板固定术

小夹板固定术是用扎带或绷带把小夹板固定在骨折已复位的肢体上,以利于骨折断端在相对静止的条件下愈合,同时配合以循序渐进的功能锻炼,促进骨折愈合和恢复肢体功能的一种治疗方法。

【适应证】

(1) 四肢闭合性骨折,下肢因肌肉丰厚、收缩力大,应结合持续牵引。

(2) 开放性骨折,创面小或经处理后创口已愈合者。

(3) 陈旧性骨折适用于手法复位者。

【禁忌证】

(1) 较严重的开放性骨折。

(2) 难以整复的关节内骨折。

(3) 固定不稳定部位的骨折(如髌骨、锁骨、股骨颈等)。

【准备工作】

1. 器械和物品的准备 口罩、帽子、手套,治疗盘(络合碘,棉签,胶布,无菌小纱布,局麻药)、小夹板、绷带、固定垫、细绳。若需手法复位,应准备相应麻醉药品。

2. 医生及患者的准备 检查患者肢体皮肤情况、肢体肿胀情况、肢体远端血供。协助患者脱去外衣,暴露需要上甲板的肢体,清理患者肢体,祛除肢体上的油污、血迹等。根据不同部位决定所需夹板的长度,准备相应长度的内存棉垫,将细绳剪好所需要的长度。

3. 术前沟通 签署操作知情同意书。

(1) 必要性:可以固定稳定骨折,减少断端活动给患者带来的疼痛,减少断端活动造成的二次损伤。

（2）风险：①患者可能对麻醉药品和消毒药品过敏，出现意外；②固定效果可能不理想，需要再次固定或者选择其他治疗方式；③术后必须仔细观察患肢，并有发生骨筋膜室综合征以及患肢坏死的可能，必要时候需要松开小夹板，甚至切开减压。

【操作方法】

（1）将选好的固定垫准确地放置在肢体的适当部位，最好用胶布予以固定。

（2）按照各部位骨折的具体要求，依次安放预制的夹板，夹板安放妥当后，由助手用两手扶托固定。

（3）术者用四条布带捆扎夹板，先捆中间两道，捆扎时两手须将布带对齐，平均用力，缠绕两周。

（4）捆扎的松紧一般以布带捆扎后能在夹板上左右移动 1cm 为标准。

【注意事项】

（1）术后患者出现患肢感觉改变：麻木、疼痛加重、肢体感觉减退或者丧失。

（2）远端血供改变：肢体皮温降低变冷、肢体远端不能扪及动脉搏动。皮肤颜色改变。患者远端足趾、手指活动受限。

（3）患肢肿胀明显后可能需要调整小夹板松紧度，减少夹板的束缚及对患者血运的影响。

（4）门诊随访，调节小夹板松紧度，定期行 X 线检查。

【模型介绍】

骨折固定模型

（一）功能

（1）可以演示上肢骨折夹板固定的方法。

（2）可以进行各种形式的包扎固定训练：环形包扎法、螺旋包扎法、斜形包扎法、8 字形包扎法、回返包扎法和螺旋形反折包扎法。

（二）结构与安装

模拟女性上半身。模型上可以单人操作练习，也可以双人操作练习（图 3-14-1）。

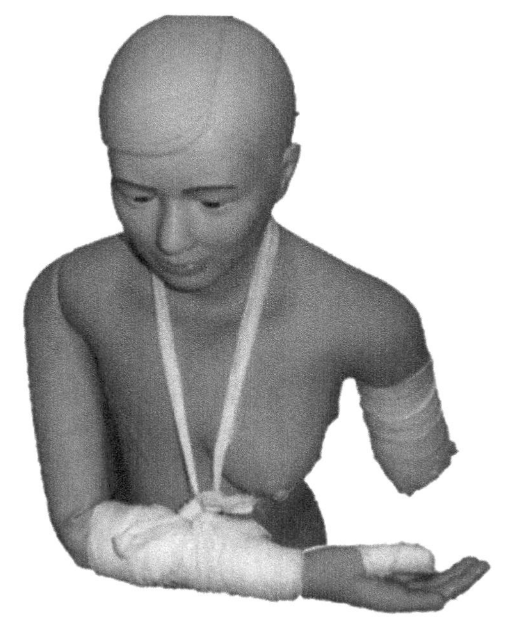

图 3-14-1　骨折固定与高位包扎模型

第十五节　膝关节穿刺术

膝关节腔穿刺术是利用穿刺技术检查关节腔内积液的性质，或抽液后向关节腔内注药。

【适应证】

1. 诊断性穿刺　目的是为了确定关节积液的性质，特别是怀疑有化脓性关节炎或者结晶性关节病患者（如假痛风，痛风等），抽出滑膜液分析多能做出诊断。

2. 治疗性穿刺　常注射可的松治疗单关节的慢性炎症性关节炎,注射抗生素治疗化脓性关节炎等。

3. 减压性穿刺　如化脓性关节炎,大量关节积液,关节积血及假痛风等,可以通过穿刺减轻症状,减轻关节腔压力,并且达到部分治疗的目的。

4. 滑膜活检　可用于多种关节病的诊断,特别是结核性关节炎及不典型的类风湿关节炎。

5. 结晶检查　主要检查痛风性关节炎的尿酸盐结晶及假痛风的焦磷酸盐结晶,此处还可见到胆固醇结晶等。

【禁忌证】

(1) 局部皮肤破溃或感染。

(2) 严重凝血机制障碍。

【准备工作】

1. 器械和物品准备　口罩、帽子、手套,穿刺针、局部麻醉药、消毒洞巾、纱布、胶布。

2. 医生和患者的准备　医生需要清洁洗手,衣帽、口罩穿戴整齐。测量患者脉搏、血压,患者取好体位(平卧位、坐位)。

3. 术前沟通　签署操作同意书。

(1) 必要性:①确定关节积液的性质,向关节腔内注入药物;②大量积液时抽液,减轻患者的症状。

(2) 风险:①麻醉意外;②造成关节腔的感染;③刺穿部位不正确,造成药物未注入关节腔。

【操作方法】

1. 穿刺点准备　髌骨外上缘穿刺法、髌骨外下缘(外侧膝眼)穿刺法、髌骨内缘穿刺法。

具体定位:

(1) 髌骨外上缘穿刺法:髌骨外上缘处与股外侧肌交界处。按压股外侧肌下凹陷处,贴指甲刺入,有落空感即可。

(2) 髌骨外下缘穿刺法:髌骨外下缘、髌韧带外侧 1cm 处。

(3) 髌骨内缘穿刺法:将髌骨内缘分为 3 份,其中下 1/3 交界处向后 0.5cm 即为进针点。针尖朝向外后上方,与冠状面成 20°~30°角,与水平面成 10°~15°角,经皮肤、皮下、髌内侧支持带、关节囊即进入关节腔。

2. 消毒铺巾　常规消毒皮肤,戴无菌手套,铺消毒洞巾。

3. 局部麻醉　自穿刺点皮肤向关节腔用局部麻醉药(2% 利多卡因)逐层局部浸润麻醉。

4. 穿刺　左手固定穿刺处皮肤,右手持针经局部麻醉处,穿刺针和髌骨平面成 45°角逐步刺入膝关节腔,当针体抵抗感突然消失时即可抽取关节液,将抽取关节液置于无菌试管中以备检查,记录抽取的关节液量。

5. 拔针　穿刺和放液结束后拔出穿刺针,消毒穿刺点,盖上消毒纱布,压迫片刻,胶布固定。

【注意事项】

(1) 观察患者术中是否出现头晕、恶心、心悸、脉速等情况,若出现应暂时停止操作,并做相应处理。

（2）如果术中无法抽取关节液，可能需要更换进针方向或者改变进针点。如果注射时比较轻松，可以继续给药。如果注射时比较费力，患者感觉痛、胀，可以进一步向里面插下针头，左右移动下，注射时比较轻松，患者无不适即可再注射。

（3）术后若有明显膝痛或关节红肿要求患者报告医生，穿刺点可有轻微的疼痛感。

（4）不同穿刺法采用体位、穿刺方法也不一样。

【模型介绍】

膝关节穿刺模型

（一）功能

（1）仿真的外层皮肤可反复穿刺和注射。

（2）皮肤和肌肉分层清楚，易于针刺并有逼真的进针感。

（3）可拆卸各部分，方便演示解剖结构，也易于保存。

（二）结构与安装

完整膝部解剖结构包括：胫骨、股骨、髌骨、交叉韧带、髌韧带、副韧带、半月板及用润滑液填充的滑膜囊。这些部位都包含在一个关节囊腔中（图 3-15-1、图 3-15-2）。

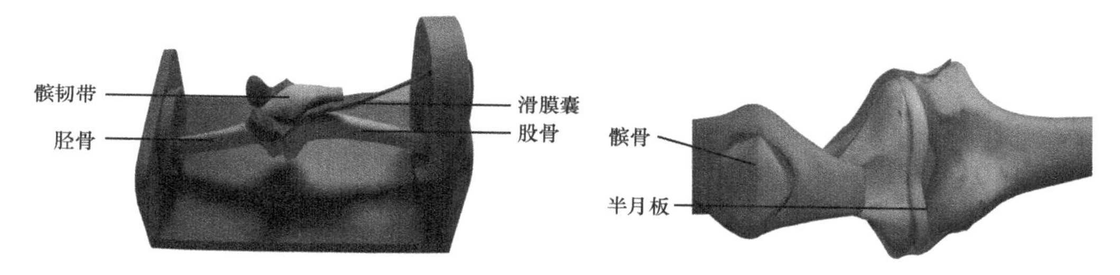

图 3-15-1　膝部解剖结构

图 3-15-2　膝部解剖结构

（1）完整的膝部皮肤。

（2）关节囊结构。

（3）从外面的软胶管口可向滑膜囊内注入润滑液模拟囊内液体（图 3-15-3）。

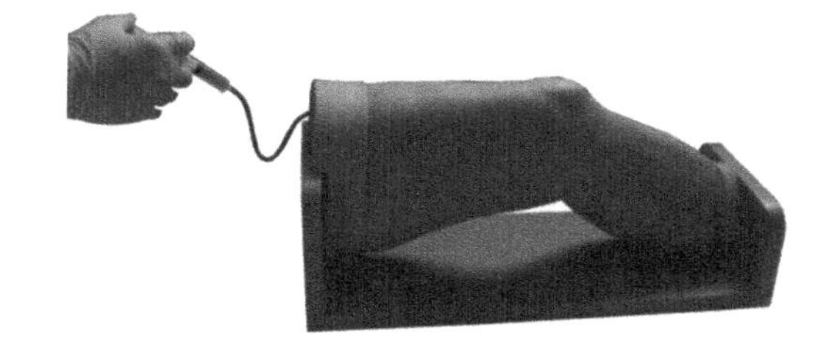

图 3-15-3　注入润滑液

第十六节　膀胱穿刺造瘘术

膀胱穿刺造瘘术是指对有膀胱排空障碍、尿道损伤，或需进行尿道手术操作等治疗的患者，进行膀胱穿刺，置入引流管，用以暂时性或永久性引流尿液。

【适应证】

1. 暂时性膀胱穿刺造瘘术

（1）梗阻性膀胱排空功能障碍所致的急性或慢性尿潴留，如前列腺增生、尿道狭窄、尿道结石等。

（2）阴茎和尿道损伤，或尿道整形手术后，暂时不能由尿道排尿。

（3）膀胱手术后，需暂时引流尿液，使膀胱处于空虚状态，确保其不出现尿外渗，愈合良好。

（4）各种手术后需短时间引流尿液。

（5）经尿道前列腺电切术时，用以建立出水通道，进行冲洗和减压。

（6）化脓性前列腺炎、尿道炎、尿道周围脓肿等，暂不宜由尿道排尿。

2. 永久性膀胱穿刺造瘘术

（1）神经性膀胱功能障碍，残余尿量大，无法长期留置导尿者。

（2）前述各种疾病出现膀胱排空障碍，因身体条件不能耐受手术治疗者。

（3）因尿道肿瘤行全尿道切除者。

【禁忌证】

（1）膀胱空虚，术前无法使之充盈。

（2）有下腹部及盆腔手术史，穿刺膀胱估计有损伤腹腔器官的危险。

（3）膀胱内充满血块或黏稠脓液，穿刺造瘘管周径小，不能满意引流。

（4）患有出血性疾病或凝血功能障碍。

（5）膀胱挛缩。

（6）过于肥胖腹壁太厚。

【准备工作】

1. 器械及物品准备 静脉切开包（或泌尿外科小手术包）、膀胱穿刺造瘘套件、导管、口罩、帽子、手套、腹带、治疗盘（络合碘，棉签，胶布，局麻药）；必要时备超声检查，在其引导下进行穿刺。此外，应备好急救药品（肾上腺素、阿托品等）。

2. 医生及患者准备

（1）医生准备：环境消毒；核对患者；了解病史、病情，测血小板、凝血功能，测血压、脉搏等生命体征；清洁双手，戴口罩和帽子；与患者进行充分交流沟通，交代手术必要性，缓解患者焦虑，取得患者合作，并签署手术同意书。

（2）患者准备：①如患者尚存在或部分存在控尿功能，可嘱其暂不排尿，待膀胱充盈后进行穿刺；②如为尿潴留患者，可根据膀胱内积存尿液量进行穿刺；③如为留置导尿患者，可在严格无菌操作下，经导尿管灌注生理盐水使膀胱充盈后进行穿刺；④局部皮肤准备，刮除操作区域体毛。

3. 术前沟通，签署手术同意书

（1）必要性：因疾病不宜由尿道排尿、需进行尿道手术或膀胱排空障碍，由尿道插入导尿管失败的患者，应进行膀胱穿刺造瘘引流尿液；此外，如果患者病情需要长期通过导管引流尿液，尤其是男性患者，留置导尿管感染几率较高，应考虑膀胱穿刺造瘘术。

（2）风险

1）麻药意外。

2）穿刺失败，或因出血等原因，需进行开放手术安置造瘘管。

3）发生心、脑血管意外，严重者可能危及生命。

4）意外损伤肠管，需手术修补，或进行肠道腹壁造口等处理。

5）术中、术后出血，严重者需输血，或开放手术止血、安置造瘘管。

6）尿路及穿刺伤口感染。

7）导管引流不通畅，需重新安置。

8）导管掉落，脱出。

9）拔掉造瘘管后造瘘口漏尿，长期不能愈合。

【操作方法】

1. 准备及检查

（1）检查患者腹部体征，是否有腹部手术后遗留瘢痕。

（2）视、触、叩检查膀胱充盈情况。

2. 体位　患者取平卧位。

3. 穿刺点　耻骨联合上方1～2横指或2cm。

4. 消毒麻醉　操作者清洁洗手，衣帽、口罩穿戴整齐，常规消毒皮肤，直径15cm；戴无菌手套，铺消毒洞巾，自穿刺点皮肤向深部垂直注射局部麻醉药（2%利多卡因）逐层局部浸润麻醉。

5. 试穿刺　麻醉药注射后可直接利用注射针垂直向深部刺入，并试抽尿液，注意观察刺入深度。

6. 切开皮肤　于穿刺点做一个1cm长的皮肤切口，深度应切开腹白线。

7. 穿刺　使用穿刺套件（带有针芯的套管针）按注射器回抽有尿的垂直方向及深度位置小心匀速刺入，进入膀胱后有落空感，侧孔或退出针芯后有尿液流出，即可退出针芯，插入相应粗细的导管，确认其进入膀胱后，退出套管，使导管保留在原位，有穿刺套件外鞘即为导管，穿刺后直接退出针芯，留置外鞘即可。

8. 引流尿液送检

9. 连接　将导管与引流袋连接。

10. 固定　用丝线缝合伤口，并固定导管。

11. 包扎伤口

12. 记录引流尿液量

13. 术后沟通　再次检查患者生命体征及局部导管情况，并告知患者注意事项。

（1）适量多饮水。

（2）保持造瘘管通畅及造瘘口清洁。

（3）如出现出血、尿液混浊或局部有尿液渗出、分泌物、红肿等情况，应及时报告医生。

（4）不要牵拉造瘘管，以防脱落；如造瘘管脱出掉落，不要自己盲目插管，应尽快到医院重新插管或进行其他处理。

（5）如需长期留置导管，术后3周时首次更换，以后4～6周更换一次。

【注意事项】

（1）术中密切观察患者，如发现头晕、恶心、心悸、脉速等应停止操作，做相应处理。

（2）如患者有腹部手术史，尤其是下腹部有瘢痕，应注意询问病史及手术情况，避免腹膜或肠管位置较低、存在粘连等情况下，导致穿刺损伤。

（3）可在术前进行 B 超检查，了解穿刺路径是否有肠管等，穿刺亦可在 B 超引导下进行。

（4）严格无菌操作，防止感染。

（5）局部麻醉药一般使用 2% 利多卡因；如需使用普鲁卡因时，术前应进行皮试。

（6）事先准备并检查好穿刺造瘘套管针，建议两手握针，右手持穿刺针顶端，左手持有尿液深度的部位抵住腹壁，以防突然用力过猛导致失手穿入太深而伤及膀胱底部、三角区甚至直肠等。

（7）引流管粗细应适当，以恰好可通过穿刺套管为宜；可使用气囊导尿管，穿刺成功后气囊注水，以发挥固定作用：牵拉尿管后气囊贴于膀胱前壁并堵塞膀胱瘘口，避免了造瘘管脱出和尿外渗。

（8）应分次间断缓慢放尿，避免膀胱突然排空导致出血，或使心血管功能不全的患者发生休克等。

（9）导管应连接清洁容器，并定期更换。

（10）注意观察是否出现腹膜炎症状体征，如恶心、呕吐、腹痛，明显腹膜刺激征等，必要时进行腹部 X 线平片、腹腔穿刺等检查，以排除意外损伤。

（11）引流不畅或漏尿：首先检查导管是否堵塞，再适当调整导管位置。漏尿严重时，置负压吸引。

（12）应注意引流导管的位置，过深可能刺激膀胱三角区，过浅则可能使引流管前端位于膀胱外，导致引流不畅。造瘘管或血块刺激膀胱三角区及膀胱底部时，表现为阴茎头和尿道外口反射痛、尿频、排尿用力及耻骨上区疼痛，应在术中注意调整导管位置，正确缝合和止血。出现这种情况，可给予解痉剂，低压冲洗膀胱，调整导管位置。

（13）局部伤口感染：可酌情应用抗生素，并注意定期更换敷料。

（14）可使用生理盐水或 1/2000 呋喃西林溶液间歇冲洗膀胱，以预防尿垢沉积、影响尿液引流、继发感染和结石。

【附图】

（1）两种不同的膀胱穿刺造瘘套件（图 3-16-1、图 3-16-2）。

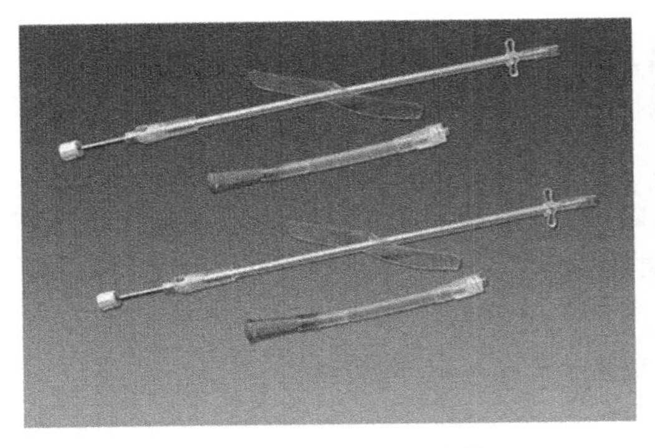

图 3-16-1　膀胱穿刺造瘘套件（一）

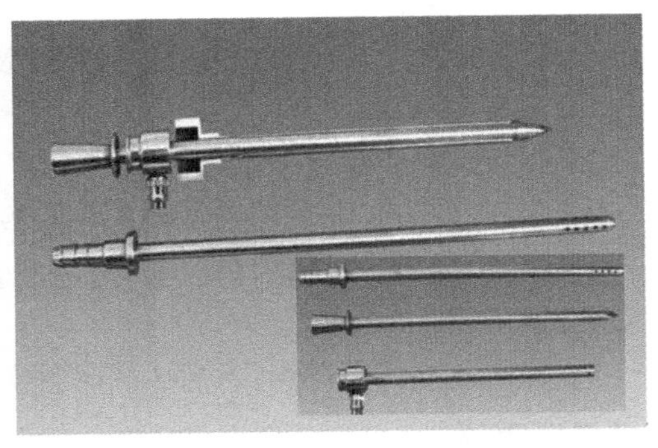

图 3-16-2　膀胱穿刺造瘘套件（二）

（2）穿刺造瘘术(图 3-16-3、图 3-16-4)。

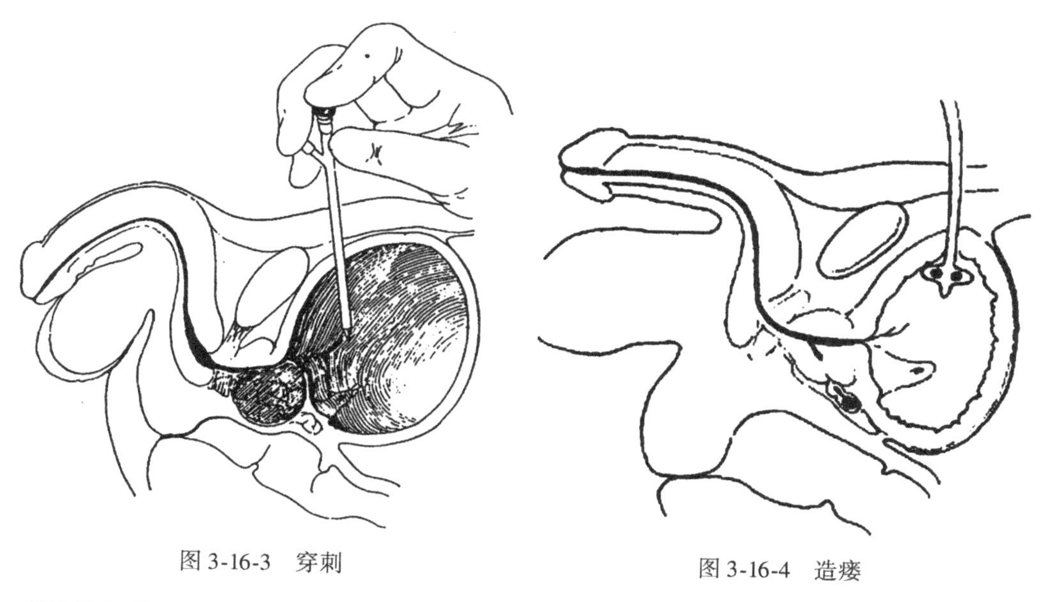

图 3-16-3　穿刺　　图 3-16-4　造瘘

【模型介绍】

膀胱造瘘术模型

（一）功能

（1）膀胱穿刺造瘘术。

（2）模型为标准成年女性下腹部、盆会阴部,解剖标志明显。

（3）穿刺部位外皮及膀胱可更换(图 3-16-5)。

（二）结构与安装

（1）将模型从包装箱内取出,放置平台上后进行操作。

（2）将外皮扣在主体卡槽上。

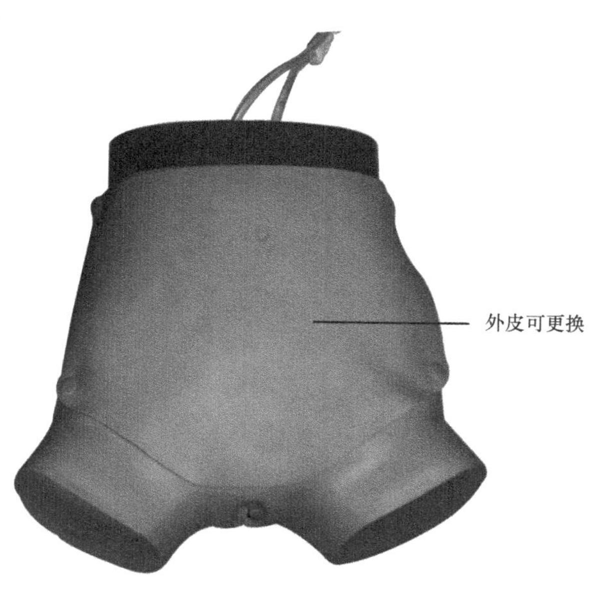

图 3-16-5　膀胱造瘘术模型

第十七节　拔　甲　术

【适应证】

（1）某种原因所致的嵌甲、顽固性甲癣、甲下积脓、甲下积血、甲床分离或真菌感染而药物无效者。

（2）甲周疣、甲下外生骨疣、甲下血管瘤的辅助治疗。

【禁忌证】

(1) 瘢痕体质。

(2) 炎症性皮肤病，如慢性放射性皮炎、化脓性皮肤病、复发性单纯疱疹、炎症明显的痤疮、着色性干皮病等。

(3) 出血倾向。

(4) 精神病。

(5) 严重内脏疾病。

(6) 白癜风活动期。

【准备工作】

1. 器械及物品准备 手术包、口罩、帽子、手套、治疗盘(络合碘、棉签、胶布、局麻药)等。

2. 医生及患者准备 医生消毒操作室，保持环境安静，光线充足；衣帽口罩穿戴整齐，清洁洗手；核对患者信息(姓名、性别、年龄、相关病史资料、术前的必要检查核查)，缓解患者紧张情绪。通知护士做好术后护理准备。

3. 术前沟通，签署手术同意书

(1) 必要性：术前谈话，告知患者拔甲术治疗的必要性。

(2) 风险：①局部损伤；②术后出血感染等。

【操作方法】

(一) 麻醉与体位

(1) 脓性指头炎切开引流术或甲下积脓拔甲时，一般采用指根神经阻滞麻醉。麻醉剂内不可加用肾上腺素，以免小动脉痉挛，造成手指血运障碍。

(2) 患者取仰卧位。

(二) 手术步骤

(1) 术者用左手拇指和示指捏紧病指末节两侧，或者在根部绑一止血带，控制出血。用尖刀分离甲根和甲缘两侧的皮肤。

(2) 在甲根两侧各做一纵行切口，将尖刀紧贴甲下插入指(趾)甲与甲床，向两侧切割，直至指(趾)甲完全分离。

(3) 用止血钳夹持指甲，稍加摇动，从水平方向拔出；或者用止血钳夹持指甲一侧后向另一侧卷动，直至指甲完全脱离甲床。

(4) 检查无甲角残留后，即可用凡士林纱布覆盖甲床，无菌纱布加压包扎。

(5) 术后沟通：术后注意观察甲床有无出血、感染等情况，伤口注意换药，观察伤口预后情况，适当抗感染治疗。

【注意事项】

(1) 进行拔甲术操作时，要避免损伤甲床与甲根。

(2) 用尖刃刀分离甲上皮时，应注意不要使其损伤，以免日后从甲上皮生出的指甲永久畸形。分离甲床面时，应紧贴指甲，刀刃指向指甲背面，注意不要损坏甲床组织。拔除指甲后，如甲床不平整，宜用刀刃将其轻轻刮平，以免日后新生的指甲高低不平。

(3) 为防止损伤甲床，也可以在刀分开指甲尖端的甲床后用蚊式止血钳插入间隙，在分开止血钳时即可使指甲脱离甲床。

（4）甲癣拔甲时，因指甲较脆，难以翻转拔甲，可在甲下分离后直接拔出。

【模型介绍】

拔甲术训练工具箱

（一）功能

该训练工具箱含手术器械一套及各种指端模型，可行拔甲及术后护理操作训练。

（二）结构与安装

（1）提供一个手指支架和三个指端，其中两个感染的可更换手指指端（图 3-17-1）。

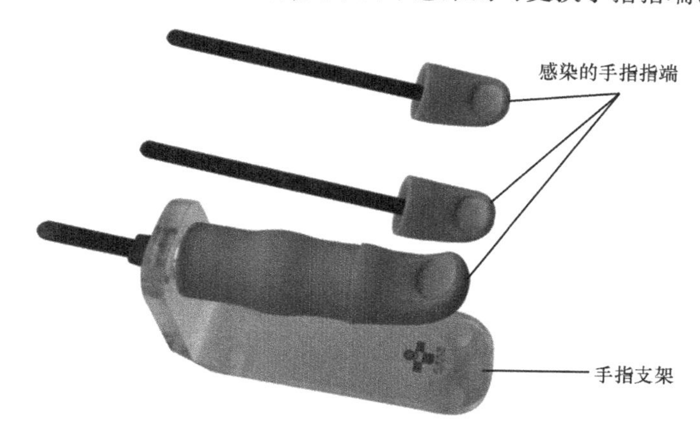

图 3-17-1　拔甲术训练模型

（2）手指更换方便，支架设施使操作稳定实用。

（3）三个指端展示真实解剖结构：皮肤、指甲及甲床。

（4）小手术训练工具箱（内含小手术器械）。

（三）维护与保养

（1）该模型属于外科消耗、破坏性模型，所有的切口在使用后并不能恢复到使用前的状态。

（2）使用后的感染手指在从支架上拆除时，不能生拉硬拽，只需要轻轻地按住支架后面固定指端的黑色按钮，当听到“咔”的一声后，即可将指端从模型支架上取下。

第十八节　静 脉 切 开

【适应证】

（1）病情紧急，如休克、严重脱水、大出血等，急需快速大量输血、输液而静脉穿刺有困难时。

（2）需较长时间维持静脉输液或静脉滴注药物，而浅静脉和深静脉穿刺有困难或阻塞者。

（3）施行某些特殊检查如心导管检查等。

（4）为保证大手术过程中静脉输液、输血通畅或需测中心静脉压而大静脉穿刺未能成功，可切开大静脉或头静脉插管。

【禁忌证】

（1）静脉周围皮肤有炎症或有静脉炎。

（2）有血栓形成或有出血倾向者。

【准备工作】

1. 器械及物品准备 口罩、帽子、静脉切开包、5ml 空针、2% 利多卡因、碘伏、敷料、肝素、生理盐水等。

2. 医生及患者准备 清洁洗手，核对患者信息（姓名、性别、年龄、相关病史资料、术前的必要检查核查），缓解患者紧张情绪。保持环境安静，光线充足。

3. 术前沟通

（1）必要性：术前谈话介绍静脉切开的目的、必要性，消除过虑和紧张，获取患者的信任和配合。

（2）风险：①局部损伤；②出血；③伤口感染等。

【操作方法】

（一）麻醉与体位

（1）麻醉：2% 利多卡因局部浸润麻醉。

（2）体位：①上肢静脉切开术。平卧，上肢水平外展位；头静脉切开，前臂内旋；贵要静脉切开，前臂外旋。②大隐静脉切开术。平卧，下肢外旋位。

（二）选择静脉

四肢表浅静脉如贵要静脉、肘正中静脉、大隐静脉等均可选用，最常用为内踝处的大隐静脉，因其较固定；其次在股部卵圆窝下方作高位大隐静脉切开。一般选择四肢表浅静脉切开，最常用的是内踝前或卵圆窝处大隐静脉。

（三）操作步骤

以内踝前大隐静脉切开为例。

（1）患者仰卧位，术侧下肢外旋，静脉切开部位皮肤常规消毒，铺无菌洞巾，用普鲁卡因或利多卡因做局部麻醉。

（2）在小腿内踝前上方 3cm 处，横形切开皮肤，长约 2～2.5cm。

（3）切开皮肤后用小弯止血钳沿血管走行方向边分离边寻找大隐静脉。找到后游离一段约 1.5cm，将静脉挑出并在静脉下穿过细丝线 2 根，用 1 根先结扎静脉远侧端，暂不剪断丝线，留作安置导管时作牵引用。

（4）牵引远侧丝线将静脉提起，用小尖剪在静脉壁上剪一“V”形切口，以无齿镊夹起切口上唇静脉壁，将静脉切开导管快速插入静脉腔，深约 5cm，结扎近侧丝线，并将导管缚牢。将备好之输液器接头与导管连接，观察液体输入是否畅通及有无外渗。

（5）剪去多余丝线，缝合皮肤切口，用 1 根皮肤缝线环绕导管结扎固定以防滑脱，外用无菌敷料覆盖，胶布固定。

（6）不再使用时，消毒、剪断结扎线，拔出导管，局部加压，覆盖纱布包扎，胶布固定，术后 7 天拆除切口处皮肤缝线。

（7）术后沟通：术后注意观察生命体征，嘱患者平卧，有任何不适及时告知。交代术后并发症：局部损伤、出血、伤口感染等，做好手术记录。

【注意事项】

（1）切口不可太深，以免损伤血管。

（2）分离皮下组织时应仔细，以免损伤静脉。

（3）剪开静脉壁时，剪刀口应斜向近心端，且不可太深，以免剪断静脉。

（4）静脉切开导管插入静脉前，应用无菌生理盐水冲洗干净，并充满液体，以防空气窜入。

（5）注意无菌技术，慎防感染。导管留置时间一般不超过 3 天，如细硅胶管，留置时间可稍长。如无禁忌，可每日定时用小剂量肝素溶液冲洗导管。若发生静脉炎，应立即拔管。

【模型介绍】

静脉切开模型

（一）功能

（1）模拟患者的大隐静脉、前臂静脉等大静脉。

（2）可进行静脉切开和置管的练习。

（二）结构与安装

（1）模型底部的四个吸盘能够很好地固定模型，便于操作。

（2）模拟血液的准备：将蒸馏水或自来水倒入 200ml 装有模拟血粉的空瓶，摇匀，模拟血液兑制完毕。

（3）将兑制的模拟血液倒入血袋中。

（4）将血袋导管的末端与模型右侧两根血管中的任意一根进行连接，另一根血管与一个空的输液袋进行连接，然后打开输液袋导管上的阻液夹，充盈模型内的血管（图 3-18-1）。

（三）维护与保养

（1）该模型所有切口和缝合口在使用后并不能恢复到使用前状态。

（2）在模型上切开切口时，请注意保持切口间距以及每个切口的深度以免影响练习的效果。

图 3-18-1　静脉切开模型

第四章　内科常用诊疗操作技能

第一节　胸腔穿刺术

【适应证】

（1）对胸腔积液患者行胸穿抽取胸液，进行有关检查，以明确病因。

（2）排液：各种原因引起的大量胸腔积液，出现压迫症状，或积液过多不吸收，或发热持续不退，需行胸穿抽液或放液。

（3）排气：各种原因引起的胸腔内积气（气胸），一侧肺压缩15%以上需行胸腔穿刺抽气和排气。

（4）抽脓：结核性脓胸或其他感染引起的脓胸，通过抽脓并反复多次清洗脓腔，可治愈。

（5）胸腔内注入药物：脓胸时可以在胸腔内注入抗生素，癌性胸腔积液可以注入抗癌药物。

【禁忌证】

（1）出血素质、应用抗凝剂、出血时间延长或凝血机制障碍者。血小板计数 $<50\times10^9/L$ 者，应在操作前先输血小板。凝血酶原时间在16秒以上者为绝对禁忌证。

（2）严重的器质性心脏病，无法纠正的心律失常和心功能不全，新近发生的心肌梗死患者。

（3）患者肺功能严重不全、严重肺气肿、严重肺动脉高压、肺大疱、胸膜下大泡、肺包虫囊肿。

（4）穿刺部位皮肤感染如脓皮病或带状疱疹患者，感染控制后再实施操作。

【准备工作】

1. 器械及物品准备　胸腔穿刺模型、胸腔穿刺包、口罩、帽子、手套、治疗盘、络合碘、棉签、胶布、2%利多卡因局麻药、5ml和50ml注射器、容器（盛装抽取的积液）、无菌试管3～4支、急救药品（肾上腺素、阿托品等）。

2. 医生及患者准备　医生消毒操作室，保持环境安静，光线充足；衣帽口罩穿戴整齐，清洁洗手；核对患者信息（姓名、性别、年龄、相关病史资料、术前的主要辅助检查），缓解患者紧张情绪。抽液前通过超声定位，或者经胸部X线透视，或者胸片确定穿刺部位，做好穿刺标记。抽气前通过X线或胸部CT检查，了解肺的压缩程度，有无胸膜粘连及胸腔积液，确定穿刺点并做好标记。

3. 术前沟通，签署手术同意书

（1）必要性：帮助明确诊断和协助治疗。

（2）风险：①胸膜反应；②气胸；③血胸；④临近脏器损伤；⑤复张性肺水肿；⑥麻醉意外；⑦ 皮肤感染等风险。

【操作方法】

（一）胸穿抽液

（1）一般情况较好的患者选择反坐在靠背椅上，双手平放于椅背上缘，头伏于前臂上。

衰竭患者可以采用健侧卧位。

(2) 大量积液可选患侧肩胛线第8、9肋间进针,包裹性根据B超定位确定。

(3) 以2%碘酊和75%乙醇消毒穿刺点皮肤,范围约15cm×15cm,盖上消毒孔巾,在肋间穿刺点从下肋上缘处进针,从皮肤至胸膜处逐层注入2%利多卡因2~3ml麻醉,在注入麻醉药物时均应先回抽,无回血时方可注射。

(4) 用左手示指和中指固定穿刺点周围皮肤,将穿刺针或套管针沿肋骨上缘缓慢刺入,待抵抗感消失后,取注射器连接于橡皮管,除去钳子,抽吸胸腔积液,盛放在消毒杯或消毒碗中,送化验并记录抽取积液量。

(5) 抽液结束,拔除穿刺针,消毒穿刺点盖上无菌纱布压迫止血及胶布固定。

(6) 术后沟通:嘱患者卧床休息,并做手术记录。

(二) 胸穿抽气

(1) 患者取仰卧位或坐位。

(2) 穿刺部位通常选择锁骨中线第2肋间,局限性气胸应行X线检查确定穿刺部位。

(3) 紧急情况下可采取简易穿刺抽气法,用50ml或100ml注射器,用12号粗针头穿刺,针尾连接橡皮管进行抽气,或者用简易气胸箱抽气,暂时缓解症状,准备安置水封瓶闭式引流。

【注意事项】

(1) 抽液、放液、抽气速度不能过快,每次抽液、抽气总量不宜超过1000ml,诊断性穿刺50~100ml即可。恶性胸腔积液需行胸腔内给药治疗时,应尽量缓慢抽尽胸液或采用导管缓慢分次放尽胸腔积液后再胸腔内注入治疗药物。

(2) 抽液或抽气时均应防止外界空气进入胸腔。

(3) 穿刺时要密切观察患者,如发生头昏、面色苍白、出汗、心悸、胸闷胸痛、昏倒等胸膜反应以及晕厥、休克现象,或者持续咳嗽、呼吸困难、吐泡沫痰时,均应立即停止操作,平卧,吸氧,紧急处理。

【模型介绍】

胸腔穿刺模型人

(一) 功能

(1) 模型为成年男性,解剖标志明显(图4-1-1)。

(2) 标准胸穿体位,便于操作定位。

(3) 胸腔左侧、右侧各设有三个穿刺点:①肩胛下角线第7~8肋间穿刺;②腋中线第6~7肋间穿刺;③腋前线第5肋间穿刺。

(4) 模拟胸腔积液可调至不同病变的颜色(如黄色、红色)进行疾病的判断。

(二) 结构与安装

(1) 将模型从包装箱内取出,放置平台上。

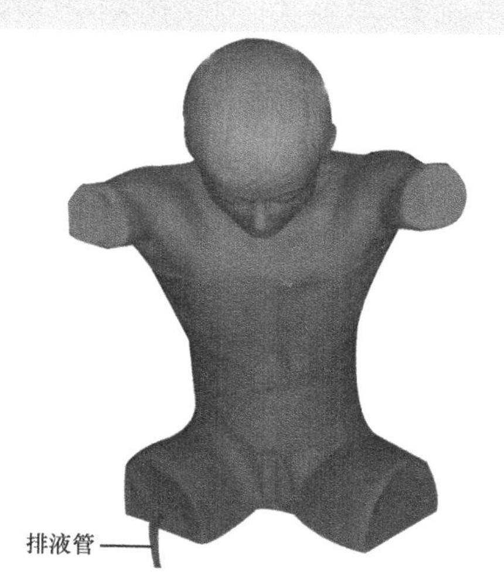

图4-1-1 胸腔穿刺模型

（2）胸部皮肤撕开，将模拟液胸的皮囊内灌满液体，置入穿刺部位，方可进行穿刺。模拟液胸：可以根据疾病需求调配积液颜色和浓度。

（三）维护与保养

（1）在进行内部结构更换时请按安装说明进行安装，避免造成模型结构的损害。

（2）每次用完后要清洗模拟胸液的皮囊，不要让模拟液体长时间残留在皮囊内。

（3）要将模拟积液清除干净以免污染衣物和皮肤。

第二节　腹腔穿刺术

【适应证】

（1）明确积液性质，协助临床诊断。

（2）适量抽取积液以缓解大量腹腔积液引起的胸闷、气促、腹胀、少尿等症状，减轻肾脏压迫，改善血液循环。

（3）进行腹腔灌洗或腹腔内药物注入，协助治疗。如化疗药和抗生素等腹腔内治疗。

（4）造成人工气腹，协助疾病诊治。如腹腔镜操作前需造成气腹使壁层与脏层腹膜分离。

【禁忌证】

（1）严重肠胀气、肠梗阻。

（2）妊娠或巨大卵巢囊肿。

（3）腹腔内有广泛粘连。

（4）躁动、不能合作或肝性脑病先兆。

（5）严重凝血功能障碍。

【准备工作】

1. 器械及物品准备　腹腔穿刺模型、腹腔穿刺包、口罩、帽子、手套、腹带、治疗盘、络合碘、棉签、胶布、2%利多卡因局麻药、20ml 和 50ml 注射器、容器（盛装抽取的积液）、无菌试管 3～4 支、腹带、急救药品（肾上腺素、阿托品等）。

2. 医生及患者准备　医生消毒操作室，保持环境安静，光线充足；衣帽口罩穿戴整齐，清洁洗手；核对患者信息（姓名、性别、年龄、相关病史资料、术前的主要辅助检查），缓解患者紧张情绪。嘱患者术前排尿，以防穿刺损伤膀胱。

3. 术前沟通，签署手术同意书

（1）必要性：帮助明确诊断和协助治疗。

（2）风险：①麻药意外；②腹水量很少或有包裹时，穿刺抽液可能失败；③腹水量少或包裹，同时肠管胀气时，可能穿破肠管导致肠瘘，并进一步导致腹膜炎；④可能穿破血管导致血性腹水等损伤；⑤大量腹水时，可能致腹水自穿刺孔外渗。

【操作方法】

1. 术前检查　充分暴露患者腹部，遮挡隐私处。若抽放腹水，先垫好腹带。穿刺前测量腹围、脉搏、血压，腹部体检检查，估测腹水的量。

2. 体位　依照病情，患者可取平卧位（腹水量较大）、侧卧位和半卧位（腹水量较小）。

3. 定点　为避免伤及腹壁动脉、重要器官及游离肠管，多选取以下穿刺点，①左下腹脐与髂前上棘连线中、外1/3交点；②脐与耻骨联合中点上方1cm，偏左或偏右1.5cm；③侧卧位可取脐水平线与腋前线或腋中线之延长线相交处；④少量腹水或包裹性积液时B超引导下定点。取点要避免手术瘢痕或局部皮肤病变部位。

4. 消毒、铺巾、局部麻醉　用络合碘以穿刺点为中心进行消毒，范围直径15cm。戴无菌手套，铺消毒洞巾，绷紧皮肤，局部麻醉药（2%利多卡因）穿刺点先做一皮丘，然后从皮肤向壁腹膜逐层浸润麻醉，一边回抽，判断未刺入血管内，一边缓慢注入麻药，直至刺入壁腹膜，回抽发现腹水，拔出麻醉针头，纱布覆盖穿刺点，按压片刻。

5. 穿刺抽液　将穿刺针连接上橡胶导管的一侧用血管钳夹闭，术者左手固定并绷紧穿刺处皮肤，右手持针从穿刺点以45°角斜刺入皮肤达皮下，在皮下移行一小段后再垂直进针到达壁腹膜，当针体抵抗感突然消失时，表明进入腹腔内，即可抽取腹水。助手以血管钳固定针头，并夹闭和开放橡皮导管，以便术者逐管抽取腹水，留样于无菌试管中以备送检，并记腹水量。诊断性穿刺可用20ml或50ml注射器和7号针头穿刺，直接抽足腹水送检。大量放液时，用输液夹子调整放液速度，将腹水引流入容器中并记录量和送检。放液结束后拔出穿刺针，络合碘消毒穿刺孔，消毒纱布覆盖，胶布固定。必要时用腹带加压包扎，如遇穿刺孔继续渗漏腹水，可用蝶形胶布或涂上火棉胶封闭。需腹腔内注药者，待抽腹水后将药液注入腹腔内。

6. 术后沟通　术后再次检查生命体征，嘱患者平卧1～2小时，防止腹水渗漏，嘱患者有任何不适及时告知，并做手术记录。

【注意事项】

（1）术中密切观察患者，如发现头晕、恶心、心悸、脉速等应停止操作，做相应处理。

（2）放液不宜过多、过快，一次不宜超过3000ml，过多可诱发肝性脑病和电解质紊乱。

（3）严格无菌操作，防止腹腔内感染。

（4）局麻药一般使用2%利多卡因，如使用普鲁卡因则须皮试。

（5）若放腹水时流出不畅，可将穿刺针稍作移动调整或变换体位。

（6）大量放腹水者，需积极补充白蛋白，并在穿刺时注意勿使皮肤至腹膜层位于同一条直线上，穿刺时可将针尖先斜刺入皮肤后在皮下移行一段，再垂直刺入腹腔内。

（7）大量放腹水时，注意腹带要逐渐收紧，以免腹内压骤然降低，内脏血管扩张而发生休克。

【模型介绍】

腹腔穿刺模型人

（一）功能

（1）模型为成年女性腹部，解剖标志明显，便于操作定位（图4-2-1）。

（2）进行腹腔穿刺，穿刺位置正确时可抽出水囊中模拟腹水。

（3）带有电子监控，穿刺位置，有提示灯；绿灯标示穿刺位置正确，红灯标示穿刺位置错误（扎到腹壁下动脉时）。

（二）结构与安装

（1）把模型从包装箱中取出，平放到操作台上。

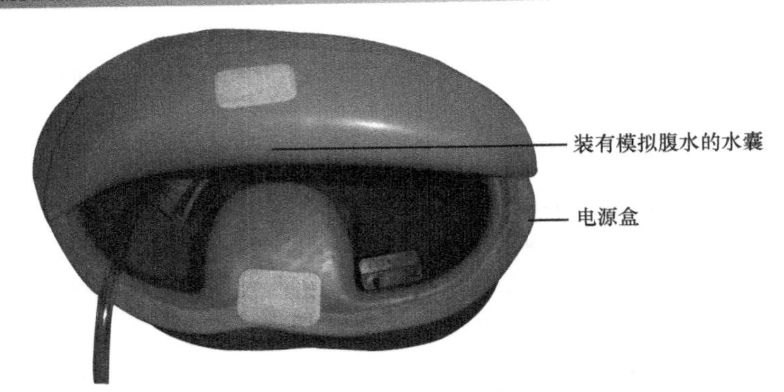

图 4-2-1 腹腔穿刺模型

(2) 打开模型后面的盖子,将装有模拟腹水的皮囊放到皮囊托上。

(3) 皮囊的导管一端与装有模拟腹水的输液袋相连(图 4-2-2)。

(4) 在电源盒里面装上两节 7 号电池。

(5) 盖上模型后面的盖子后,进行腹腔穿刺术的练习。

(三) 维护与保养

操作完毕以后,请将模型电源盒内的电池取出(图 4-2-3),以免电池腐蚀电源盒。

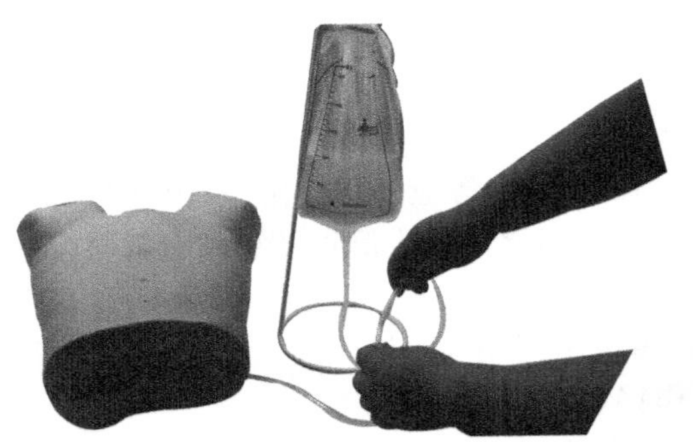

图 4-2-2 连接模拟腹水的输液袋

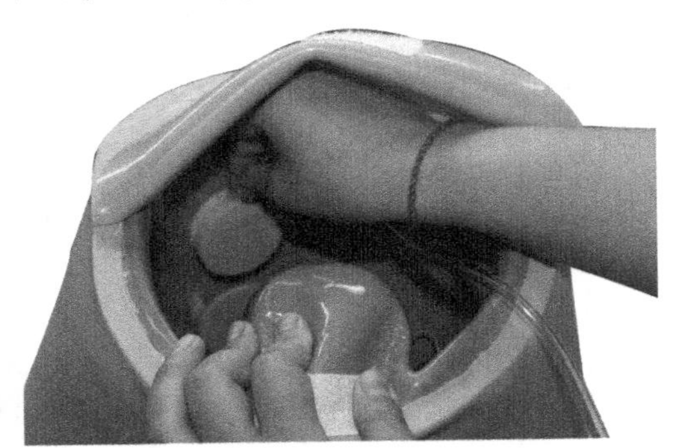

图 4-2-3 取出电池

第三节 腰椎穿刺术

【适应证】

(1) 脑和脊髓炎症性病变的诊断。

(2) 脑和脊髓血管性病变的诊断。

(3) 区别阻塞性和非阻塞性脊髓病变。

(4) 气脑造影和脊髓碘油造影。

(5) 早期颅内高压的诊断性穿刺。

(6) 鞘内给药。

(7) 腰椎麻醉。

【禁忌证】

(1) 颅内占位性病变,尤其后颅窝占位性病变。

（2）脑疝或疑有脑疝者。

（3）腰椎穿刺处局部感染或脊柱病变。

（4）休克、衰竭或濒危状态。

【准备工作】

1. 器械及物品准备 腰椎穿刺包、口罩、帽子、无菌手套、腹带、治疗盘、络合碘、棉签、胶布、2% 利多卡因局麻药、20ml 和 50ml 注射器、容器（盛装抽取的积液）、无菌试管 3～4 支、闭式测压管或玻璃测压管、急救药品（肾上腺素、阿托品等）。需做细菌培养者准备培养基、酒精灯。如需鞘内给药，应准备好所需药品。

2. 医生及患者准备 医生消毒操作室，保持环境安静，光线充足；衣帽口罩穿戴整齐，清洁洗手；核对患者信息（姓名、性别、年龄、相关病史资料、术前的主要辅助检查），缓解患者紧张情绪。嘱患者术前排尿，以防穿刺损伤膀胱。

3. 术前沟通，签署手术同意书

（1）必要性：帮助明确诊断和协助治疗。

（2）风险：①麻醉意外；②穿刺损伤；③低颅压综合征；④脑疝形成；⑤原有脊髓、脊神经根症状的突然加重；⑥颅内感染。

【操作方法】

（1）嘱患者侧卧于硬板床上，背部与床板垂直，头屈伏，屈髋抱膝，使脊柱尽量后凸，以增宽椎间隙。

（2）常选髂后上棘连线与后正中线的交汇处，相当于第 3、4 腰椎棘突间隙为穿刺点。

（3）常规消毒皮肤，戴无菌手套，铺无菌洞巾，用 2% 利多卡因自穿刺点皮肤到椎间韧带做局部麻醉。

（4）术者用左手固定穿刺点皮肤，右手持针以垂直背部、针尖稍斜向头部的方向缓慢刺入，成人进针 4～6cm，儿童 2～4cm。当针头穿过韧带与硬脑膜时，可感到阻力突然消失。缓慢拔出针芯，可见脑脊液流出。

（5）接测压表（或测压管），测量脑脊液压力（正常 70～180mmH_2O 或 40～50 滴/分）。移去测压器，分管收集脑脊液 2～5ml 送检。

（6）术毕将针芯插入后一起拔出穿刺针，消毒穿刺点，覆盖无菌纱布，用胶布固定。

（7）术后沟通，嘱患者去枕平卧 4～6 小时。

【注意事项】

（1）穿刺时患者如出现呼吸、脉搏、面色异常等症状时，立即停止操作，并做相应处理。

（2）Queckenstedt 试验可了解蛛网膜下腔有无阻塞，即在初测压后，由助手先压迫一侧颈静脉约 10 秒，再压另一侧，最后同时按压双侧颈静脉。正常压迫颈静脉后，压力立即迅速升高一倍左右，解除压迫后 10～20 秒，迅速降至原水平，为梗阻试验阴性，提示蛛网膜下腔通畅；若压迫颈静脉后，脑脊液压不升高，为梗阻试验阳性，提示蛛网膜下腔完全阻塞；若施压后压力缓慢上升，放松后又缓慢下降，提示不完全阻塞。颅压增高者禁做此项试验。

（3）鞘内给药时，先放出等量脑脊液，再注入药物。

（4）局部麻醉药一般使用 2% 利多卡因；如需使用普鲁卡因时，术前应皮试。

【模型介绍】

腰椎穿刺模型人

(一) 功能

(1) 模型体表标志明显,可准确触及髂嵴、髂后上棘、腰椎棘突、椎间隙、骶骨等腰椎穿刺体表点,便于操作定位。

(2) 模拟人体位为正确腰穿的弓形左侧卧位。

(3) 模型进行腰椎穿刺层次真实,操作时具有阻滞感和落空感,当针头穿过韧带与硬脑膜时,感觉到阻力突然消失的落空感,此时将针芯慢慢抽出,可见脑脊液流出。

(4) 可自备注入不同液体颜色,区分正常或异常脑脊液。

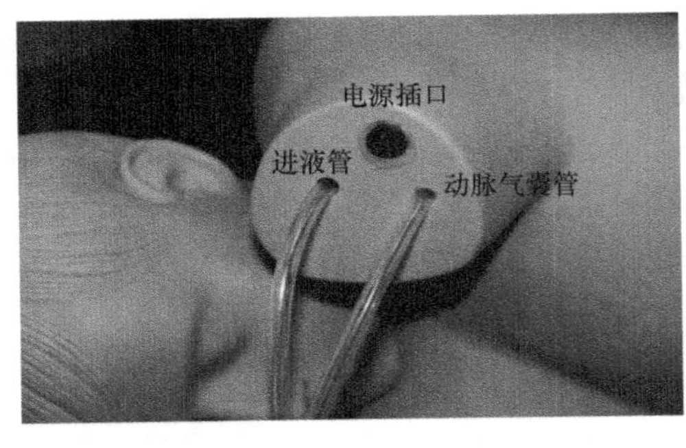

图 4-3-1 管路连接示意图

(二) 结构与安装

(1) 准备模拟脑脊液:可以根据疾病需求调配脑脊液,灌注至积液袋。然后将积液袋管口与模型进液管接合(模型下方管道),将另一积液袋连接模型出水管,打开进水管和出水管管夹,开始对模型内部腰椎模块进行充盈,直到模拟脑脊液可从出水口流出为止,并关闭管夹(图 4-3-1,图 4-3-2)。

(2) 把电源插在模型的肩部位置,即可进行负压操作,更快捷地将腰椎模块充盈。

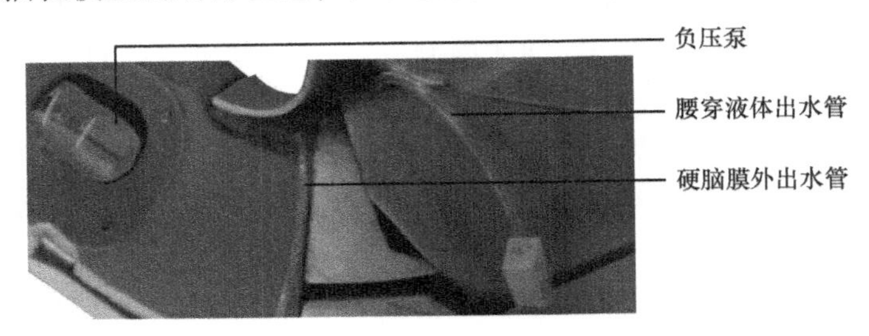

图 4-3-2 模拟脑脊液管路

(3) 先将外皮、模拟皮下组织层卸去,暴露腰椎部,取出腰椎模块,将腰椎模块配置管与主体管连接。

(4) 再将尾部与主体管连接。

(5) 放置成功后,将模拟皮下组织覆盖在穿刺模块上方(图 4-3-3)。

(6) 内部结构安装完成后,将外皮覆盖至主体上,即可进行操作。

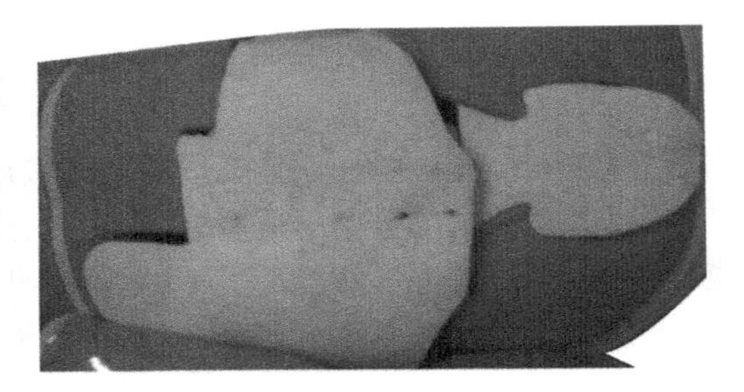
图 4-3-3 模拟皮下组织

(三) 维护与保养

穿刺过程中准确定位穿刺点后再进行操作,避免在模型其他部位皮肤造成不必要的损坏。

第四节　骨髓穿刺术

【适应证】

（1）各种白血病诊断。

（2）有助于缺铁性贫血、溶血性贫血、再生障碍性贫血、恶性组织细胞病等血液系统疾病诊断。

（3）诊断部分恶性肿瘤，如多发性骨髓瘤、淋巴瘤、骨髓转移肿瘤等。

（4）寄生虫病检查，如找疟原虫、黑热病病原体等。

（5）骨髓液的细菌培养。

【禁忌证】

（1）凝血功能障碍：血友病及弥散性血管内凝血等。

（2）穿刺部位存在感染。

（3）妊娠晚期。

【准备工作】

1. 器械及物品准备　骨髓穿刺模型、骨髓穿刺包、口罩、帽子、手套、治疗盘、络合碘、棉签、胶布、2% 利多卡因局麻药、5ml 和 20ml 注射器、无菌试管或细菌培养管 3～4 支、急救药品（肾上腺素、阿托品等）。

2. 医生及患者准备　医生消毒操作室，保持环境安静，光线充足；衣帽口罩穿戴整齐，清洁洗手；核对患者信息（姓名、性别、年龄、相关病史资料、术前的主要辅助检查），缓解患者紧张情绪。嘱患者术前进食，以防低血糖的发生。核对患者身份，并摆好体位，确定穿刺点。

（1）髂前上棘穿刺点，位于髂前上棘后 1～2cm，该部位骨面较平，易于固定，操作方便，无危险性；患者取仰卧位。

（2）髂后上棘穿刺点，位于骶椎两侧，臀部上方突出的部位，距后正中线约 4～6cm；患者取侧卧位或俯卧位。

（3）胸骨穿刺点，胸骨柄或胸骨体相当于第 1、2 肋间隙的位置（胸骨较薄，约 1.0cm，其后方为心房和大血管，穿刺深度一般不超过 1cm，严防穿通胸骨发生意外）；患者取仰卧位，肩下可置枕头，使胸部略为突出。由于胸骨骨髓液含量丰富，当其他部位穿刺失败时，仍需做胸骨穿刺。

（4）腰椎棘突穿刺点，位于腰椎棘突突出处，一般选择第 11、12 胸椎或第 1、2、3 腰椎棘突为穿刺点。患者取坐位或侧卧位，坐位时患者反坐于靠背椅上、双臂向前伏势式，使腰椎明显暴露；侧卧位时体位同腰穿。

（5）3 岁以下小儿可穿刺胫骨头部内侧。

3. 术前沟通，签署手术同意书

（1）必要性：帮助明确诊断和协助治疗。

（2）风险：穿刺部位出血、感染，麻醉意外，因骨髓液稀释而失败等。

【操作方法】

(1) 操作者先戴口罩、帽子,穿刺点周围常规皮肤消毒(范围至少 15cm),戴无菌手套,覆盖消毒洞巾。

(2) 用2% 利多卡因做局部皮肤、皮下及骨膜麻醉。

(3) 将骨髓穿刺针固定器固定在适当的长度上(胸骨穿刺约 1.0cm、髂骨穿刺约 1.5cm),用左手的拇指和示指固定穿刺部位,以右手持针向骨面垂直刺入(若为胸骨穿刺,针体略向腹部倾斜,针体与骨面成 30°~40°角),当针尖接触骨质后则将穿刺针围绕针体长轴旋转,缓缓钻刺骨质,当感到阻力消失,且穿刺针已固定在骨内时,表示已进入骨髓腔。若穿刺针未固定,则应再钻入少许达到能固定为止。

(4) 拔出针芯,放于无菌盘内;接上干燥的 10ml 或 20ml 注射器,用适当力量抽吸,若针头确在骨髓腔内,抽吸时患者感到一种轻微钝痛,随即有少量红色骨髓液进入注射器中。骨髓吸取量以 0.1~0.3ml 为宜。

(5) 将抽取的骨髓液滴于载玻片上,急速涂片数张备做形态学和细胞化学染色检查。如临床疑有败血症,则于骨髓涂片后,再接上注射器抽取骨髓液 1.0ml 于试管中,送骨髓培养;如临床需要进行血液病其他项目检查者,接上注射器抽取骨髓液 2.0~5.0ml 于试管中,送相应检查。

(6) 如未能抽出骨髓液,则可能是针腔被皮肤或皮下组织块堵塞,此时应重新插上针芯,稍加旋转或再钻入少许或退出少许,拔出针芯,如见针芯带有血迹时,再行抽吸即可取得骨髓液。如仍吸不出骨髓液或仅吸出少许稀薄血液,则称为“干抽”,此种情况多见于骨髓纤维化、恶性组织细胞病、恶性肿瘤骨髓转移等,需要更换其他部位再穿。

(7) 抽吸完毕,应将针芯迅速插入;左手取无菌纱布置于针孔处,右手将穿刺针连同针芯一起拔出,穿刺点进行消毒处理,随即将纱布盖于针孔上,并按压 1~2 分钟,再用胶布固定。

(8) 穿刺后注意局部有无出血,一般静卧 2~4 小时。嘱患者术后一周不要剧烈运动,三天内保持穿刺部位干燥,并可于术后两天进行换药处理。

【注意事项】

(1) 术前行出、凝血时间检查,有出血倾向患者操作时应特别注意,对血友病患者禁做骨髓穿刺。

(2) 注射器与穿刺针必须干燥,以免发生溶血。

(3) 穿刺针头进入骨质后避免摆动过大,以免折断;胸骨穿刺不可用力过猛、过深(胸骨外板厚仅 1.35mm,髓腔 7.5mm),以防穿透内侧骨板伤及心脏、大血管。

(4) 抽吸液量如做细胞形态学检查不宜过多,以免影响有核细胞增生度判断、细胞计数及分类结果。

(5) 骨髓液取出后应立即涂片,否则会很快凝固,致涂片失败。

(6) 如穿刺过程中,感到骨质坚硬、穿不进髓腔,提示可能是大理石骨病,应做骨骼 X 线检查,不可强行操作,以防断针。

(7) 局部麻醉药一般使用 2% 利多卡因;如需使用普鲁卡因时,术前应皮试。

【模型介绍】

成人骨髓穿刺模型人

（一）功能

（1）可行髂前上棘、髂后上棘骨髓穿刺。

（2）模型内有真实的模拟骨髓液，穿刺正确后可抽出模拟骨髓液（图 4-4-1）。

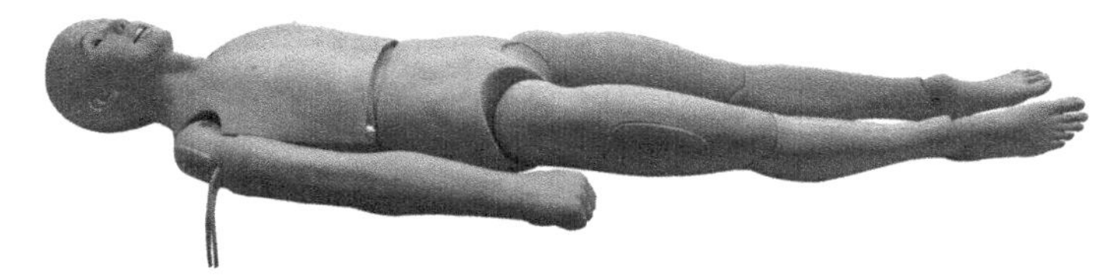

图 4-4-1　成人骨髓穿刺模型

（二）结构与安装

（1）在模型对应孔洞插入 4 根模拟骨髓棒（图 4-4-2）。

（2）使用螺杆将上、下半身连接（图 4-4-3）。

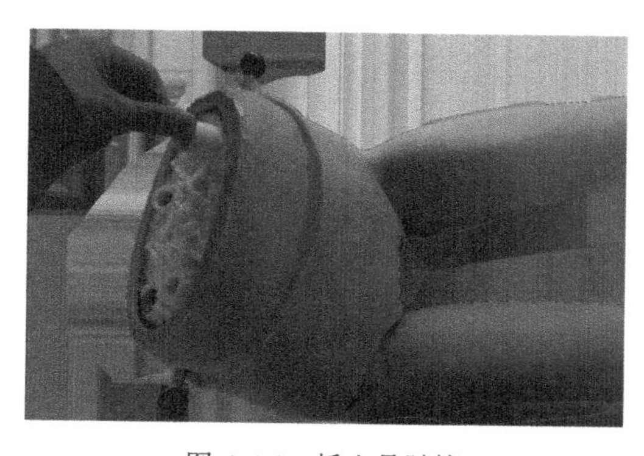

图 4-4-2　插入骨髓棒

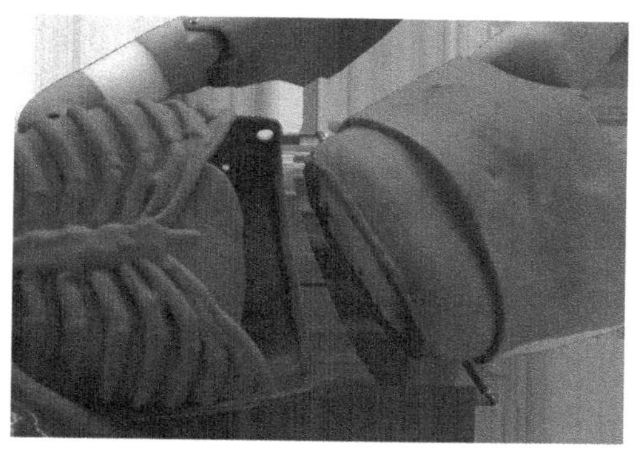

图 4-4-3　连接上、下半身

（三）维护与保养

请使用配备的模拟碘酊，医用碘酊可对模型皮肤造成损坏。

第五节　心包穿刺术

【适应证】

（1）明确心包积液的性质及病因。

（2）大量积液有心包填塞时，抽取心包积液，降低心包腔压，以解除压迫症状，是急性心包填塞的急救措施。

（3）需做心包介入性治疗者。

【禁忌证】

（1）凝血功能障碍。

(2) 胸廓严重畸形或穿刺部位组织感染。

(3) 慢性缩窄性心包炎。

(4) 主动脉夹层伴心包积血(可使夹层血肿扩大)。

(5) 体质衰弱、病情危重、难以耐受操作者。

【准备工作】

1. 器械及物品准备　无菌心包穿刺包[12 号或 16 号心包穿刺针(针座接胶管)、血管钳、孔巾、纱布、无菌试管数支];消毒治疗盘(2% 利多卡因注射液、消毒用品、无菌手套、胶布);5ml 和 50ml 注射器、量杯;备用心电图机、心脏除颤器和人工呼吸器;抢救物品(肾上腺素、阿托品等)。

2. 医生及患者准备　操作室消毒;核对患者姓名,复核病例、胸部体征、胸片、心脏彩超及相关辅助检查资料;术前将穿刺操作程序全过程复习一遍;衣帽口罩穿戴整齐、清洁洗手。穿刺时患者勿咳嗽及深呼吸。

3. 术前沟通　交代检查目的及必要性,缓解恐惧紧张情绪,焦虑可给予镇静剂,签署手术同意书。

(1) 必要性:帮助明确诊断和协助治疗。

(2) 风险:①麻醉意外;②心律失常;③血胸;④气胸;⑤心肌或冠脉血管损伤;⑥心室扩张及急性肺水肿;⑦损伤周围脏器;⑧感染。

【操作方法】

1. 患者的体位　多取坐位或半坐卧位(体位尽量与超声定位时体位一致),选择适宜穿刺点。

2. 选择穿刺点并定位

(1) 心前区穿刺点:左侧第五肋间隙,心浊音界内 1 ~ 2cm 处,沿第 6 肋骨上缘向内向后指向脊柱刺入。

(2) 胸骨下穿刺点:在剑突和左肋弓缘所形成的夹角内,穿刺针与腹壁成 30° ~ 45°,向上、后、内可穿刺进入心包腔底部。

3. 消毒、铺巾　以消毒点为中心,消毒范围为 15cm,戴无菌手套,铺无菌洞巾。

4. 局部麻醉

(1) 自皮肤至心包膜以 2% 利多卡因注射液逐层局部麻醉。

(2) 注射局麻药时先回抽判断是否进入血管。

(3) 回抽出心包积液说明进入心包腔内则不可再注入局麻药。

(4) 拔出麻醉针头。

5. 穿刺抽液

(1) 操作者用止血钳夹住穿刺针的橡皮胶管,左手固定穿刺部位皮肤。

(2) 可在超声引导下,右手持无菌纱布包裹的穿刺针,由麻醉部位刺入。

(3) 在胸骨下穿刺进针时,应使针自下向上、向后、向内,使针与腹壁成 30° ~ 40°角缓慢刺入(进针深度成人约 3 ~ 5cm)。

(4) 待感到针头阻力消失时,则表示已穿过心包外层,并可见针头有与心脏搏动同步的震动,此时应固定穿刺针,将 30ml 注射器套于针座的橡皮管上,助手松开橡皮管上的止血钳，缓慢抽吸液体，当针管吸满后，先用钳子将橡皮管夹住，再取下针管以防空气进入，操作者逐管抽取心包积液，并留样送检。

【注意事项】

（1）严格掌握适应证。请有经验医师操作，并在心电图监护下进行穿刺。

（2）术前需进行心脏超声定位，或在超声指导下进行穿刺抽液更为准确、安全。

（3）术前应向患者做好解释，并嘱其在穿刺过程中切勿咳嗽或深呼吸。术前半小时可肌内注射地西泮 10mg 并服可待因 0.03g。

（4）麻醉要完全。

（5）抽液量第一次不超过 100～200ml，以后再抽渐增到 200～500ml。抽液速度要慢，过快、过多会使大量血回心导致肺水肿。

（6）如抽出鲜血，立即停止抽吸，并严密观察有无心包压塞出现。

（7）取下空针前夹闭橡皮管，以防空气进入。

（8）术中、术后均需密切观察呼吸、血压、脉搏等的变化。

【模型介绍】

综合穿刺训练标准化患者（在此主要介绍心包穿刺的使用）

（一）功能

（1）模型形态逼真，质感真实，标准穿刺体位，解剖标志明显，可触及锁骨、胸骨上切迹、肋骨、肋间隙等，便于操作定位（图 4-5-1）。

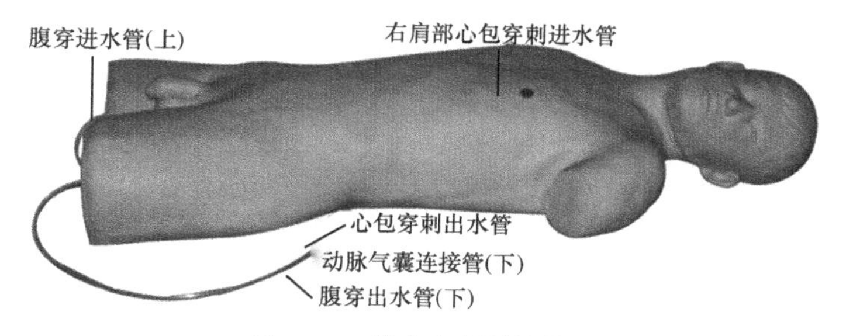

图 4-5-1　综合穿刺训练模型

（2）可触摸到颈动脉及股动脉搏动。

（3）外置的模拟血袋能够方便地将模拟血液注入整个模型中，便于进行穿刺抽液操作，穿刺成功后，可有真实的液体流出；反之，无液体抽出则表明穿刺位置错误。

（二）结构与安装

将模型平放在治疗台上，根据不同穿刺要求，先行从不同进水管中注入所需液体，再进行各部位的穿刺。

（三）维护与保养

（1）每次穿刺成功后，抽到的液体，可直接推回原位，以方便连续反复使用。

（2）模型长时间不用时，应将模型内储存的液体，及时排出，以增加模型的寿命。

（3）当模型内的液体不够时，可通过模型的进水管往模型内加入液体。

(4) 每次用完后要清洗储液袋,不要让模拟血液长时间残留在储液袋中。

第六节 三腔二囊管安置术

【适应证】

肝硬化食管胃底曲张静脉破裂出血的紧急止血,为内镜及手术治疗赢得时间。

【禁忌证】

(1) 休克、昏迷、惊厥未控制者。

(2) 严重冠心病、高血压、心功能不全、肺功能不全者。

【准备工作】

1. 器械及物品准备 三腔二囊管(以下简称三腔管)、口罩、帽子、手套、棉签、胶布、纱布、标签、治疗盘或弯盘、液状石蜡、牵引物品(牵引绳如绷带、牵引架、滑轮、装250ml水的500ml盐水瓶或0.5kg沙袋)、剪刀、血管钳(三把)、50ml注射器、测压器或血压计、胃肠减压器、听诊器、急救药品(肾上腺素、阿托品等)。

2. 医生及患者准备 医生消毒操作室,保持环境安静,光线充足;衣帽口罩穿戴整齐,清洁洗手;核对患者信息(姓名、性别、年龄、相关病史资料、术前的必要检查核查),缓解患者紧张情绪。通知护士做好术后护理准备。

3. 术前沟通,签署手术同意书

(1) 必要性:三腔管压迫止血是对食管胃底曲张静脉破裂出血有效、快速、可靠的止血方法之一,能为手术和内镜下进一步治疗争取宝贵时间。

(2) 风险:①麻醉意外;②鼻咽部黏膜损伤;③止血效果不理想,甚至无效;④气囊漏气破裂导致手术失败;⑤刺激咽喉胃肠后可能的呕吐、窒息或引发心脑血管意外,如心跳呼吸骤停等;⑥插管时可能引起出血量增大和吸入性肺炎,插管患者不配合而失败。

【操作方法】

1. 术前检查 检查三腔管的消毒情况,管腔是否通畅,注气后双囊有无漏气或偏移(气囊注气后放入水中),测试气囊容量和承受的压力(胃囊容量250~300ml,压力40~50mmHg;食管囊容量100~150ml,压力30~40mmHg),管壁上刻度是否清晰(远端45cm、60cm、65cm处管壁有记号,标明管外端至贲门、胃、幽门的距离,以判断气囊所在位置)。检查合格后抽尽双囊内气体。将三个管腔开口处贴标签做好标记,并用血管钳夹闭。

2. 体位 患者取平卧位且头偏向一侧,也可取左侧卧位或半卧位。

3. 定位 先检查鼻腔通气状况,选择通畅一侧鼻腔,棉签清洁后准备插管。

4. 插管 液状石蜡润滑鼻腔,嘱患者喝10ml液状石蜡,三腔管全程涂抹石蜡油,将三腔管的远端从患者鼻腔插入,至咽喉部(14~16cm)时,嘱患者吞咽配合,使三腔管顺利通过。将三腔管插至约65cm处,胃管末端接注射器抽吸,如有胃液抽出,抽出液至少为15~20ml,即表示管端已进入胃腔,也可用听诊器判断是否进入胃内。

5. 胃囊处理 用50ml注射器向胃囊注入空气200~300ml,使胃囊膨胀,接测压管或血压计测压并记录,将开口处用血管钳夹闭,以免漏气。再将三腔管向外牵拉,直至感觉有轻度弹性阻力,表示胃囊已压于胃底贲门处。用装250ml水的500ml盐水瓶或0.5kg沙袋,通过滑车装置牵引三腔管，固定于床脚架上，以免三腔管滑入胃内，也达到充分压迫的目的。胶布固定管道于鼻部。充分抽吸胃管，可用生理盐水冲洗胃，直至抽吸液清亮，以了解止血效果。

6. 食管囊处理　经 20 ~ 30 分钟观察，胃囊未能压迫止血者，再向食管囊注入空气 100 ~ 150ml（以患者耐受为止），压迫食管下段的扩张静脉，压力测定并记录，开口处用血管钳夹闭以免漏气。

7. 胃管处理　用注射器吸出全部胃内容物后连接胃肠减压器。

8. 监测压力　定时测量并记录双囊内压力，测压后再分别向囊内注气 5ml，以补充测压时外逸的气体。若压力不足也要适当补充。

9. 术后沟通　术后再次检查生命体征，嘱患者平卧，禁食，有任何不适及时告知。交代术后并发症：鼻黏膜压迫坏死；呼吸困难；吸入性肺炎；食管下端及胃黏膜缺血坏死等。做好手术记录。

【注意事项】

（1）术前做好心理指导可提高插管成功率。

（2）操作时患者如有呕吐，将头偏向一侧，防止窒息。

（3）患者有严重不适反应，如恶心、呕吐、流泪、心悸、呼吸困难等时，须暂停操作，待其反应渐缓解后方可继续进行。

（4）术后尽量抽吸出胃内血液，以减少氨的吸收。

（5）食管囊和胃囊每 12 ~ 24 小时应减压放气一次，减压前先服液状石蜡 20ml，减压中要定时抽取胃内容物以了解有无活动性出血。一般放气 15 ~ 30 分钟后才可再充气。若无活动性出血可适当延长减压时间。

（6）三腔管压迫一般以 3 ~ 5 天为限，如有活动性出血，可适当延长压迫时间。在出血停止 24 小时后，应在放气状态下留管再观察 24 小时，如仍无活动性出血，方可拔管。拔管前必须先喝液状石蜡 20ml，以防胃黏膜与气囊粘连，并将气囊内气体抽净，才能缓慢拔出。

（7）通过胃管可注入止血药、制酸剂等，一般不主张注入固体药物或食物，以防堵塞管腔。

【模型介绍】

三腔二囊管操作模型

（一）功能

（1）模型形态逼真，解剖标志明显，适用于右侧鼻孔操作（图 4-6-1）。

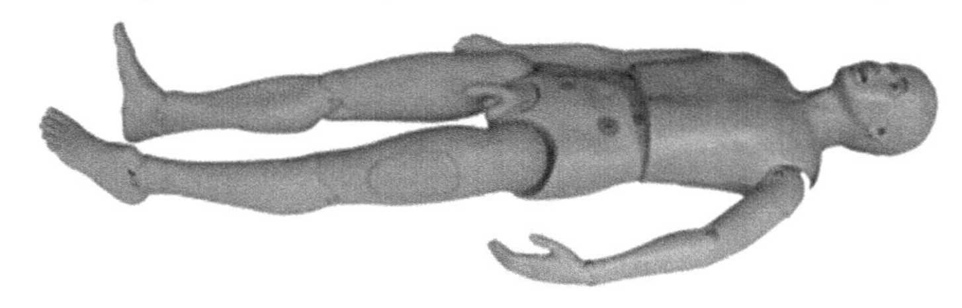

图 4-6-1　三腔二囊管操作模型

(2) 按照正规操作程序放置三腔二囊管后,即可将模型胃内液体从胃管中导出,表明三腔二囊已放置入胃腔中,再行充气胃囊和食管囊。

(二) 结构与安装

(1) 使用螺杆将模型上、下半身连接(图 4-6-2)。

(2) 模拟血液的准备:将蒸馏水或自来水倒入 200ml 装有模拟血粉的空瓶,摇匀,模拟血液兑制完毕。

(3) 取一装有模拟血液的输液袋与模型左侧标有“进水口”标示的透明管相连,将模拟血液导入模型胃内,也可导入不同颜色的胃液模拟各种疾病状态(图 4-6-3)。

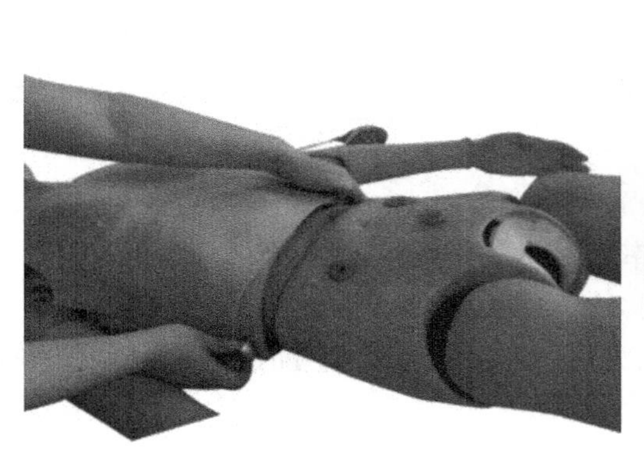

图 4-6-2 连接上、下半身

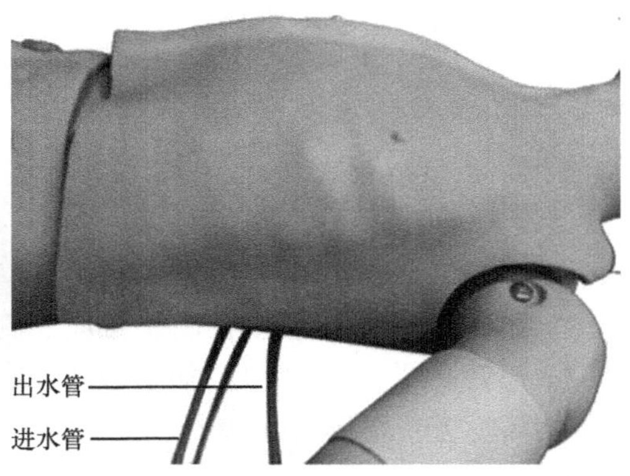

图 4-6-3 模拟血液导入模型胃内

(4) 模型使用完毕后,另取一输液袋与“出水管”连接,将模拟液体从模型中全部导出。

(三) 维护与保养

(1) 该模型只能从模型的右侧鼻孔插入管道。

(2) 在第一次使用模型时,要彻底的润滑模型的鼻腔、鼻道、食管及胃。模型长时间搁置不用或者经历一个频繁使用周期后,如再次使用,也请彻底润滑管道。

(3) 模型使用完毕后,请及时将存留在模型胃内的液体排出,避免液体长时间储存在模型内,降低模型的使用寿命。

第五章　妇产科操作技能

第一节　妇科检查

一、妇科检查

【适应证】

（1）确定早期妊娠；诊断异常妊娠。

（2）了解盆腔内生殖器官情况。

【禁忌证】

（1）无性生活女性严禁做阴道窥阴器检查及双合诊、三合诊检查。

（2）月经期妇女。

【准备工作】

1. 器械及物品准备　口罩、帽子、手套、窥阴器、润滑剂（液状石蜡）、一次性垫单、生理盐水、消毒液。

2. 医生及患者准备　医生消毒操作室，保持环境安静，光线充足；衣帽口罩穿戴整齐，清洁洗手；核对患者信息（姓名、性别、年龄、相关病史资料、术前的必要检查核查），缓解患者紧张情绪。嘱患者术前排尿，以便妇科检查。

3. 术前沟通

（1）必要性：了解阴道、宫颈、宫体、输卵管、卵巢、宫旁结缔组织以及骨盆腔内壁等情况，以明确诊断及进一步治疗。

（2）风险：对处女必须进行检查时，向其说明有处女膜破裂的风险。

【操作方法】

1. 受检者体位　排尿后，臀下垫一次性垫单，取膀胱截石位，双手平放于身体两侧，臀部位于检查床边缘。

2. 外阴部视诊　观察外阴发育及阴毛多少和分布情况，有无皮炎、溃疡、赘生物或肿块，注意皮肤和黏膜色泽或色素减退及质地变化，有无增厚、变薄或萎缩。右手戴手套，然后用右手拇指和示指分开小阴唇，暴露阴道前庭及尿道口和阴道口。观察尿道口周围黏膜色泽及有无赘生物。未婚者的处女膜完整未破，其阴道口勉强可容示指；已婚者的阴道口能容两指通过，经产妇的处女膜仅余残痕或可见会阴侧切瘢痕。检查时还应让患者用力向下屏气，观察有无阴道前后壁脱垂、子宫脱垂或尿失禁等。

3. 阴道窥器检查　应根据患者阴道大小和阴道壁松弛情况，选用适当大小的阴道窥器。

（1）放置和取出：先将窥阴器前后两叶前端并合，表面涂滑润剂以利插入，避免损伤。若取阴道分泌物做细胞涂片检查时，则不应用滑润剂以免影响涂片质量。放置窥器时，检查者用左手将两侧阴唇分开,右手将窥器斜行沿着阴道后侧壁缓慢插入阴道内,插入后逐渐旋转至前方,摆正后缓慢张开两叶,暴露宫颈、阴道壁及穹隆部,然后旋转至一侧以暴露侧壁。

(2)视诊

1)检查阴道:观察阴道前后壁和侧壁及穹隆黏膜颜色、皱襞多少,是否有阴道隔或双阴道等先天畸形,有无溃疡、赘生物或囊肿等。注意阴道内分泌物量、性质、色泽及有无异味。阴道分泌物异常者应做滴虫、念珠菌、淋菌及线索细胞等微生物筛查。

2)检查宫颈:暴露宫颈后,观察宫颈大小、颜色、外口形状,有无出血、糜烂、撕裂、外翻、腺囊肿、息肉、赘生物,宫颈管内有无出血或分泌物。同时可采集宫颈外口鳞-柱交接部或宫颈分泌物标本。

4. 双合诊 检查者戴无菌手套,右手(或左手)示中两指蘸滑润剂,顺阴道后壁轻轻插入,检查阴道通畅度和深度,再扪触宫颈大小、形状、硬度及外口情况,有无接触性出血。当扪及宫颈外口方向朝后时宫体为前倾;朝前时宫体为后倾;宫颈外口朝前且阴道内手指伸达后穹隆顶部可触及宫体时,子宫为后屈。随后将阴道内两指放在宫颈后方,另手掌心朝下手指平放在患者腹部平脐处,当阴道内手指向上向前方抬举宫颈时,腹部手指往下往后按压腹壁,并逐渐向耻骨联合部移动,内、外手指同时分别抬举和按压,相互协调,即可扪清子宫的位置、大小、形状、软硬度、活动度以及有无压痛。

5. 直肠-腹部诊 检查者一手示指伸入直肠,另一手在腹配合检查,方法同双合诊。适用于未婚、阴道闭锁或其他原因。

6. 妇科检查记录 按解剖部位先后顺序如下记录。

(1)外阴:发育情况及婚产式(未婚、已婚未产或经产式)。有异常发现时应详加描述。

(2)阴道:是否通畅,黏膜情况,分泌物量、色、性状以及有无臭味。

(3)宫颈:大小、硬度,有无糜烂、撕裂、息肉、腺囊肿,有无接触性出血、举痛等。

(4)宫体:位置、大小、硬度、活动度,有无压痛等。

(5)附件:有无块物、增厚或压痛。若扪及块状物,记录其位置、大小、硬度,表面光滑与否,活动度,有无压痛以及与子宫及盆壁的关系,左右两侧情况分别记录。

【注意事项】

(1)妇科检查室温度要适中,天冷时要注意保暖。

(2)检查者应关心体贴患者,做到态度严肃、语言亲切、检查仔细、动作轻柔。

(3)除尿失禁患者外,检查前应嘱患者排空膀胱。若需做尿液检查(如妊娠试验),应先取尿液样本送化验室,然后再行盆腔检查。如大便充盈,应于排便或灌肠后检查。

(4)每检查一人,应更换置于臀部下面的垫单,以防交叉感染。

(5)除尿瘘患者有时需取膝胸位外,一般盆腔检查时均取膀胱截石位,患者臀部置于台缘,两手平放于身旁,使腹肌松弛。检查者面向患者,立在患者两腿之间。

(6)避免月经期做妇科检查,如为阴道异常流血须检查时,需消毒外阴,戴无菌手套操作,以防感染。

(7)未婚者一般不做阴道窥器检查及双合诊,应行直肠-腹部诊。若只有做阴道窥器检查及双合诊才能了解病情时,应先征得患者及其家属同意后方可进行检查。男医生进行检查时,需有其他女性人员在场,以减轻患者紧张心理和避免发生不必要的误会。

(8)如拟做阴道细胞涂片,宫颈细胞学检查,查滴虫、假丝酵母菌等检查时,窥器上不宜沾润滑剂，以免影响检查结果。

（9）对疑有盆腔内病变的腹壁肥厚、高度紧张不合作或未婚患者，若盆腔检查不满意时可行 B 超检查，必要时可在麻醉下进行盆腔检查。

二、诊刮性刮宫

【适应证】

（1）子宫异常出血或阴道排液，需证实或排除子宫内膜癌、宫颈管癌，或其他病变如流产、子宫内膜炎等。

（2）无排卵性功能失调性子宫出血或怀疑子宫性闭经，在月经周期后半期确切了解子宫内膜改变和有无子宫内膜结核。

（3）不孕症行诊断性刮宫有助于了解有无排卵，并能发现子宫内膜病变。

（4）宫腔内有组织残留或功能失调性子宫出血长期多量出血时，彻底刮宫有助于诊断，并有迅速止血效果。

【禁忌证】

滴虫、假丝酵母菌感染或细菌感染所致急性阴道炎、急性宫颈炎，急性或亚急性盆腔炎性疾病。

【准备工作】

1. 器械及物品准备 口罩、帽子、手套、一次性垫单、窥阴器、妇科钳、宫颈钳、卵圆钳、探针、刮匙、宫颈扩张器、治疗盘或弯盘、消毒液、纱布、棉球、洞巾、固定液、急救药品（肾上腺素、阿托品等）。

2. 医生及患者准备 医生消毒操作室，保持环境安静，光线充足；衣帽口罩穿戴整齐，清洁洗手；核对患者信息（姓名、性别、年龄、相关病史资料、术前的必要检查核查），缓解患者紧张情绪。嘱患者术前排尿，以便妇科检查。

3. 术前沟通，签署手术同意书

（1）必要性：了解子宫内膜情况，进一步明确诊断和协助治疗。

（2）风险：①人工流产综合征；②子宫穿孔；③肠管损伤；④感染及扩散。

【操作方法】

一般不需麻醉。对宫颈内口较紧者，酌情给镇痛剂、局麻或静脉麻醉。

（1）受检者排尿后，取膀胱截石位，双手平放于身体两侧，臀部位于检查床边缘。

（2）常规消毒外阴、阴道、铺洞巾。

（3）妇科检查子宫大小及位置。

（4）阴道窥阴器暴露宫颈，再次消毒宫颈及宫颈外口。

（5）宫颈钳钳夹宫颈前唇或后唇，用子宫探针探子宫方向及宫腔深度。若宫颈内口过紧，可用宫颈扩张器扩张至小刮匙能进入为止。

（6）阴道后穹隆处置纱布一块，以刮匙顺序刮取宫腔内组织。刮取内膜时，应将刮匙送达宫底部，自上而下沿宫壁刮取（避免来回刮）。特别注意刮宫底及两侧宫角处。取下纱布上的全部组织，10% 甲醛溶液固定，送病理检查。

（7）查看有无活动性出血，术毕，取下宫颈钳，再次消毒宫颈及阴道，取出窥阴器。

（8）术后沟通：术后再次检查生命体征，有任何不适及时告知。交代术后并发症：出血、子宫穿孔和感染及术后注意事项。做好手术记录。

【注意事项】

（1）若刮出物肉眼观察高度怀疑为癌组织时，不应继续刮宫，以防出血及癌扩散。若肉眼观察未见明显癌组织时，应全面刮宫，以免漏诊。

（2）不孕症或功能失调性子宫出血患者，以判断有无排卵或黄体功能不良为主，应选在月经前或月经来潮12小时内刮宫。

（3）出血、子宫穿孔、感染是刮宫的主要并发症。有些疾病可能导致刮宫时大出血。应术前输液、配血并做好开腹准备。哺乳期、绝经后及子宫患有恶性肿瘤者均应查清子宫位置并仔细操作，以防子宫穿孔。长期有阴道流血者宫腔内常有感染，刮宫能促进感染扩散，术前术后应给予抗生素。术中严格无菌操作。刮宫患者术后2周内禁止性生活及盆浴，以防感染。

（4）术者在操作时唯恐不彻底，反复刮宫，不但伤及子宫内膜基底层，甚至刮出肌纤维组织，造成子宫内膜炎或宫腔粘连，导致闭经，应注意避免。

三、分段诊刮

【适应证】

（1）绝经后子宫出血或年老患者疑有子宫内膜癌，或需要了解宫颈管是否被累及时。

（2）区别子宫内膜癌及宫颈管癌。

【禁忌证】

（1）滴虫、假丝酵母菌感染或细菌感染所致急性阴道炎、急性宫颈炎，急性或亚急性盆腔炎性疾病。

（2）可疑妊娠。

（3）急性严重全身疾病。

（4）体温>37.5℃者。

【准备工作】

1. 器械及物品准备 口罩、帽子、手套、一次性垫单、窥阴器、妇科钳、宫颈钳、卵圆钳、探针、刮匙、宫颈扩张器、治疗盘或弯盘、消毒液、纱布、棉球、洞巾、固定液、急救药品（肾上腺素、阿托品等）。

2. 医生及患者准备 医生消毒操作室，保持环境安静，光线充足；衣帽口罩穿戴整齐，清洁洗手；核对患者信息（姓名、性别、年龄、相关病史资料、术前的必要检查核查），缓解患者紧张情绪。嘱患者术前排尿，以便妇科检查。

3. 术前沟通，签署手术同意书

（1）必要性：了解子宫内膜情况，进一步明确诊断和协助治疗。

（2）风险：①人工流产综合征；②子宫穿孔；③肠管损伤；④感染及扩散。

【操作方法】

（1）受检者排尿后，取膀胱截石位，双手平放于身体两侧，臀部位于检查床边缘。

（2）常规消毒外阴、阴道、铺洞巾。

（3）妇科检查子宫大小及位置。

（4）阴道窥阴器暴露宫颈，再次消毒宫颈及宫颈外口。

（5）以宫颈钳夹持宫颈前唇或后唇，用小刮匙自宫颈内口至外口顺序刮宫颈管一周，将所刮取组织置于纱布上。

（6）刮匙进入宫腔刮取子宫内膜。刮取内膜时，应将刮匙送达宫底部，自上而下沿宫壁刮取（避免来回刮），将所刮取组织置于纱布上。

（7）术毕，取下宫颈钳，再次消毒宫颈及阴道，取出窥阴器。

（8）刮出宫颈管黏膜及宫腔内膜组织分别装瓶，10%甲醛溶液固定，送病理检查。

（9）术后沟通：术后再次检查生命体征，有任何不适及时告知。交代术后并发症：出血、子宫穿孔和感染及术后注意事项。做好手术记录。

【注意事项】

（1）若刮出物肉眼观察高度怀疑为癌组织时，不应继续刮宫，以防出血及癌扩散。

（2）若肉眼观察未见明显癌组织时，应全面刮宫，以防漏诊。

（3）出血、子宫穿孔、感染是刮宫的主要并发症。有些疾病可能导致刮宫时大出血。应术前输液、配血并做好开腹准备。哺乳期、绝经后及子宫患有恶性肿瘤者均应查清子宫位置并仔细操作，以防子宫穿孔。长期有阴道流血者宫腔内常有感染，刮宫能促进感染扩散，术前术后应给予抗生素。术中严格无菌操作。刮宫患者术后2周内禁止性生活及盆浴，以防感染。

（4）术者在操作时唯恐不彻底，反复刮宫，不但伤及子宫内膜基底层，甚至刮出肌纤维组织，造成子宫内膜炎或宫腔粘连，导致闭经，应注意避免。

四、三　合　诊

【适应证】

（1）了解盆腔内生殖器官情况。

（2）盆腔后部及直肠子宫陷凹部有肿物，需了解其与子宫或直肠的关系。

（3）盆腔子宫内膜异位症。

（4）极度后屈的子宫。

（5）阴道直肠隔、宫颈旁、宫骶韧带的病变。

【禁忌证】

（1）无性生活女性。

（2）月经期。

【准备工作】

1. 器械及物品准备　口罩、帽子、手套、窥阴器、润滑剂（石蜡油）、一次性垫单、生理盐水、消毒液。

2. 医生及患者准备　医生消毒操作室，保持环境安静，光线充足；衣帽口罩穿戴整齐，清洁洗手；核对患者信息（姓名、性别、年龄、相关病史资料、术前的必要检查核查），缓解患者紧张情绪。嘱患者术前排尿，以便妇科检查。

3. 术前沟通

（1）必要性：了解位于盆腔后部及直肠子宫陷凹部肿物与子宫或直肠的关系，也可查清极度后屈的子宫、阴道直肠隔、宫颈旁、宫骶韧带的病变。以明确诊断及进一步治疗。

（2）风险：对处女必须进行检查时，向其说明有处女膜破裂的风险。

【操作方法】

（1）受检者排尿后，臀下垫一次性垫单，取膀胱截石位，双手平放于身体两侧，臀部位于检查床边缘。

（2）检查者戴无菌手套，右手（或左手）示中两指蘸滑润剂，一手示指顺阴道后壁轻轻插入阴道，中指插入直肠，检查阴道通畅度和深度，阴道直肠隔情况，再扪触宫颈大小、形状、硬度及外口情况，有无接触性出血。当扪及宫颈外口方向朝后时宫体为前倾；朝前时宫体为后倾；宫颈外口朝前且阴道内手指伸达后穹隆顶部可触及宫体时，子宫为后屈。

（3）随后将阴道内示指放在宫颈后方，另手掌心朝下，手指平放在患者腹部平脐处，当阴道内手指向上向前方抬举宫颈时，腹部手指往下往后按压腹壁，并逐渐向耻骨联合部移动，内、外手指同时分别抬举和按压，相互协调，即可扪清子宫的位置、大小、形状、软硬度、活动度以及有无压痛，同时了解宫颈旁、宫骶韧带的病变。

【注意事项】

（1）检查室温度要适中，天冷时要注意保暖。

（2）检查者应关心体贴患者，做到态度严肃、语言亲切、检查仔细、动作轻柔。

（3）除尿失禁患者外，检查前应嘱患者排空膀胱。若需做尿液检查（如妊娠试验），应先取尿液样本送化验室，然后再行三合诊检查。如大便充盈，应于排便或灌肠后检查。

（4）每检查一人，应更换置于臀部下面的垫单，以防交叉感染。

（5）除尿瘘患者有时需取膝胸位外，一般三合诊检查时均取膀胱截石位，患者臀部置于台缘，两手平放于身旁，使腹肌松弛。检查者面向患者，立在患者两腿之间。

（6）避免月经期作三合诊检查，如为阴道异常流血须检查时，需消毒外阴，戴无菌手套操作，以防感染。

（7）男医生进行检查时，需有其他女性人员在场，以减轻患者紧张心理和避免发生不必要的误会。

（8）对疑有盆腔内病变的腹壁肥厚、高度紧张不合作或未婚患者，若三合诊检查不满意时可行 B 超检查，必要时可在麻醉下进行。

【模型介绍】

多功能妇科模型

（一）功能

（1）该模型为成年女性下腹部，标准的妇科检查膀胱截石位，内部解剖结构精确，有子宫、卵巢、输卵管、圆韧带和其他位于骨盆的解剖结构。

（2）可练习双合诊、三合诊检查。

（3）可练习窥阴器和阴道镜的检查。

（4）可观察到宫颈：正常宫颈、经产正常宫颈、癌变、增生、腺囊肿。

（5）可触诊各种情况下的子宫：妊娠早期 6～8 周、10～12 周、20 周的子宫触诊；前倾子宫、后倾子宫的触诊。

（6）可练习骨盆的检查、进行子宫超声、女性避孕套的穿戴、妇科腹腔镜检查和输卵管结扎术。

（7）可练习女性节育器的放置与摘除，配有半透明的子宫，可清晰地看到节育器放置的位置。

（8）配件有以下几种：

1）①增生；②经产正常宫颈；③癌变；④腺囊肿（图 5-1-1）。

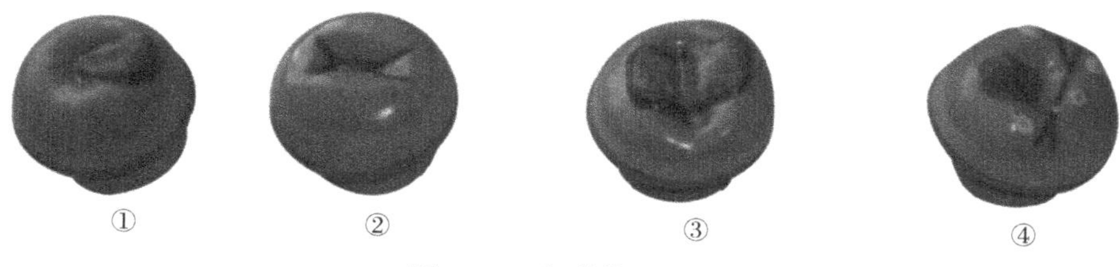

图 5-1-1　妇科模型配件

2）①后倾子宫；②前倾子宫；③配有 5 个可替换的宫颈（图 5-1-2）。

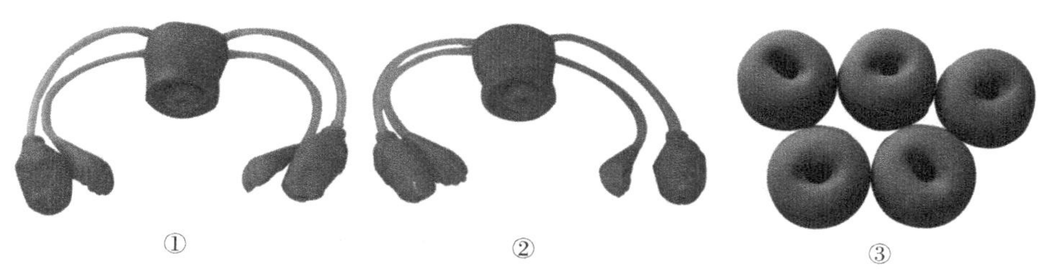

图 5-1-2　产科模型配件

3）①妊娠早期 6～8 周；②10～12 周；③20 周的子宫，配有 6 个可替换的宫颈（图 5-1-3），其中①为 3 个正常宫颈，②3 个是妊娠期宫颈（图 5-1-4）。

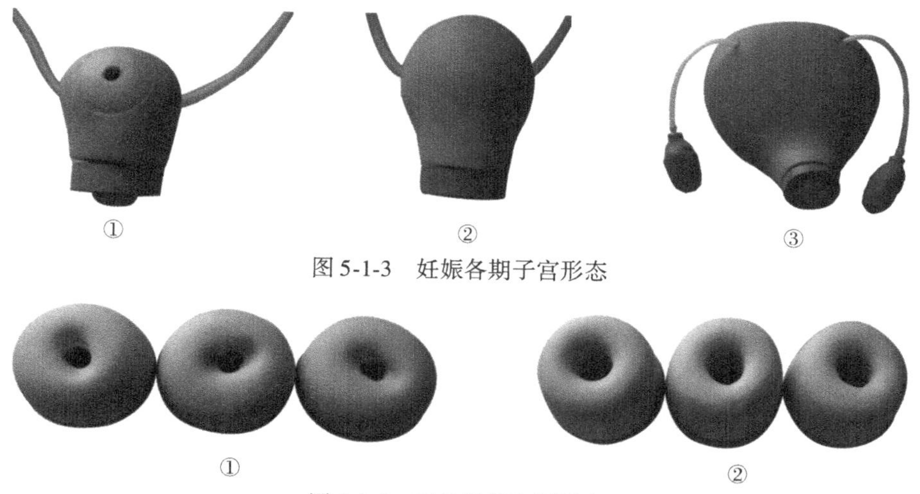

图 5-1-3　妊娠各期子宫形态

图 5-1-4　正常妊娠宫颈形态

4）正常子宫和各种异常子宫：①中等后倾子宫；②子宫肌瘤；③前倾前屈子宫；④左侧输卵管炎；⑤右侧输卵管炎；⑥左侧卵巢囊肿；⑦子宫畸形合并右侧输卵管炎；⑧正常子宫（图5-1-5）。

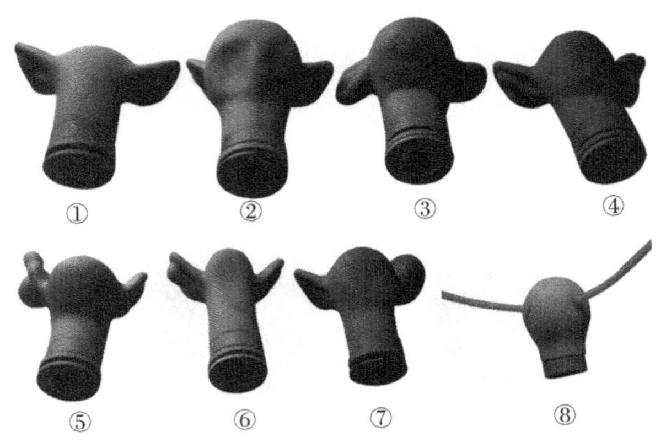

图5-1-5　正常、异常子宫形态

（二）结构与安装（图5-1-6）

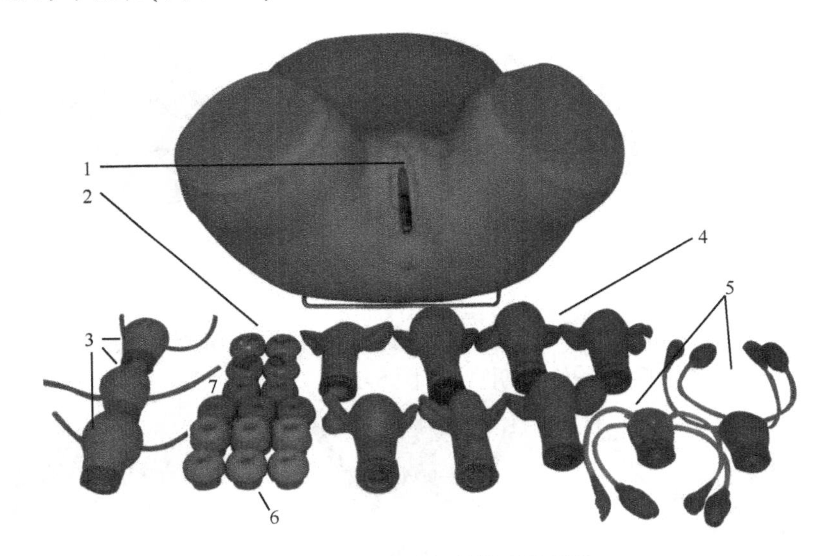

图5-1-6　多功能妇科模型及配件

1. 成人女性躯干下部；2. 宫颈病变四个；3. 妊娠子宫三个；4. 异常子宫七个；5. 经产前倾子宫、经产后倾子宫；6. 宫颈六个；7. 可替换的宫颈五个

（三）维护与保养（附注）

第二节　生殖道分泌物、细胞学标本采集与检查

【适应证】

（1）下生殖道炎症。

（2）宫颈病变。

（3）了解体内激素水平。

【禁忌证】

（1）月经期。

（2）大量阴道流血。

（3）无性生活女性。

【准备工作】

1. 器械及物品准备　口罩、帽子、手套、一次性垫单、窥阴器、消毒液、生理盐水、治疗盘、宫颈刮片（宫颈刷）、棉签、洞巾、急救药品（肾上腺素、阿托品等）、不同型号宫腔、吸管、注射器、妇科产钳。

2. 医生及患者准备　医生消毒操作室，保持环境安静，光线充足；衣帽口罩穿戴整齐，清洁洗手；核对患者信息（姓名、性别、年龄、相关病史资料、术前的必要检查核查），缓解患者紧张情绪。嘱患者术前排尿，以便检查。

3. 术前沟通

（1）必要性：了解下生殖道炎症原因，了解宫颈病变及卵巢功能，能为进一步诊治提供依据。

（2）风险：①检查存在假阳性和假阴性的结果；②无性生活女性，因病情需要做该项检查时，有处女膜破裂风险。

【操作方法】

（一）阴道分泌物检查

（1）受检者排尿后，臀下垫一次性垫单，取膀胱截石位，双手平放于身体两侧，臀部位于检查床边缘。

（2）先将窥阴器前后两叶前端并合表面涂生理盐水以利插入，避免损伤。

（3）放置窥器时，检查者用左手将两侧阴唇分开，右手将窥器斜行沿着阴道后侧壁缓慢插入阴道内，插入后逐渐旋转至前方，摆正后缓慢张开两叶，暴露宫颈、阴道壁及穹隆部，然后旋转至一侧以暴露侧壁。

（4）以无菌长棉签取后穹隆部少许分泌物。

（5）薄而均匀地涂于玻片上或置于少量生理盐水（悬滴法找滴虫，冬天注意保暖）和10%氢氧化钠溶液（假丝酵母菌检查法）的试管中送检。

（6）巴氏染色法染色后，光学显微镜下阅片。

（7）术后沟通：向患者交代该检查可明确诊断及进一步确定治疗方案。

（8）意义：正常情况下阴道清洁度为Ⅰ～Ⅱ度（上皮细胞++～+++，杆菌多～少，球菌0～少，白细胞0～15个/高倍镜视野），无滴虫、假丝酵母菌。若清洁度Ⅲ～Ⅳ度为异常，多数为阴道炎。发现有假丝酵母菌者为外阴阴道假丝酵母菌病，发现有滴虫者为滴虫感染，发现有线索细胞为细菌性阴道病。单纯清洁度增高可见于非特异性阴道炎。

（二）生殖道细胞学检查

1. 阴道涂片

（1）受检者排尿后，臀下垫一次性垫单，取膀胱截石位，双手平放于身体两侧，臀部位于检查床边缘。

(2) 先将窥阴器前后两叶前端并合表面涂生理盐水以利插入,避免损伤。

(3) 放置窥器时,检查者用左手将两侧阴唇分开,右手将窥器斜行沿着阴道后侧壁缓慢插入阴道内,插入后逐渐旋转至前方,摆正后缓慢张开两叶,暴露宫颈、阴道壁及穹隆部,然后旋转至一侧以暴露侧壁。

(4) 对已婚妇女,一般在阴道侧壁上1/3处轻轻刮取黏液及细胞做涂片,避免将深层细胞混入而影响诊断,薄而均匀地涂于玻片上,横放玻片上向一个方向滚涂,置95%乙醇中固定。

(5) 对未婚阴道分泌物极少的女性,可将消毒棉签先蘸生理盐水浸湿,然后伸入阴道在其侧壁上1/3处轻卷后取出棉签,在玻片上涂片并固定。

(6) 术后沟通:向患者交代该检查可明确诊断及进一步确定治疗方案。

(7) 意义:通过检查阴道脱落细胞,既可了解卵巢或胎盘功能,又能协助诊断生殖器官不同部位的恶性肿瘤,是一种简单而经济的检查方法。

2. 宫颈刮片

(1) 受检者排尿后,臀下垫一次性垫单,取膀胱截石位,双手平放于身体两侧,臀部位于检查床边缘。

(2) 先将窥阴器前后两叶前端并合表面涂生理盐水以利插入,避免损伤。

(3) 放置窥器时,检查者用左手将两侧阴唇分开,右手将窥器斜行沿着阴道后侧壁缓慢插入阴道内,插入后逐渐旋转至前方,摆正后缓慢张开两叶,暴露宫颈、阴道壁及穹隆部,然后旋转至一侧以暴露侧壁。

(4) 在宫颈外口鳞柱上皮交界处,以宫颈外口为圆心,将木制铲形小刮板轻轻刮取一周,再将标本均匀地涂在玻片上(在玻片上向一个方向涂片),置95%乙醇中固定后显微镜下观察。

(5) 液基细胞学与常规涂片的操作方法不同在于利用特制刷子刷取宫颈细胞,标本取出后立即洗入有细胞保存液的小瓶中,若白带过多,应先用无菌干棉球轻轻擦净黏液,再刮取标本。避免损伤组织引起出血而影响结果。通过高精密度过滤膜过滤,将标本中的杂质分离,并使滤后的上皮细胞呈单层均匀地分布在玻片上。专有读片系统自动阅片。

(6) 术后沟通:向患者交代该检查可明确诊断及进一步确定治疗方案。

3. 宫颈管涂片

(1) 受检者排尿后,臀下垫一次性垫单,取膀胱截石位,双手平放于身体两侧,臀部位于检查床边缘。

(2) 先将窥阴器前后两叶前端并合表面涂生理盐水以利插入,避免损伤。

(3) 放置窥器时,检查者用左手将两侧阴唇分开,右手将窥器斜行沿着阴道后侧壁缓慢插入阴道内,插入后逐渐旋转至前方,摆正后缓慢张开两叶,暴露宫颈、阴道壁及穹隆部,然后旋转至一侧以暴露侧壁。

(4) 先将宫颈表面分泌物擦净,将"细胞刷"(cytobrush)顶端置于宫颈管内,刷缘达宫颈外口上方10mm左右,在宫颈管内旋转360°后取出,旋转"细胞刷"将附着于小刷子上的标本洗脱于保存液中。

(5) 通过高精密度过滤膜过滤,将标本中的杂质分离,并使滤后的上皮细胞呈单层均匀地分布在玻片上。专有读片系统自动阅片。

（6）术后沟通：向患者交代该检查可明确诊断及进一步确定治疗方案。

4. 宫腔吸片

（1）受检者排尿后，臀下垫一次性垫单，取膀胱截石位，双手平放于身体两侧，臀部位于检查床边缘。

（2）先做妇科检查，明确子宫大小及位置。

（3）消毒外阴、阴道及宫颈口，铺洞巾。

（4）先将窥阴器前后两叶前端并合表面涂生理盐水以利插入，避免损伤。

（5）检查者用左手将两侧阴唇分开，右手将窥器斜行沿着阴道后侧壁缓慢插入阴道内，插入后逐渐旋转至前方，摆正后缓慢张开两叶，暴露宫颈、阴道壁及穹隆部。

（6）选择直径为 1 ~5mm 的不同型号塑料管，一端连于干燥消毒的注射器，用妇科钳将塑料管另一端轻轻放入宫底部，上下左右转动方向，轻轻抽吸注射器。

（7）将吸出物涂片、固定、染色。

（8）术后沟通：向患者交代该检查可明确诊断及进一步确定治疗方案。

【注意事项】

（1）采集标本前 24 小时内禁止性生活、阴道检查、阴道灌洗及用药，取标本的用具必须无菌干燥。

（2）检查者应关心体贴患者，态度严肃，语言亲切，检查仔细，动作轻柔。

（3）检查前嘱患者先解小便，必要时导尿，大便充盈者应排便后检查。

（4）每检查一人，应更换臀下垫单，以防交叉感染。

（5）经期应避免检查，如为异常出血必须检查，查前先消毒外阴，使用无菌手套及器械。

（6）男医生检查时，应有第三者在场。

（7）进行宫腔吸片时，取出吸管时停止抽吸，以免将宫颈管内容物吸入。

【模型介绍】

该操作模型同“后穹隆穿刺”模型。

第三节　产科检查

一、四步触诊法

【适应证】

妊娠中晚期，为明确胎产式、胎先露、胎方位，胎先露是否衔接、子宫大小是否与孕周相符，并估计胎儿的大小和羊水量。

【准备工作】

1. 器械及物品准备　口罩、帽子、手套、垫单、洗手液。

2. 医生及患者准备　医生消毒操作室，保持环境安静，光线充足；衣帽口罩穿戴整齐，清洁洗手；核对患者信息（姓名、性别、年龄、相关病史资料、术前的必要检查核查），缓解患者紧张情绪。嘱患者术前排尿，以便检查。

3. 术前沟通,签署手术同意书

(1) 必要性:了解四步触诊法是通过触诊判定胎产式、胎先露、胎方位、胎先露是否衔接、子宫大小是否与孕周相符,并估计胎儿的大小和羊水量多少的方法。

(2) 风险:无。

【操作方法】

检查前先嘱孕妇排空膀胱后仰卧,头部稍垫高,露出腹部,双腿略屈曲稍分开,使腹肌放松。

第一步手法:两手置于子宫底部,了解宫底高度、子宫外形及宫底处是胎儿的哪一部分。胎头大、圆、硬、有浮球感,若为胎臀则软而宽且形状略不规则。

第二步手法:两手分别置于腹部两侧,一手相对固定,另手轻按检查确定胎儿背部在母体的哪侧。平坦而较宽者为胎背,高低不平且变形者,为胎肢。

第三步手法:检查者右手拇指与其余四指分开,置耻骨联合上方握住胎先露部,进一步查清先露是胎头还是胎臀,是否衔接。

第四步手法:检查者面向孕妇足端,两手分别置于胎先露两侧,沿骨盆入口向下深按,进一步核对胎先露的判断是否正确,并确定胎先露是否衔接。

【注意事项】

检查者站在孕妇右侧进行检查。在做前 3 步手法时,检查者面向孕妇,做第 4 步手法时检查者面向孕妇足端。

二、骨盆外测量

【适应证】

所有孕妇需要了解骨盆大小及形态时。

【禁忌证】

因各种疾病无法正确摆放体位者。

【准备工作】

1. 器械及物品准备 口罩、帽子、手套、垫单、消毒液、骨盆外测量器。

2. 医生及患者准备 医生消毒操作室,保持环境安静,光线充足;衣帽口罩穿戴整齐,清洁洗手;核对患者信息(姓名、性别、年龄、相关病史资料、术前的必要检查核查),缓解患者紧张情绪。

3. 术前沟通,签署手术同意书

(1) 必要性:了解骨盆大小及形态,初步决定分娩方式。

(2) 风险:无。

【操作方法】

1. 髂棘间径(IS) 孕妇取伸腿仰卧位。测量两侧髂前上棘外缘的距离。正常值为 23 ~ 26cm。

2. 髂嵴间径(IC) 孕妇取伸腿仰卧位。测量两髂嵴外缘最宽的距离。正常值为 25 ~ 28cm。

3. 骶耻外径(ED)　孕妇取左侧卧位,右腿伸直,左腿屈曲,测量第五腰椎棘突下至耻骨联合上缘中点的距离,正常值为18～20cm。

4. 坐骨结节间距或出口横径(TO)　孕妇平卧,两下肢屈曲,孕妇自己抱住小腿上半部,使双腿尽量贴近下腹部,使耻骨坐骨支及坐骨结节易于触及。正常值为8.5～9.5cm。如出口横径小于8cm时,应测量后矢状径。

5. 出口后矢状径　检查者戴手套的右手示指伸入孕妇肛门向骶骨方向,拇指置于孕妇体外骶骨部,两指共同找到骶骨尖端,用骨盆出口测量器一端放在坐骨结节间径中点,另一端放在骶骨尖端处,即可测量出口后矢状径。

6. 耻骨弓角度　两个拇指指尖斜着对拢放置在耻骨联合下缘,左右两拇指平放在耻骨降支上,测量所得的两拇指间角度为耻骨弓角度。

【注意事项】

(1) 检查前先嘱孕妇排空膀胱。

(2) 检查者站在孕妇右侧进行检查。

(3) 每个骨盆经线测量时注意体位摆放正确。

第四节　宫内节育器放置及取出术

一、宫内节育器放置

【适应证】

凡育龄妇女要求放置宫内节育器(IUD)而无禁忌证者均可放置。

【禁忌证】

(1) 妊娠或妊娠可疑。

(2) 生殖道急性炎症。

(3) 生殖器官肿瘤、子宫畸形。

(4) 宫颈过松、重度陈旧宫颈裂伤或子宫脱垂。

(5) 严重全身性疾患。

【准备工作】

1. 器械及物品准备　口罩、帽子、手套、一次性垫单、窥阴器、妇科钳、宫颈钳、卵圆钳、探针、送环器、环、剪刀、治疗盘或弯盘、消毒液、棉球、洞巾、急救药品(肾上腺素、阿托品等)。

2. 医生及患者准备　医生消毒操作室,保持环境安静,光线充足;衣帽口罩穿戴整齐,清洁洗手;核对患者信息(姓名、性别、年龄、相关病史资料、术前的必要检查核查),缓解患者紧张情绪。嘱患者术前排尿,以便妇科检查。

3. 术前沟通,签署手术同意书

(1) 必要性:患者有IUD安放适应证,无禁忌证者。

(2) 风险:①子宫穿孔;②肠管损伤;③膀胱损伤;④感染。

【操作方法】

(1) 嘱患者术前排空膀胱，取膀胱截石位，臀下垫一次性垫单，双手平放于身体两侧，臀部位于检查床边缘。

(2) 常规消毒外阴、阴道，铺洞巾。

(3) 妇科检查子宫大小、位置及附件。

(4) 窥阴器暴露宫颈，宫颈钳夹持宫颈，再次消毒宫颈，探针探测宫腔深度。

(5) 将节育环置于送环器上，沿宫腔方向送达宫底部；或按照探针探测深度，调整送环器刻度后，将其送至宫底，有尾丝者距宫口 2cm 处剪断。

(6) 取下宫颈钳，再次消毒宫颈及阴道后，取下窥阴器。

(7) 术后沟通：术后再次检查生命体征，有任何不适及时告知。交代术后并发症：节育器异位；感染；节育器嵌顿或断裂；节育器脱落、带器妊娠。IUD 不良反应：出血，腰腹坠胀感及其他术后注意事项。做好手术记录。

【注意事项】

(1) 放置时间：月经干净后 3～7 天；人工流产可立即放置，但术后宫腔深度应<10cm 为宜；顺产后 42 天、剖宫产后半年；哺乳期排除早孕后。

(2) 放置条件：体温<37.5℃；术前 3 日无性生活。

(3) 无菌操作，预防感染。

(4) 安放后休息 3 日，避免重体力劳动。

(5) 2 周内禁止性生活及盆浴。

(6) 定期随访。

二、宫内节育器取出

【适应证】

(1) 计划再生育者。

(2) 放置期限已满需更换者。

(3) 绝经一年或以上者。

(4) 改用其他避孕措施或绝育者。

(5) 因不良反应治疗无效或出现并发症者。

(6) 带器妊娠者。

【禁忌证】

(1) 全身情况不良或处于疾病急性期者暂不取，待好转后再取。

(2) 并发生殖道炎症时，应在抗感染治疗后再取出节育器，情况严重者可在积极抗感染的同时取出节育器。

【准备工作】

1. 器械及物品准备 口罩、帽子、手套、一次性垫单、窥阴器、妇科钳、宫颈钳、卵圆钳、探针、取环器、治疗盘或弯盘、消毒液、棉球、洞巾、急救药品(肾上腺素、阿托品等)。

2. 医生及患者准备 医生消毒操作室，保持环境安静，光线充足；衣帽口罩穿戴整齐，清洁洗手；核对患者信息（姓名、性别、年龄、相关病史资料、术前的必要检查核查），缓解患者紧张情绪。嘱患者术前排尿，以便妇科检查。

3. 术前沟通，签署手术同意书

（1）必要性：患者有 IUD 取出适应证，无禁忌证者。

（2）风险：①子宫穿孔；②肠管损伤；③膀胱损伤；④感染。

【操作方法】

（1）嘱患者术前排空膀胱，取膀胱截石位，臀下垫一次性垫单，双手平放于身体两侧，臀部位于检查床边缘。

（2）常规消毒外阴、阴道，铺洞巾。

（3）妇科检查子宫大小、位置及附件。

（4）窥阴器暴露宫颈，宫颈钳夹持宫颈，再次消毒宫颈。

（5）探针探测宫腔深度及 IUD 位置，再用取环器或妇科钳牵引取出。

（6）有尾丝者用妇科钳夹住尾丝轻轻牵引取出。

（7）取下宫颈钳，再次消毒宫颈及阴道后，取下窥阴器。

（8）术后沟通：术后再次检查生命体征，有任何不适及时告知。交代术后注意事项。做好手术记录。

【注意事项】

（1）取环时间为月经干净后 3～7 天。

（2）无菌操作，预防感染。

（3）术后休息 1 日。

（4）术后 2 周内禁止性生活及盆浴。

（5）继续避孕者，应落实其他避孕措施。

【模型介绍】

上环，取环模型

（一）功能

（1）该模型为成年女性下腹部及盆会阴部，膀胱截石位（图 5-4-1）。

（2）练习宫内上环、取环术，及外阴、阴道常规消毒。

（3）阴道弹性好，解剖结构精确，可正确放置、取出宫内节育器。

（4）可放置各种环型进行操作。

（二）结构与安装

先将模型从箱内取出，把模拟人平躺仰卧在操作台上，即可进行操作。

（三）维护与保养

在进行上环操作时，避免过力牵拉阴道

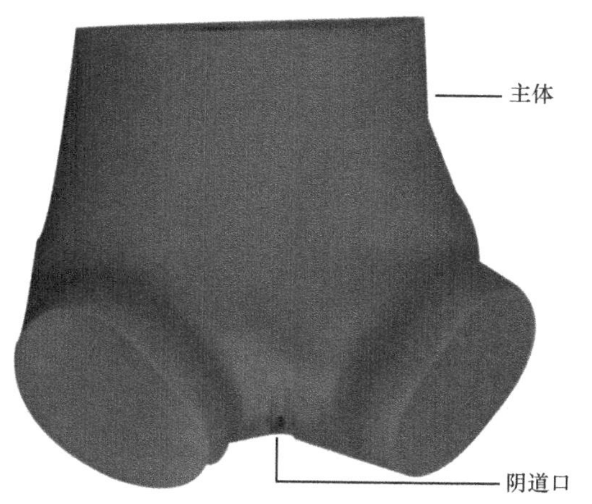

图 5-4-1　上、取环模型

口，以免造成模型结构损害。

第五节 经阴道后穹隆穿刺术

【适应证】

（1）疑有腹腔内出血时，如宫外孕、卵巢黄体破裂等。

（2）疑盆腔内有积液、积脓时，可做穿刺抽液检查以了解积液性质。以及盆腔脓肿的穿刺引流及局部注射药物。

（3）盆腔肿块位于直肠子宫陷凹内，经后穹隆穿刺直接抽吸肿块内容物做涂片，行细胞学检查以明确性质。若高度怀疑恶性肿瘤，应尽量避免穿刺。一旦穿刺诊断为恶性肿瘤，应及早手术。

（4）在B型超声引导下行卵巢子宫内膜异位囊肿或输卵管妊娠部位注药治疗。

（5）在B型超声引导下经后穹隆穿刺取卵，用于各种助孕技术。

【禁忌证】

（1）盆腔严重粘连，直肠子宫陷凹被大肿块完全占据，并已凸向直肠。

（2）疑有肠管与子宫后壁粘连。

（3）临床高度怀疑恶性肿瘤。

（4）异位妊娠准备采用非手术治疗时应避免穿刺，以免引起感染。

【准备工作】

1. 器械及物品准备 口罩、帽子、手套、一次性垫单、窥阴器、妇科钳、宫颈钳、9号穿刺针、5ml注射器、治疗盘或弯盘、消毒液、棉球、洞巾、急救药品（肾上腺素、阿托品等）。

2. 医生及患者准备 医生消毒操作室，保持环境安静，光线充足；衣帽口罩穿戴整齐，清洁洗手；核对患者信息（姓名、性别、年龄、相关病史资料、术前的必要检查核查），缓解患者紧张情绪。通知护士做好术后护理准备。嘱患者术前排尿，以便妇科检查及以防穿刺损伤膀胱。

3. 术前沟通，签署手术同意书

（1）必要性：了解是否有腹腔内出血或盆腔积液、积脓的快速、可靠的方法，能为进一步治疗提供依据。此外还可用于部分疾病的治疗。

（2）风险：①肠管损伤；②感染；③恶性肿瘤播散。

【操作方法】

（1）患者排空膀胱，臀下垫一次性垫单，取膀胱截石位，双手平放于身体两侧，臀部位于检查床边缘。

（2）常规消毒外阴、阴道，铺洞巾。

（3）阴道检查了解子宫、附件情况，注意阴道后穹隆是否膨隆。

（4）阴道窥器充分暴露宫颈及阴道后穹隆。

（5）宫颈钳钳夹宫颈后唇，向前提拉，充分暴露阴道后穹隆，再次消毒。

（6）用9号穿刺针接5～10ml注射器，检查针头有无堵塞。在后穹隆中央或稍偏病侧，距离阴道后穹隆与宫颈后唇交界处稍下方平行宫颈管刺入，当针穿过阴道壁，有落空感（进针深约 2cm）后立即抽吸，必要时适当改变方向或深浅度，如无液体抽出，可边退针边抽吸。针头拔出后，穿刺点如有活动性出血，可用棉球压迫片刻。止血后取出阴道窥器。

（7）术后沟通：术后再次检查生命体征，嘱患者平卧，若为腹腔内出血，应建立静脉通道，补液，同时完善相关检查，有手术指征时做好术前准备。有任何不适及时告知。交代术后并发症：肠管损伤、感染等。做好手术记录。

【注意事项】

（1）穿刺应是阴道后穹隆中点与宫颈管平行的方向进针，深入至直肠子宫陷凹，不可过分向前或向后，以免针头刺入宫体或进入直肠。

（2）穿刺深度要适当，一般为 2～3cm，过深可刺入盆腔器官或穿入血管。若积液量较少时，过深的针头可超过液平面，抽不出液体而延误诊断。

（3）有条件或病情允许时，先行 B 型超声检查，协助诊断直肠子宫陷凹有无液体及液体量。

（4）阴道后穹隆穿刺未抽出血液，不能完全除外宫外孕，内出血量少、血肿位置高或与周围组织粘连时，均可造成假阴性。

（5）抽出液体均应涂片，行常规及细胞学检查。

【模型介绍】

后穹隆穿刺模型

（一）功能

（1）该模型为成年女性下腹部及盆会阴部，膀胱截石位（图 5-5-1）。

（2）练习后穹隆穿刺术，及外阴、阴道常规消毒、铺无菌巾。

（3）阴道弹性好，放置阴道窥器暴露宫颈及阴道后穹隆，用宫颈钳钳夹宫颈后唇，向前提拉，可充分暴露后穹隆。

（4）穿刺成功有落空感，可抽出模拟盆腔积液或腹水，也可进行真实的药物治疗。

（二）结构与安装

1. 取出模型　先将模拟人从箱内取出，把模拟人平躺仰卧在操作台上。

2. 模拟血液的准备　将蒸馏水或自来水倒入 200ml 装有模拟血粉的空瓶，摇匀，模拟血液兑制完毕。

3. 模型充盈

（1）将兑制的模拟血液倒入两个血袋中的任意一个，如血袋 A。

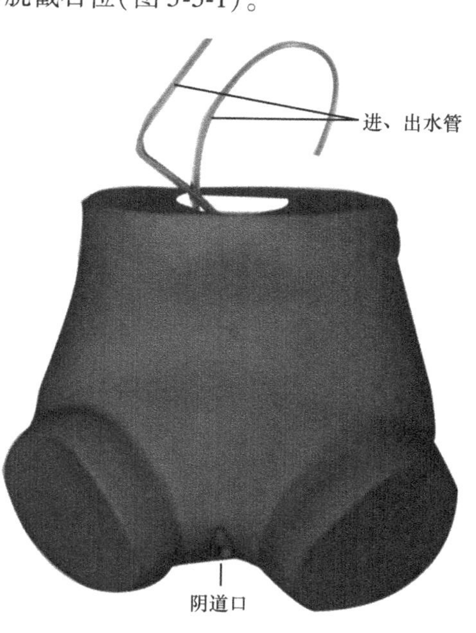

图 5-5-1　后穹隆穿刺模型

注意：血袋导管上的阻液夹要关闭。

（2）将已装入模拟血液的血袋 A 悬挂至模型上方大约 45cm 处。

(3) 将血袋 A 导管的末端连接到模型后面两条导管中的任意一条上。

(4) 将另一条导管连接到空的血袋 B 上,该血袋须放在与模型同一水平面上或者低于该水平面的位置,打开血袋 A 的阻液夹,让模拟血液慢慢地流入模型内。当输出端呈现流畅的模拟血液时,说明模型已充盈完全。此时请关闭血袋 B 的阻液夹并检查透明导管是否扭转、打结。

注意:当血袋 B 的液体达到 2/3 时,请更换血袋 A 和血袋 B 的位置,根据需要可进行多次更换。

(5) 完成以上步骤后模拟血液可在顺着囊袋通路的任何位置被抽出。

(三) 维护与保养

在使用宫颈钳钳夹宫颈后唇时,避免过力牵拉,以免造成模型内部结构的损害。

第六章　儿科操作技能

第一节　体格生长指标的测量

【准备工作】

1. 器械及物品准备　杠杆式或电子式体重计(盘式、坐式及站式)、量床、身高计、坐高计、消毒剂、软尺、记录表、体格生长曲线图或参数表。

2. 医生及小儿准备　环境安静,光线充足,调节室温至25℃以上;衣帽口罩穿戴整齐,清洁洗手;检查各种器材是否安全、准确、已消毒完毕。核对小儿信息(姓名、性别、年龄等资料),与小儿及家长进行亲切沟通。小儿应排空大小便;脱去小儿衣裤、鞋袜(最好是体裸)。停止进食。

【操作方法】

1. 体重的测量　向家长进一步解释测量的意义和方法,语言通俗、耐心亲切。校正称重计至"0"点。指导和帮助家长将小儿安全放在称上或指导小儿自行站在称上进行称重。读取刻度精确到0.1kg。记录数据。

2. 身长的测量(<3岁)　指导和帮助家长将小儿安全放在量床的正中线上。助手将小儿的头部固定,面朝上,头顶紧贴头板。测量者左手将小儿的膝部固定,右手推动足板紧贴足底。读取量床两侧读数,精确到0.1cm。记录数据。

3. 身高的测量(>3岁)　指导和帮助家长将小儿背靠身高计立柱站立。确定小儿的足跟、臀部、肩胛、头后部均紧靠立柱,两眼平视前方。推动测量板紧贴头顶。读取读数,精确到0.1cm。记录数据。

4. 头围的测量　准备工具为无伸缩性的软尺,最小刻度为毫米。测量者位于小儿右侧。将软尺固定于右侧眉弓上缘。紧贴头皮,经枕后结节最高点及左侧眉弓上缘回至起点,测得绕头一周的长度,精确至0.1cm。记录数据。

5. 胸围的测量　准备工具为无伸缩性的软尺,最小刻度为毫米。测量者位于小儿前或右侧。小儿卧位或立位,两手自然平放或下垂。测得乳头下缘和肩胛下缘绕胸一周的周径。记录数据。取平静呼吸时的平均值,精确到0.1cm。

体格评价:采用生长曲线或参数表进行评价。

【注意事项】

(1) 体重以kg为单位,其他长度以cm为单位。

(2) 称重时不让小儿接触其他物体或摇晃,以免影响准确性;注意防止秤砣砸伤小儿;操作时注意防止夹伤小儿。

(3) 评价的内容包括生长水平、生长速度、匀称度(体型匀称、身材匀称)三个方面。

(4) 体重、身高的粗略估计可采用公式估算,但评价必须结合参照值或标准值。

【模型介绍】

儿科常用体格生长指标的测量模型

(1) 高分子材料制成,外表和质感真实,各关节均能活动(图6-1-1)。

(2) 练习婴儿常规体格检查法。测量身长、体重、头围、胸围、腹围、上臂围、皮下脂肪正常范围数值。

(3) 测量值均在该月龄的数值范围内。

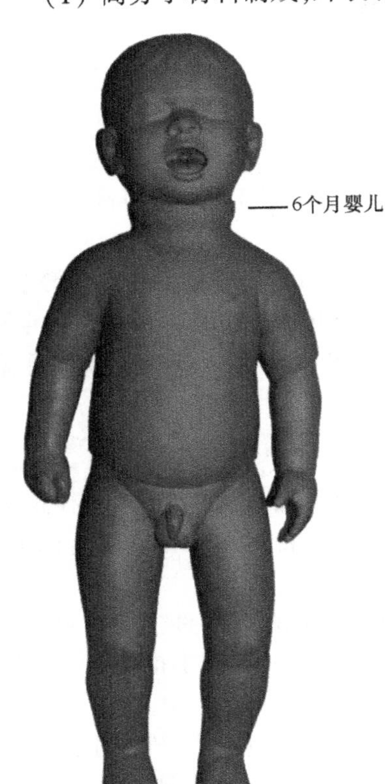

图6-1-1 婴儿模型

第二节 配方奶的调制

【准备工作】

器械及物品准备:罐装或盒装配方奶粉及其专用平勺、带刻度的透明奶瓶、奶瓶刷、家用锅、凉开水。

【操作方法】

(1) 奶瓶用刷子洗净,在沸水锅里煮沸消毒。

(2) 阅读奶粉包装上的说明书,明确配兑比例和方法。检查包装上的保质期。

(3) 结合婴儿体重计算出需要的奶量。

(4) 用肥皂洗手,擦干,注意卫生。

(5) 取出奶瓶,按刻度准确量取开水,并混合凉开水使温度在40°左右。

(6) 用平勺准确取出奶粉放入奶瓶中(使用专用平刮口保证平勺),旋紧瓶盖,摇匀至奶粉全部溶解。

(7) 用手背试温合适,喂养婴儿。

【注意事项】

(1) 小于6个月的婴儿每日奶粉量按照每公斤体重20g计算。

(2) 最常见的调配比例为每30ml水加入1勺奶粉(约4.4g)。但需注意包装上的具体说明,以免出错。喂养时奶嘴前端应充满奶液,不留空气。

第三节 儿童头皮静脉穿刺术

【适应证】

(1) 因脱水及外伤需补充水分和电解质、维持酸碱平衡的患儿。

(2) 需要维持渗透压、维持血压,改善微循环的患儿。

(3) 在检查和治疗时,需要通过输液达到某种目的的患儿,如控制感染、利尿以及需要静脉给药等。

(4) 患有慢性消耗性疾病、胃肠道吸收障碍、不能经口进食如昏迷、口腔疾病等的患儿,以补充水分及营养物质,弥补经口摄取不足。

【禁忌证】

穿刺部位皮肤有红肿、硬结、皮疹、外伤、瘢痕等。

【准备工作】

1. 器械及物品准备　一次性输液器、头皮针、碘伏消毒液、棉签、治疗巾、弯盘、胶布、输液卡、输液标签、输液单、笔，根据需要准备网兜、开瓶器、备皮刀、纱布，按医嘱准备药液。

2. 操作者及患者准备　医生消毒操作室，保持环境安静，光线充足；操作者衣帽口罩穿戴整齐，清洁洗手；核对患者信息（姓名、性别、年龄、相关给药信息），缓解患者紧张情绪。询问、了解患者的身体情况，评估患者穿刺部位皮肤、血管情况。询问家属患儿是否需要解便或协助更换尿不湿。

【操作方法】

1. 视察　备齐用物携至患儿床旁，将输液架带至患儿床旁，为患儿更换尿布并选择静脉，按全身约束法约束患儿，对年长患儿或家属做好解释工作以取得配合，操作人员洗手、戴口罩。

2. 备物　核对并检查药液及输液器，按医嘱加入药物，并将输液器针头插入输液瓶塞内，关闭输液器。

3. 排气　将输液瓶挂于输液架上，第一次排气。

4. 定点　穿刺者立于患儿头端，将患儿身体平稳放置在治疗巾上，选择适宜穿刺点。由助手或家属双手抱住小儿颧骨、颊部及下颌部，双肘为支撑点，患儿双手位于助手或家属双手下，协助固定患儿头部。如所选静脉在发际内，应顺头发生长方向剃净局部头发，以纱布擦净。

5. 穿刺　如两人操作，则一人固定患儿头部，另一人穿刺。穿刺者以顺时针方向消毒皮肤（以穿刺点为中心直径5cm以上），准备固定胶布；第二次以反时针方向消毒皮肤待干。夹紧调节器，对光检查确无气泡，取下护针帽，再次核对及排气。一手绷紧血管两端皮肤，另一手持针穿刺。进针角度：一般前额正中静脉、额浅静脉、颞浅静脉为5°～15°；耳后静脉、眶上静脉、颅骨缝静脉为15°～30°，针尖斜面朝上。在距静脉最清晰点向后移0.3cm处将针头沿静脉向心方向平行刺入皮肤，然后将针头稍挑起，沿静脉走向徐徐刺入，阻力减小、有滑空感，见到回血，说明已进入静脉内。

6. 固定　见溶液点滴通畅时，一手扶住针柄，使用第一条胶布固定针柄；第二条胶布为带有无菌纸棉的胶布，固定穿刺部位针眼处；第三条固定头皮针软管。根据需要使用第四条加长胶布固定：将硅胶管顺自然弯曲绕于头上适当位置，用一条长胶布绕头一周进行固定。

7. 输注　根据患儿年龄、病情、药物性质调节滴速，在输液卡上填写相关项目，核对，挂卡于输液架上。

8. 术后处理及沟通　撤掉治疗巾，协助患者取舒适卧位，询问或观察患儿穿刺输液后的感受，向患儿家长进行有关指导，讲解输液注意事项。将呼叫器放置于患者或家属可及位置，观察患者情况及有无输液反应，整理用物并分类处理，洗手。

【注意事项】

（1）严格执行查对制度和无菌操作原则，注意药物配伍禁忌。

(2) 操作者应熟悉小儿头皮静脉的解剖学特点,前额正中静脉粗短而直,暴露明显且易于固定,但易外渗,逆行进针可克服外渗的特点,是穿刺首选;其次可选择额浅静脉和颞浅静脉,其位置表浅,暴露明显,静脉细直不滑动,不易外渗,是头皮静脉输液的较佳部位,但血管较细小,穿刺技术要求高;另外还可选择耳后静脉、眶上静脉和颅骨缝间静脉,但这些血管容易滑动,较难固定。

(3) 根据患儿静脉的粗细,以及输液的需要选用不同型号的头皮针:一般4.5或5号针头,若是较粗的静脉或需要加快输液速度则可选用5.5号或6号针头。

(4) 注意小儿头皮动、静脉的区别:静脉位置表浅易见,呈微蓝色,用示指轻按局部无搏动感,易于固定;而动脉则呈淡红色,触之有搏动感。

(5) 穿刺要稳、准、快,进针力度和速度要适当。切忌针头斜面在表皮与真皮之间停留,以避免引起剧烈疼痛;进针不宜过深,以免刺破血管;针头刺入血管感觉到有落空感,如未见回血,可用注射器轻轻抽吸以确定回血;因小血管细小或充盈不全而无回血者,可试推入极少量液体,如畅通无阻,皮肤无隆起及变色现象,且点滴顺利,证实穿刺成功。如穿刺误入头皮静脉,则回血迅速、血液呈鲜红色,应立即拔出并较长时间按压(10分钟以上至不出血为止)。

(6) 穿刺成功后的固定同样是一个关键环节,应避免针柄上下、左右摆动,以免针头滑出或刺穿血管,造成失败。

(7) 操作前、操作中随时和家属保持亲切沟通,操作也要密切巡视和沟通体贴。

【模型介绍】

双侧儿童头部注射模型

(一) 功能

(1) 可进行两颞侧及颈部的静脉注射、输液练习。

(2) 该模型质地柔软,有弹性,有真实的进针刺破感。

(3) 模型背部设有开口,可方便更换皮肤和血管。

(4) 严格无菌操作原则,消毒液以模拟碘酊代替为宜。

(5) 用一手拇示指绷紧皮肤,使静脉固定,另一手持头皮针小柄,沿静脉向心方向,针头与皮肤呈15°~20°角,由静脉上方或侧方刺入皮下,再沿静脉走向潜行刺入,见回血后,再进针少许,如无异常固定针头(图6-3-1)。

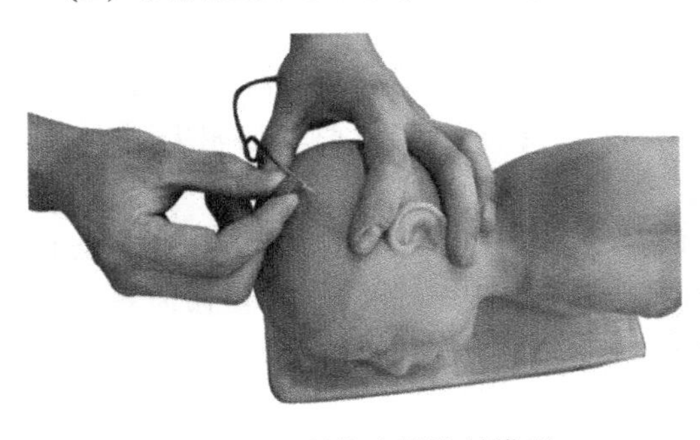

图6-3-1 婴儿头部注射模型

(二) 结构与安装

1. 模拟血液的配置 将蒸馏水或自来水倒入200ml装有模拟血粉的空瓶内,摇匀,模拟血液兑制完毕。

2. 头部血管的充盈 将兑制的模拟血液倒入两个血袋中的任意一个,如血袋A(图6-3-2)。注意:血袋导管上的阻液夹要关闭。

(1) 将已装入模拟血液的血袋A悬挂至模型上方大约45cm处。

(2) 将血袋 A 导管的末端连接到模型后面两条导管中的任意一条上。

(3) 将另一条导管连接到空的血袋 B 上,该血袋须放在与模型同一水平面上或者低于该水平面的位置,打开血袋 A 的阻液夹,让模拟血液慢慢地流入模型内。当输出端呈现流畅的模拟血液时,说明模型已充盈完全。此时请关闭血袋 B 的阻液夹并检查透明导管是否扭转、打结。

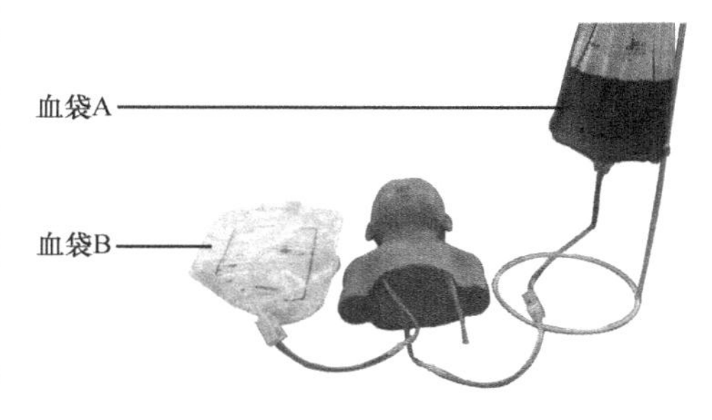

图 6-3-2　模型充盈

注意:当血袋 B 的液体达到 2/3 时,请更换血袋 A 和血袋 B 的位置,根据需要可进行多次更换。

(4) 完成以上步骤后模拟血液可在顺着静脉系统通路的任何位置被抽出。

(三) 维护与保养

(1) 请使用配备的血粉配置模拟血液(浓度根据情况自定),避免使用其他化学颜料配置。

(2) 进行静脉穿刺时,请使用小号头皮针,并保持针尖的锋利。尽量避免在同一部位反复多次穿刺。若发生血液的泄露情况,请及时更换皮肤和血管。

(3) 消毒时请使用提供的模拟碘酊,避免接触医用碘伏、医用碘酊及刺激性溶液,以延长模型的使用寿命。

(4) 如果长期不使用,请将输液袋及模型血管中的模拟血液排干净后再进行保存;如短时间内需要再次使用,将输液袋尽量放低,避免压力造成对血管的损伤。

(5) 长期使用该模型,需及时更换穿刺皮肤和血管。

第四节　儿童骨髓穿刺术

【适应证】

(1) 疑诊白血病、血小板减少性紫癜、再生障碍性贫血、溶血性贫血、恶性组织细胞病等血液病诊断。

(2) 协助诊断部分实体瘤(了解是否骨髓转移),如神经母细胞瘤、淋巴瘤等。

(3) 协助病原学检查,如找疟原虫、黑热病病原体以及骨髓液的细菌培养等。

(4) 协助诊断某些遗传代谢性疾病:如尼曼-匹克病、高雪病等。

【禁忌证】

凝血功能障碍:血友病及弥散性血管内凝血。

【准备工作】

1. 器械及物品准备　消毒材料、无菌骨髓穿刺包、无菌手套、局麻药物、干净玻片、其他骨髓收集容器。

2. 操作者及患者准备　医生消毒操作室,保持环境安静,光线充足;衣帽口罩穿戴整齐,清洁洗手;核对患者信息(姓名、性别、年龄、相关病史资料、术前的主要辅助检查),缓解患者紧张情绪。

3. 术前沟通,签署手术同意书

(1)必要性:帮助明确诊断和协助治疗。

(2)风险:局部疼痛、出血或感染。

【操作方法】

(1)体位和穿刺点:根据年龄及其他具体情况选择髂后上棘、髂前上棘、胸骨柄、脊椎棘突或者胫骨前侧为穿刺点。

1)髂后上棘穿刺点,位于骶椎两侧,臀部上方突出的部位;患者俯卧位。

2)胸骨穿刺点,胸骨柄或胸骨体相当于第1、2肋间隙的位置(胸骨较薄,其后方为心房和大血管,穿刺深度不能过深,严防穿通胸骨发生意外);患者取仰卧位,肩下可置枕头,使胸部略为突出。由于胸骨骨髓液含量丰富,当其他部位穿刺失败时,仍需做胸骨穿刺。

3)腰椎棘突穿刺点,位于腰椎棘突突出处,一般选择第11、12胸椎或第1、2、3腰椎棘突为穿刺点。患儿取侧卧位,使腰椎明显暴露。

4)髂前上棘穿刺点,学龄期或青春期患者可以选择该穿刺点,位于髂前上棘后1~2cm的髂嵴上,该部骨面较平,易于固定,操作方便,无危险性;患者取仰卧位。

5)2岁以下小儿可选胫骨穿刺点:胫骨中上1/3粗隆与内髁之间交点。

(2)常规皮肤消毒(范围至少15cm),戴无菌手套,覆盖消毒洞巾。

(3)用2%利多卡因作局部皮肤、皮下及骨膜麻醉。

(4)根据患儿年龄及胖瘦情况将骨髓穿刺针固定器固定在适当的长度上,用左手的拇指和示指固定穿刺部位,以右手持针向骨面垂直刺入,当针尖接触骨质后则将穿刺针围绕针体长轴旋转,缓缓钻刺骨质,当感到阻力消失,且穿刺针已固定在骨内时,表示已进入骨髓腔。

(5)拔出针芯,放于无菌盘内;接上干燥的20ml注射器,用适当力量抽吸,若针头确在骨髓腔内,抽吸时患者感到一种轻微钝痛,随即有少量红色骨髓液进入注射器中。骨髓吸取量为0.1~0.3ml,涂片足矣。

(6)将抽取的骨髓液滴于载玻片上,急速涂片数张备做形态学和细胞化学染色检查。如临床疑有败血症,则于骨髓涂片后,再接上注射器抽取骨髓液3.0ml于培养瓶中,送骨髓培养;如临床需要进行血液病其他检查项目,接上注射器抽取骨髓液2.0~5.0ml于相应骨髓收集器中送检。

(7)如未能抽出骨髓液,则可能是针腔被皮肤或皮下组织块堵塞,此时应重新插上针芯,稍加旋转再钻入少许或退出少许,拔出针芯,如见针芯带有血迹时,再行抽吸即可取得骨髓液,如仍吸不出骨髓成分或仅吸出少许稀薄血液,则称为"干抽",此种情况多见于骨髓纤维化、恶性组织细胞病、恶性肿瘤骨髓转移等,需要更换其他部位再穿刺。

(8)抽吸完毕,应将针芯迅速插入,左手取无菌纱布置于针孔处,右手将穿刺针连同针芯一起拔出,穿刺点进行消毒处理,随即将纱布盖于针孔上,并按压1~2分钟,再用胶布将纱布加压固定。

(9)穿刺后注意局部有无出血,一般静卧2~4小时,无任何不适可活动。

(10)嘱患者术后一周不要剧烈运动,三天内保持穿刺部位干燥,并可于术后两天进行换药处理。

(11)术后书写操作记录。

【注意事项】

（1）术前行出、凝血时间检查，有出血倾向患者操作时应特别注意，对血友病患者禁止做骨髓穿刺。

（2）注射器与穿刺针必须干燥，以免发生溶血。

（3）穿刺针头进入骨质后避免摆动过大，以免折断；胸骨穿刺不可用力过猛、过深（胸骨外板厚仅1.35mm，髓腔7.5mm），以防穿透内侧骨板伤及心脏、大血管。

（4）抽吸液量如为做细胞形态学检查不宜过多，以免影响有核细胞增生度判断、细胞计数及分类结果。

（5）骨髓液取出后应立即涂片，否则会很快凝固，致涂片失败。

（6）如穿刺过程中，感到骨质坚硬、穿不进髓腔，提示可能是大理石骨病，应做骨骼X线检查，不可强行操作，以防断针。

（7）局部麻醉药一般使用2%利多卡因；如需使用普鲁卡因时，术前应皮试。

【模型介绍】

儿童骨穿及股静脉穿刺模型

（一）功能

骨髓穿刺

（1）体表标志明显：髌骨、胫骨及胫骨粗隆。

（2）骨穿操作针感逼真，进入后会有落空感，相应人造骨髓会流出（图6-4-1）。

（3）皮肤、胫骨可更换。

（4）胫骨四面均可行穿刺。小心地将胫骨从腿中抽出并擦干。取出橡胶泥（已配），用手将橡胶泥软化后，涂在胫骨的针孔上，直至完全密封。胫骨左侧附近的一条窄槽有助于实行密封。

（5）当胫骨一面无法穿刺时，将胫骨旋转90°插入模型腿中，如果胫骨的四面都被多次穿刺过，需更换胫骨。

（6）当穿刺针进入骨髓腔内，使用注射器抽吸，可将模拟骨髓吸入注射器中（图6-4-2）。

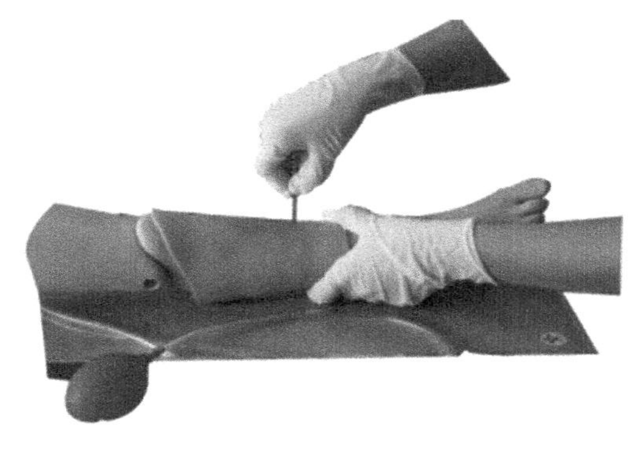

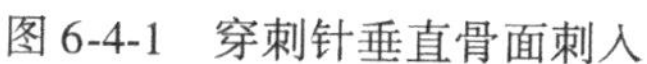

图6-4-1　穿刺针垂直骨面刺入

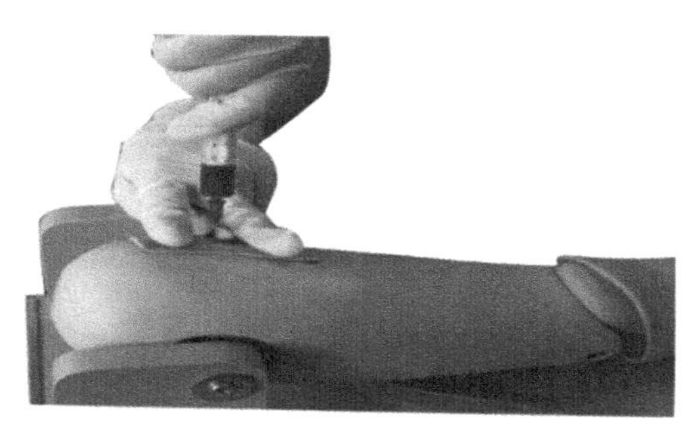

图6-4-2　使用注射器抽吸骨髓

（7）骨髓液吸取量以0.1～0.2ml为宜，即注射器内见到骨髓液即可停止抽吸。

（二）结构与安装

骨髓穿刺（充盈模拟骨髓方法）：①模拟血液的准备；②将穿刺皮肤安装在模型的腿部；③用润滑剂将整块胫骨（包括两个锁槽）充分润滑，然后穿入模型的腿中；④正确注入血液：用乳胶管将装有模拟血液的注射器与胫骨相连，恰当的注入和对注射器施予适当压力，可使"血液"通过乳胶管流入胫骨中，充盈完毕后，再进行操作。

（三）维护与保养

（1）骨穿模型的操作演示过程，要求对模型和使用的穿刺针施加适当的压力，在针头完全刺入模型时要格外小心。

（2）长期使用该模型，需及时更换穿刺皮肤、胫骨和血管。

（3）将腿部皮肤取下后，用纸巾彻底将模型上的"血液"和润滑剂擦拭干净。

（4）将注射器中的水分排干，将剩余的混合"血液"丢弃。

第五节　儿童腰椎穿刺术

【适应证】

（1）颅内和脊髓炎症性病变及性质的诊断。

（2）颅内和脊髓血管性病变的诊断。

（3）区别阻塞性和非阻塞性脊髓病变。

（4）鞘内给药。

（5）施行硬膜外麻醉。

【禁忌证】

（1）颅内占位性病变，尤其后颅窝占位性病变。

（2）脑疝或疑有脑疝者。

（3）脊柱严重畸形或有病变者。

（4）休克、衰竭或濒危状态。

【准备工作】

1. 器械及物品准备　消毒材料、无菌腰椎穿刺包、脑压表、无菌手套、局麻药物、无菌脑脊液收集容器。如需鞘内给药，应准备好所需药品。

2. 医生及患者准备

医生准备：洗手，佩戴口罩、帽子，房间灯光、床位准备；对患者病情的判断及风险评估。

患者准备：理解穿刺的必要性、可能的风险、配合。

3. 术前沟通，签署手术同意书

（1）必要性：帮助明确诊断和协助治疗。

（2）风险：局部疼痛、出血或感染；头痛。

【操作方法】

（1）部位选择：弯腰侧卧位，自腰2至骶1（最常采用腰3～4或腰4～5）椎间隙穿刺。

（2）嘱患儿或助手辅助侧卧于硬板床上，背部与床板垂直，屈髋抱膝，使脊柱尽量后凸，以增宽椎间隙。

（3）常规消毒皮肤，戴无菌手套，铺无菌洞巾，用2%利多卡因自穿刺点皮肤到椎间韧带做局部麻醉。

（4）术者用左手固定穿刺点皮肤，右手持针以垂直背部、针尖稍斜向头部的方向缓慢刺入，进针2～4cm。当针头穿过韧带与硬脑膜时，可感到阻力突然消失；缓慢拔出针芯，可见脑脊液流出。

（5）接测压表（或测压管），测量脑脊液压力（正常70～180mmH_2O或20～40滴/min）；移去测压器，分管收集脑脊液2～5ml送检。

（6）术毕将针芯插入后一起拔出穿刺针，覆盖无菌纱布，胶布固定。嘱患者去枕平卧4～6小时。

（7）术后3日内，穿刺部位勿用水洗，防止感染。

（8）书写操作记录。

【注意事项】

（1）术前行出、凝血时间检查，对血友病患儿禁止做腰椎穿刺。

（2）严格掌握禁忌证，凡疑有颅内压升高者必须先做眼底检查，如脑压较高又确需穿刺者应先用脱水剂降颅压后再穿刺，并部分针芯堵在针口上减慢脑脊液滴出速度，有明显视乳头水肿或有脑疝先兆者，禁忌穿刺。

（3）凡患儿处于休克、衰竭或濒危状态以及局部皮肤有炎症、后颅窝有占位性病变者均禁忌腰椎穿刺。

（4）穿刺时患者如出现呼吸、脉搏、面色异常等表现时，应立即停止操作，并做相应处理。

（5）鞘内给药时，应先放出等量脑脊液，然后再等量转换性注入药液。

【模型介绍】

儿童腰椎穿刺模型

（一）功能

（1）该模型可以摆放坐位（助手扶持）和侧卧位两种常见体位（图6-5-1）。

（2）可行全麻、腰麻、腰椎穿刺等操作。

（3）进针时有阻滞感，一旦注入相关部位，会有落空感，同时会有人造脑脊液流出。

（4）在进行穿刺时，最好在穿刺部位涂抹适量的润滑油，可减少张力，以便顺利进针，将腰椎穿刺针（套上针芯）沿腰椎间隙垂直进针（针尖斜面向上），推进2～3cm深度或感到阻力突然下低时，提示针尖已进入蛛网膜下腔，拔出针芯，模拟脑脊液可自动流出。

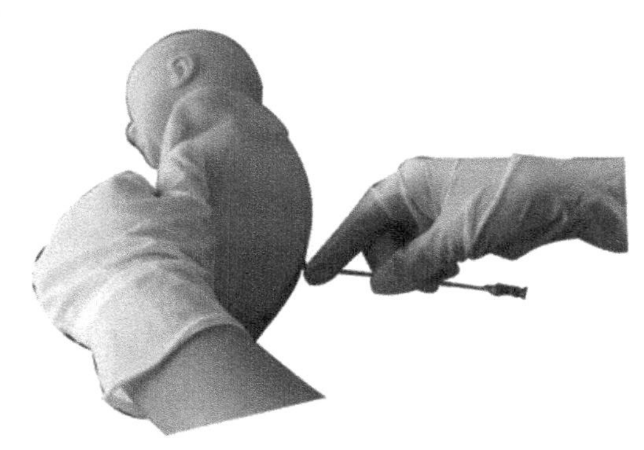

图6-5-1　儿童腰椎穿刺模型

（二）结构与安装

（1）该模型主要由儿童腰穿模型，输液袋和输液架（使用者自备）组成（图6-5-2）。

（2）从箱中取出模型放在床上，可以摆放坐位（助手扶持）和侧卧位两种体位。

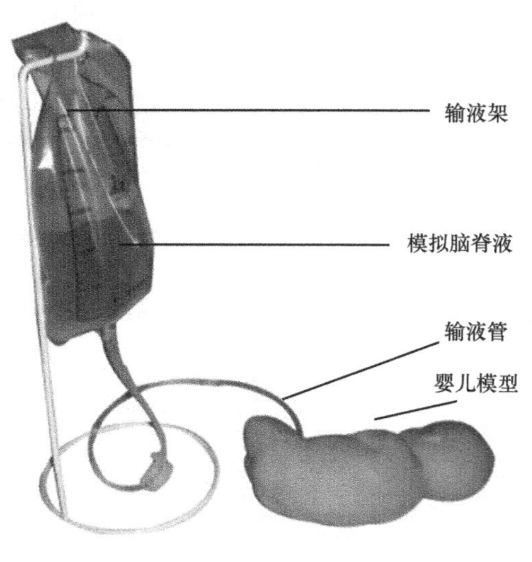

图 6-5-2 模型组成

(3) 连接装有模拟脑脊液的输液袋。

(三) 维护与保养

(1) 模型使用完后,拆断模型与输液袋的连接,用干棉球擦干模型的外皮和穿刺部位。

(2) 长期使用该模型,需及时更换穿刺皮肤和血管。

(3) 操作完毕后,请将其中的"脑脊液"倒出(倒置数秒)清洁后晾干保存。

第六节 儿童腹腔穿刺术

【适应证】

(1) 明确腹水性质,协助临床诊断。

(2) 适量抽取腹水以缓解大量腹水引起的胸闷、气促、腹胀、少尿等症状,减轻肾压迫,改善血液循环。

(3) 进行腹腔灌洗,协助治疗。如抗生素腹腔内治疗。

【禁忌证】

(1) 严重肠胀气、肠梗阻者。

(2) 腹腔内有广泛粘连者。

(3) 躁动、不能合作者。

(4) 严重凝血功能障碍者。

【准备工作】

1. 器械及物品准备 腹腔穿刺模型、腹腔穿刺包、口罩、帽子、手套,腹带、治疗盘、络合碘、棉签、胶布、2% 利多卡因局麻药、20ml 或 50ml 注射器、容器(盛装抽取的积液)、无菌试管 3 ~4 支、急救药品(肾上腺素等)。

2. 医生及患者准备 消毒操作室,保持环境安静,光线充足;衣帽口罩穿戴整齐,清洁洗手;核对患儿信息(姓名、性别、年龄、相关病史资料、术前的主要辅助检查),向患儿及家长解释有关腹腔穿刺的目的、方法、注意事项和配合要点,缓解患儿紧张情绪。嘱患儿术前排尿和排便,以防穿刺损伤膀胱和肠道。

3. 术前沟通,签署腹腔穿刺同意书

(1) 必要性:帮助明确诊断和协助治疗。

(2) 风险:①麻药意外;②腹水量很少或有包裹时,穿刺抽液可能失败;③腹水量少或包裹,同时肠管胀气时,可能穿破肠管导致肠瘘,并进一步导致腹膜炎;④可能穿破血管导致血性腹水等损伤;⑤大量腹水时,可能致腹水自穿刺孔外渗;⑥治疗性放腹水可能因电解质丢失致电解质紊乱。

【操作方法】

1. 术前检查 充分暴露患儿腹部,遮挡隐私处。穿刺前测量腹围、脉搏、血压,并检查腹部体征，估测腹水的量。

2. 体位 依照病情，患儿可取平卧位(腹水量较大)、侧卧位和半卧位(腹水量较小)。

3. 定点 为避免伤及腹壁动脉、重要器官及游离肠管，多选取以下穿刺点，①左下腹脐与髂前上棘连线外1/3处作刺点；②脐与耻骨联合中点上方1cm且偏左或偏右1.5cm处；③侧卧位可取脐水平线与腋前线或腋中线之延长线相交处；④少量腹水或包裹性积液时B超引导下定点。取点要避免手术瘢痕或局部皮肤病变部位。

4. 消毒、铺巾、局部麻醉 用络合碘以穿刺点为中心进行消毒，范围直径15cm。戴无菌手套，铺消毒洞巾，绷紧皮肤，局部麻醉药(2%利多卡因)穿刺点先做一皮丘，然后从皮肤向壁腹膜逐层浸润麻醉，一边回抽，判断未刺入血管内，一边缓慢注入麻药，直至刺入壁腹膜，回抽发现腹水，拔出麻醉针头，纱布覆盖穿刺点，按压片刻。

5. 穿刺抽液 将穿刺针连接上橡胶导管的一侧用血管钳夹闭，术者左手固定并绷紧穿刺处皮肤，右手持针从穿刺点以45°角斜刺入皮肤达皮下，在皮下移行0.5cm后再垂直进针到达壁腹膜，当针体抵抗感突然消失时，表明进入腹腔内，即可抽取腹水，助手以血管钳固定针头，并夹闭和开放橡皮导管，以便术者逐管抽取腹水，留样于无菌试管中以备送检，并记量。诊断性穿刺可用20ml或50ml注射器和7号针头穿刺，直接抽足腹水送检。大量放液时，用输液夹子调整放液速度，将腹水引流入容器中并记录量和送检。放液结束后拔出穿刺针，络合碘消毒针孔，消毒纱布覆盖，胶布固定，必要时用腹带加压包扎，如遇穿刺孔继续渗漏腹水，则可用蝶形胶布或涂上火棉胶封闭。需腹腔内注药者，待抽腹水后将药液注入腹腔内。

6. 术后沟通 术后15～30分观察生命体征，刺点处有无渗出，嘱患者平卧12小时，防止腹水漏出，有任何不适及时告知，并写出腹腔穿刺记录。

【注意事项】

(1) 术中密切观察患者，如发现头晕、恶心、心悸、脉速等应停止操作，做相应处理。

(2) 治疗性腹腔抽液不宜过多、过快，一次不宜超过1000ml，过多可致电解质紊乱。需较大量放腹水者，应积极补充白蛋白。

(3) 严格无菌操作，防止腹腔内感染。

(4) 局麻药一般使用2%利多卡因，如使用普鲁卡因则须皮试。

(5) 若放腹水时流出不畅，可将穿刺针稍做移动调整或变换体位。

(6) 并在穿刺时注意皮肤刺点与入腔点不在同一垂直位点上。

(7) 大量放腹水时，注意腹带要逐渐收紧，以免腹内压骤然降低，内脏血管扩张而休克。

【模型介绍】

三岁儿童模型人

(一) 功能

(1) 3岁左右儿童模型，身长85cm，身体由特殊的材料制成，结实耐用，手感柔韧，各关节灵活自如。

(2) 腹壁可替换(男/女)：穿刺点选择要避免瘢痕处。

1) 女童腹壁有一阑尾切除术后瘢痕。

2) 男童腹壁有一疝修复术后瘢痕。

（二）维护与保养（附注）

第七节 儿童胸腔穿刺术

【适应证】

（1）各种原因所致的胸腔积液，为明确积液的性质，进行诊断性穿刺。

（2）胸腔大量积液、积气、压迫症状明显，导致呼吸、循环障碍，通过穿刺抽出积液、积气，缓解压迫症状，减轻患者痛苦。

（3）脓胸患者可通过穿刺抽脓、脓腔冲洗、注入药物行局部治疗。

【禁忌证】

（1）多脏器功能衰竭者。

（2）出血性疾病及全身衰竭、病情危重，难以耐受者。

【准备工作】

1. 器械及物品准备 治疗车上层置治疗盘、胸腔穿刺包，下层置量杯、桶、消毒液及用过的物品。灭菌穿刺包含血管钳、2ml 和 50ml 注射器各 1 支，接橡皮管的胸穿针、洞巾、试管、纱布、弯盘及棉球等。常规治疗盘含灭菌手套 2 副、10% 利多卡因或 2% 的普鲁卡因、75% 乙醇及 2.5% 碘酊、消毒棉棒、胶布及抢救药品甲紫溶液等。

2. 医生及患者准备 医生消毒操作室，保持环境安静，光线充足；衣帽口罩穿戴整齐，清洁洗手；核对患者信息（姓名、性别、年龄、相关病史资料、术前的主要辅助检查），缓解患者紧张情绪。嘱患者术前排尿。

3. 术前沟通，签署手术同意书

（1）必要性：帮助明确诊断和协助治疗。

（2）风险：①抽液（气）过程中要全程固定好患儿及穿刺针；②进针勿过深，防刺伤肺；③穿刺及抽液（气）过程中，可能发生纵隔摆动，误穿刺入血管，或患儿出现刺激性剧咳或虚脱等情况，需严密观察；④抽液（气）切勿过多、过快，诊断性穿刺年长儿 50～200ml，治疗性穿刺不超过 500ml，婴幼儿酌减，以防发生纵隔摆动等意外；⑤穿刺过程中要严密观察患儿生命体征及一般情况，一旦出现刺激性剧咳或极度烦躁、大汗、苍白、呼吸困难等虚脱现象及抽出鲜血，均应立即停止操作，将患儿平卧，必要时予 0.1% 肾上腺素注射等对症治疗；⑥如抽不出液体或气体时，可将针缓慢进或退 0.5～1cm，或改变针头方向再抽。并复核诊断是否正确。

【操作方法】

1. 患儿体位

年长儿：面对椅背，骑坐在椅子上，健侧手臂伏在椅背上缘，头置臂上，患侧手臂抱头。

婴幼儿：助手坐在椅子上，将患儿面向自己抱坐在腿上，使患儿稍前倾，背部暴露并略突出。一手将患儿手臂固定在头顶，另手固定患儿腰臀部，使之身体不动。

2. 穿刺部位选择

积液时：腋前线第 5 肋间，腋中线第 6 肋间，腋后线第 7 肋间，肩胛下角线第 8 肋间。

积气时：锁骨中线外侧第 2 肋间。

局灶性积液或包裹性积液时：在X线透视或B超下定出穿刺点，用甲紫溶液（甲紫、紫药水）标记。

进针部位应该选择穿刺肋间隙的下一肋上缘。

3. 操作步骤

（1）术者位于患儿胸腔积液一侧。

（2）局麻：以2ml空针吸取10%利多卡因或2%普鲁卡因2ml（用药前应行皮肤过敏试验）沿皮内、皮下、肋间依次边进边注射，每次进针均应回抽无血方可注药，直到胸膜。可试抽有无液体或气体，然后拔出空针，以纱布轻按局部。

（3）先将穿刺针上的橡皮管以血管钳夹住，左手拇指固定好穿刺部位皮肤，右手持穿刺针在穿刺点下一肋骨上缘缓慢进针约2～3cm，若突然阻力感消失，提示针尖已入胸腔。然后将50ml注射器与橡皮管接好，助手将血管钳松开，并固定穿刺针，术者缓缓用力抽吸，即可有液体或气体流出。每当抽满针管时，助手再夹住橡皮管，取下注射器，排掉液（气）体。如此反复进行。抽液或气量视病情及需要而定，记录好抽出液体或气体数量。如为开放性或张力性气胸，可接气胸箱测压并抽气。

（4）脓液黏稠或有脓块堵针时，待术毕前把药物稀释后注入。

（5）术毕用消毒纱布紧压穿刺针孔，迅速拔针，覆盖无菌纱布。稍用力压迫片刻，胶布固定。无出血等不良反应后，送回病房。术后嘱患者静卧。告诉患者有不适立即通知医护人员。

（6）将抽出液送化验、记胸腔积液量。

【注意事项】

（1）烦躁不安及不合作者，应于术前给予适当镇静处理。

（2）抽液（气）过程中要固定好患儿及穿刺针。进针勿过深，防刺伤肺。

（3）抽液（气）切勿过多、过快，诊断性穿刺年长儿50～200ml，治疗性穿刺不超过500ml，婴幼儿酌减，以防发生纵隔摆动等意外。

（4）穿刺过程中要严密观察患儿生命体征及一般情况，一旦出现刺激性剧咳或极度烦躁、大汗、苍白、呼吸困难等虚脱现象及抽出鲜血，均应立即停止操作，将患儿平卧，必要时予0.1%肾上腺素注射等对症治疗。

（5）如抽不出液体或气体时，可将针缓慢进或退0.5～1cm，或改变针头方向再抽。并复核诊断是否正确。

（6）注意保暖，并及时将标本送检。

【模型介绍】

儿童胸腔穿刺模型（见第六节）。

第八节　儿童导尿术

【适应证】

（1）解除各种下尿路梗阻所致尿潴留。

（2）监测危重患者（昏迷、休克等）或需及时了解尿量者。

（3）留取无菌尿标本做培养或其他检查。

(4) 某些泌尿系统手术后,安放留置尿管,以利膀胱功能恢复及切口愈合;或需测量膀胱容量、压力、残余尿容量者。

(5) 盆腔内脏手术,常需导尿排空膀胱,避免手术中误伤。

(6) 进行尿道或膀胱造影。

【禁忌证】

(1) 急性尿道炎。

(2) 急性前列腺炎。

(3) 急性附睾炎。

(4) 月经期。

(5) 骨盆骨折、尿道损伤试插管失败者。

【准备工作】

1. 器械及物品准备

(1) 无菌导尿包(内有治疗碗1个,弯盘1个,小药杯2个,其中1个小药杯内盛液状石蜡棉球3个,另一个小药杯内盛棉球10余个,血管钳1把,平镊2把,洞巾1张,纱布3张)。

(2) 会阴初步消毒用物:无菌治疗碗1个(内盛消毒液棉球10余个,平镊2把),弯盘1个。

(3) 其他用物:男、女导尿模型各1个,无菌持物钳1个,快速洗手液1瓶,无菌手套2双,消毒溶液(1%聚维酮碘),中单,便盆,尿管2根,浴巾1条。

2. 医生及患者准备 酌情关闭门窗,屏风遮挡患儿。保持合适的室温,环境安静,光线充足。衣帽口罩穿戴整齐,清洁洗手,核对患者信息(姓名、性别、年龄、了解导尿目的)。患儿及家长根据能力,先清洁外阴。

3. 术前沟通 向患儿及家长解释有关导尿术的目的、方法、注意事项和配合要点,缓解患儿紧张情绪。

【操作步骤】

(1) 松开床尾盖被,帮助患儿脱去对侧裤腿,盖在近侧腿部,并盖上浴巾,对侧腿用盖被遮盖。

(2) 患儿取仰卧位,两腿略外展,暴露会阴部,臀下铺中单。

(3) 术者洗手后站立患者右侧,弯盘置于近会阴处,治疗碗放于患儿两腿之间。用消毒液消毒外阴部(包括尿道外口)。

1) 女性患儿:术者左手戴上手套,右手持平镊夹取消毒棉球初步消毒阴阜、大阴唇,左手分开大阴唇,消毒小阴唇,先对侧后近侧。消毒小阴唇后换另一平镊消毒尿道口,污平镊、棉球置弯盘内,消毒完毕,脱下手套置弯盘内,将碗及弯盘移至床尾处。

2) 男性患儿:术者左手戴上手套,右手持平镊夹取消毒棉球初步消毒阴阜、阴茎背侧。左手用无菌纱布提起阴茎,消毒阴茎腹侧及阴囊。然后左手将包皮向后推暴露尿道口,右手换另一平镊后夹取消毒棉球,自尿道口向外旋转擦拭尿道口、龟头、冠状沟。污平镊、棉球置弯盘内,消毒完毕,脱下手套置弯盘内,将碗及弯盘移至床尾处。

(4) 在患儿两腿之间打开无菌导尿包,按无菌技术操作打开治疗巾,用无菌持物钳显露小药杯,倒消毒液于药杯内,浸湿棉球。取尿管,戴无菌手套,铺洞巾,以液状石蜡棉球润滑导尿管前端。按照操作顺序整理好用物。

1）女性患儿：小药杯置于外阴处，左手分开并固定小阴唇，右手持平镊夹取消毒棉球，分别消毒尿道口、小阴唇后，换另一平镊再次消毒尿道口。污棉球、平镊、小药杯放于弯盘内，右手移弯盘至靠无菌区边缘，然后放置治疗碗于外阴处，左手仍固定小阴唇不放。右手持血管钳夹取尿管，对准尿道外口缓缓插入，一般插入4cm左右即有尿液流出，见尿后再继续向内插入1cm左右。松开左手并固定导尿管，将尿液引入治疗碗内。

2）男性患儿：小药杯置于外阴处，左手用纱布将包皮上推暴露尿道口，右手持平镊夹消毒棉球消毒尿道口、龟头、冠状沟，换另一平镊后再次消毒尿道口。污棉球、平镊、小药杯放于弯盘内，右手移弯盘至靠无菌区边缘，然后放置治疗碗于外阴处，左手仍后推包皮同时提起阴茎，使之与腹壁成60°角，右手持血管钳夹取尿管，对准尿道外口缓缓插入，一般插入6～12cm，见尿后再插入2cm。松开左手并固定导尿管，将尿液引入治疗碗内。

（5）当治疗碗内盛2/3满尿液，用血管钳夹住导尿管尾端。如需做尿液化验检查，则应导尿时取中段尿。如为气囊导尿管，则向球囊注入3～10cm生理盐水，并调整至不能再向外拉的位置。也可用胶布将尿管固定，连接尿袋并计量。

（6）导尿完毕，轻轻拔出导尿管，撤去洞巾，擦净外阴，脱去手套至弯盘内，撤出患儿臀下的中单放于治疗车下层。协助患儿穿好裤子，整理床单。清理用物后，洗手，记录。

（7）术后沟通：告知患儿及家属操作已完毕，如有不适及时告知医生。

【注意事项】

（1）严格执行无菌操作技术原则。

（2）操作过程中注意保护患儿隐私，并注意保暖。

（3）选用尿管大小应适宜，一般婴幼儿选择F6尿管，学龄期儿童选择F8尿管，青春期儿童选择F10或F12尿管，太小可能引流不畅，太大则可能引起患儿不适或置管困难。

（4）小儿尿道的长度，女孩为3～5cm，男孩为6～12cm，根据患儿年龄置入尿管的深度是不同的。

（5）尿道急性炎症，月经期，严重损伤及明显狭窄为留置尿管的禁忌证。

（6）如置管困难，可以向尿管内注入2%利多卡因4～5ml（保留数分钟）及3～4ml液状石蜡。

（7）急性大量尿潴留，应分次引出尿液，否则易引起膀胱出血或虚脱。

（8）留置尿管期间，应每日消毒尿道外口。

【模型介绍】

三岁儿童模型人（详见第六节）。

第九节 儿童鼻胃管插管术

【适应证】

（1）用于鼻饲：缺乏适当的咽反射和吸吮、吞咽能力的患儿或昏迷、营养不良患儿。

（2）用于诊疗：抽吸胃液做检查；抽空胃内容物（如胎粪等）；洗胃；胃肠减压。

【禁忌证】

（1）有鼻部疾病的患儿，如鼻前庭炎、鼻中隔偏曲、鼻甲肥大、鼻息肉等（可选健侧鼻孔插入)。

(2) 食管、胃底静脉曲张的患儿。

(3) 食管梗阻、食管癌患儿。

【准备工作】

1. 物品准备 无菌鼻饲包内备胃管1根、治疗碗1个、液状石蜡、棉球、小纱布2块、止血钳或镊子1把、10~20ml注射器、棉签、胶布、听诊器、手电筒、乙醇、治疗巾、弯盘、治疗本及笔。遵医嘱准备鼻饲液(温度38~40℃)、温开水、水温计、别针、橡皮圈、胃肠减压器等。

2. 医生及患者准备 医生消毒操作室,保持环境安静,光线充足;衣帽口罩穿戴整齐,清洁洗手;核对患者信息(姓名、性别、年龄、相关鼻胃管插管目的),缓解患者紧张情绪。询问、了解患者的身体情况,评估患者鼻孔通畅情况。

【操作步骤】

(1) 备齐用物,携至患者床旁,核对患者,向患儿和家长讲解操作目的、过程及配合方法。患者若戴眼镜或有义齿,应取下妥善处理。

(2) 患儿仰卧,颌下围治疗巾,放置弯盘。测量插入长度,在鼻胃管上做上标记。插入长度的测量方法:婴儿测量鼻尖至剑突与脐中点的长度,其他年龄测量耳垂—鼻尖—剑突下缘长度。

(3) 将患儿头朝向一侧,将鼻胃管由鼻孔送入胃内。如为昏迷患儿,插管前应先撤去患者枕头,使头向后仰,当胃管插入咽喉部左右时,左手托起患儿头部使其下颌靠近胸骨柄,右手用止血钳或镊子缓缓插入胃管。

(4) 证实胃管在胃内有三种方法。

1) 用注射器抽出胃内容物。

2) 置听诊器于患儿胃区,快速经胃管向胃内注入空气10ml,听到气过水声。

3) 将胃管末端放入盛有水的治疗碗中,无气泡溢出。

(5) 核实胃管插入胃内后用胶布固定胃管于鼻翼及面颊部,即可根据医嘱进行相应诊疗操作。

(6) 给予鼻饲

1) 用注射器吸入少量生理盐水,通过胃管注入胃内。

2) 遵医嘱注入鼻饲液。

3) 最后注入少量的温开水冲洗胃管。

(7) 将胃管末端抬高使管内液体充分流入胃内反折,并用纱布包好,橡皮圈系紧,然后用别针固定于患儿颈肩部衣服上。

(8) 协助患者处于舒适卧位,整理用物,洗手,记录。

(9) 胃管如需保留,应向患儿或家长进行相应指导。

【注意事项】

(1) 插管结束需封闭导管末端。

(2) 鼻胃管根据使用材料包装说明决定更换时间。

(3) 拔管时应捏紧管腔,严防奶汁等液体滴入气管。

（4）遇阻力或患儿出现青紫、咳嗽、屏气应拔出导管。

（5）避免发生并发症：插管时要严防将鼻胃管误入气管内，否则可引起患儿窒息或发生吸入性肺炎。

【模型介绍】

儿童鼻胃管插管模型（同第六节三岁儿童模型）。

第十节　儿童灌肠术

一、大量不保留灌肠

【适应证】

（1）解除便秘、肠胀气。

（2）肠道手术前、X线、纤维结肠镜检查前做准备。

（3）某些特殊治疗（如降温，清除肠道内有害物质，减轻中毒）。

【禁忌证】

（1）急腹症。

（2）消化道出血。

（3）妊娠。

（4）严重心血管疾病患者。

【准备工作】

1. 器械及物品准备　根据医嘱备灌肠溶液（浓度、液量、温度准确）。灌肠筒连接橡皮管，血管钳，肛管，弯盘，液状石蜡，纱布，卫生纸，橡胶单，治疗巾，一次性手套，便盆和便盆布，水温计，必要时备输液架。灌肠液及温度、液量（常用生理盐水；婴儿150～300ml，儿童300～500ml；一般温度38～40℃，降温时用28～32℃，中暑用4℃）。

2. 医生及患者准备　医生询问、了解患儿的身体状况、排便情况，评估有无灌肠禁忌证；调节室温，关门窗，注意保暖、保护患者隐私；衣帽口罩穿戴整齐，清洁洗手；核对患者信息（姓名、性别、年龄、相关病史资料、术前的主要辅助检查），缓解患者紧张情绪。嘱患者术前排尿排便。

3. 术前沟通

（1）必要性：检查前准备和协助治疗。

（2）风险：肠穿孔。

【操作方法】

1. 准备　在床上铺橡胶单及治疗巾或一次性尿垫。

2. 体位　左侧卧，双膝屈曲，臀部近床沿，或者仰卧位；脱去一侧裤腿，在患儿后背、腰部垫软枕与便盆高度相近，臀下置便盆，用尿布覆盖病儿两腿间及便盆。

3. 插管　挂灌肠筒于输液架上，筒底距床约30～40cm，戴手套，润滑肛管，排气，插入直肠5～10cm，固定肛管，使溶液缓慢流入。

4. 观察　筒内液面下降情况，若受阻应转动肛管，若有粪水自肛门流出或患儿感觉不适时,嘱其张口呼吸,降低灌肠筒高度。

5. 拔管 筒内液体流完时关闭开关,左手捏闭肛门,用纸包住肛管轻轻拔出肛管放于弯盘。

6. 清理 患儿排便后移出便盆,整理床单,必要时留取标本送检。清洗和消毒灌肠用物。

7. 记录 在体温单的大便栏内记录。$\frac{1}{E}$表示灌肠一次后大便一次;$\frac{0}{E}$表示灌肠一次后无大便排出;$1\frac{1}{E}$表示自行排便一次,灌肠后又排便一次。

8. 术后沟通 嘱患儿平卧保留 5~10 分钟(降温灌肠:液体要保留 30 分钟,排便后 30 分钟测量体温并记录),以利粪便软化。

备注:清洁灌肠,按大量不保留灌肠反复进行,彻底清除留滞在结肠内的粪便,达到清洁肠道的目的。

【注意事项】

(1) 妊娠、急腹症、消化道出血、严重心血管疾病患者禁忌灌肠。

(2) 掌握灌肠液的浓度、温度、流速、压力和液量。

(3) 伤寒患者灌肠溶液不超过 500ml,压力低于 30cmH_2O。

(4) 灌肠时患者如有腹胀或便意时,应嘱患者做深呼吸,以减轻不适。灌肠过程中注意保暖,保护患者隐私。

(5) 肝性脑病患者禁用肥皂水灌肠,以减少氨的产生和吸收;充血性心力衰竭和水钠潴留患者禁用 0.9% 氯化钠溶液灌肠。

(6) 并发症观察及处理:密切观察,若发现面色苍白,冷汗,剧烈腹痛,心慌气急等提示肠穿孔,应立即停止灌肠,报告医生采取急救措施。

二、保留灌肠

【适应证】

(1) 镇静、催眠。

(2) 治疗肠道疾病。

【禁忌证】

肛门、直肠、结肠手术及大小便失禁患者。

【准备工作】

1. 器械及物品准备 根据医嘱备灌肠溶液(液温 38℃)、注洗器或注射器一个、10 号导尿管 1 根、液状石蜡、橡胶单、治疗巾、弯盘。

2. 医生及患者准备 医生询问、了解患儿的身体状况、排便情况,评估有无灌肠禁忌证;调节室温,关门窗,注意保暖、保护患者隐私;衣帽口罩穿戴整齐,清洁洗手;核对患者信息(姓名、性别、年龄、相关病史资料、术前的主要辅助检查),缓解患者紧张情绪。嘱患者术前排尿排便。

3. 术前沟通

（1）必要性：检查前准备和协助治疗。

（2）风险：肠穿孔。

【操作方法】

1. 体位　侧卧或仰卧位（根据病情选择体位），抬高臀部10cm。在床上铺橡胶单及治疗巾或一次性尿垫。弯盘放于臀边。

2. 插管　戴手套，润滑导尿管前段，排气后插入肛门8～12cm。

3. 注入灌肠液　用注洗器吸取药液，连接导管缓慢推入药液。

4. 拔管　注液完毕夹闭导尿管，捏合臀部，拔除导尿管。

5. 操作后处理　整理床单、清理用物，洗手并做好记录。

6. 术后沟通　嘱患儿平卧，尽量保留药液1小时以上。

【注意事项】

（1）保留灌肠前嘱患儿排便，肠道排空有利于药液吸收。了解灌肠目的和病变部位，以确定患儿的卧位和插管深度。慢性细菌性痢疾，病变部位多在直肠或乙状结肠，取左侧卧位。阿米巴痢疾病变多在回盲部，取右侧卧位。

（2）保留灌肠适宜选择较细导管，并且插入要深，液量不宜过多（<200ml），压力要低，灌入速度宜慢，以减少刺激，使灌入液体能保留较长时间。

（3）肛门、直肠、结肠手术及大小便失禁患儿不宜做保留灌肠。

（4）灌肠过程中注意保暖，保护患者隐私。

三、回 流 灌 肠

【适应证】

（1）适用于先天性巨结肠患儿，促进肠管蠕动，清除粪便，以减轻腹胀，缩小扩张段，增进食欲，改善全身营养。

（2）减轻炎症刺激及水肿，防止术中粪便污染，减少术后并发症。

【禁忌证】

（1）一般情况极差者。

（2）诊断不明确者。

（3）严重腹胀者。

（4）急腹症者。

（5）高危人群：新生儿及早产儿巨结肠、伴严重小肠结肠炎的巨结肠、伴有严重营养不良、低蛋白血症、全结肠型巨结肠患儿等高危人群行回流灌肠时应谨慎。

【准备工作】

1. 器械及物品准备　根据医嘱备灌肠溶液（液温38℃）、注洗器、量杯、肛管、液状石蜡、橡胶单、治疗巾、弯盘。灌肠液常用生理盐水，一般温度38～40℃。

2. 医生及患者准备　询问、了解患儿的身体状况、排便情况，评估有无灌肠禁忌证，签署回流灌肠同意书。医生调节室温，关门窗，注意保暖、保护患者隐私；衣帽口罩穿戴整齐，清洁洗手;核对患者信息(姓名、性别、年龄、相关病史资料、术前的主要辅助检查),缓解患者紧张情绪。嘱患者术前排尿排便。

3. 术前沟通

(1) 必要性:检查前准备和协助治疗。

(2) 风险:肠穿孔。

【操作方法】

1. 体位 在床上铺橡胶单及治疗巾或一次性尿垫,患儿取截石位,脱去一侧裤腿,在患儿后背、腰部垫软枕与便盆高度相近,臀下置便盆,用尿布覆盖患儿两腿间及便盆。

2. 插管 戴手套,润滑肛管,插入肛门,需通过直肠痉挛段进入扩张段。插管动作轻柔,遇到阻力时应将肛管退出少许,再次润滑,边注水边插管;切忌暴力强行插管,否则易引起肠穿孔。

3. 灌洗 用注洗器吸取灌肠液,连接肛管缓慢注入,反复灌洗,清除滞留的粪便和气体后拔出肛管。

4. 清理及记录

5. 术后沟通 进食少渣或无渣饮食,如发现患儿腹胀加重、腹痛或哭闹异常,面色苍白,口唇发绀,四肢冰凉等及时报告上级医生处理。

【注意事项】

(1) 灌肠前应认真评估患儿并签灌肠同意书。

(2) 灌肠前了解痉挛段的部位及长短以确定肛管插入深度。

(3) 插管动作轻柔,如有阻力,不可强行插入。

(4) 灌出量应大于或等于入量。

(5) 灌肠过程中注意保暖,保护患者隐私。

(6) 并发症观察及处理:注意保暖及病情观察,若出量少于入量,腹胀加重,肛管上带有血迹或灌肠液中有血丝,患儿哭闹异常,面色苍白,口唇发绀,四肢冰凉等,提示有肠穿孔,应立即停止操作,并报告医生采取急救措施。

(7) 每次液量≤100ml/kg。

【模型介绍】

三岁儿童模型人(详见第六节)。

第十一节 新生儿窒息复苏

窒息的本质是缺氧。低氧血症、高碳酸血症和酸中毒,多为胎儿窒息(宫内新生儿窒息:在生后1分钟内无呼吸,伴有窘迫)的延续。

新生儿活力评估:有活力是指呼吸规则或哭声响亮,心率>100次/分,肌张力好。(3项任何1项不好,为无活力。)

【适应证】

新生儿娩出后,立即进行快速评估(足月吗?有无自主呼吸或哭声?肌张力好吗?羊水清吗?),任何一项回答为“否”,即开始新生儿复苏。

【准备工作】

1. 器械及物品准备

（1）辐射式抢救台：早产儿设定温度33～35℃，足月儿设定温度32℃；预热10分钟以上。

（2）供氧装备：压缩氧源，可调节至5L/min；自动式充气囊：检查阀门组、减压阀是否工作，储气囊有无漏气；面罩：早产儿用小号，足月儿用大号。

（3）吸引装备：吸球、一次性黏液吸引管（8F或10F）、胎粪吸引管、负压吸引器（连接电源，调节至100mmHg，准备连接橡胶管及接头）。

（4）其他：毛巾、肩垫（2～3cm厚）、听诊器、新生儿喉镜（早产儿0号，足月儿1号，检查是否照明）、各种型号新生儿气管内导管、气管内导丝（备选）、脐带夹、脐静脉针头或脐静脉导管、插管包、胶布、剪刀、注射器（不同型号）、针头、胃管（一般为8F），有条件，可准备T-组合复苏器和脉氧监护仪。

（5）复苏常用药品：生理盐水、盐酸肾上腺素、乳酸林格氏液（备选）、O型Rh阴性红细胞悬液（备选）。

2. 医生及患者准备

（1）每个新生儿娩出时，均应有熟悉新生儿复苏操作的专业人员在场。

（2）高危新生儿娩出前，应通知新生儿复苏小组到产房或手术室待产。

3. 术前沟通，签署手术同意书

（1）必要性：负责新生儿复苏的医护人员与胎儿父亲或其他受委托的家属沟通，说明胎儿娩出过程对产妇及胎儿都是充满挑战的危险历程，约有10%的初生新生儿需要初步复苏才能开始规则呼吸，约1%需要进一步复苏操作才能开始规则呼吸，完成宫内状态向宫外生活的过渡。

（2）风险：因复苏失败而导致的新生儿死亡等。

【操作步骤】

1. 新生儿复苏过程　遵循"评估—决策—实施"循环往复原则，每个循环30秒。

2. 评估方法　首先，快速评估决定是否开始新生儿复苏（详见适应证）。根据"呼吸、心率、肤色"3项评估；其次，评价复苏效果（详见复苏流程图）。根据新生儿是否哭，判断有无自主呼吸，以及心率情况，其中心率是最重要评估指标，常采用"6秒心率"计数法；配备脉氧监护仪，可实时、准确监测心率和肤色。

3. 初步复苏

（1）具体操作：①保暖，新生儿放在辐射式抢救台上（不能盖毛巾或毯子），或者用预热的毯子裹住；产重<1500g的极低出生体重早产儿，应放在灭菌的塑料袋内。②开放气道，置肩垫于新生儿肩背部，上缘与肩上缘平齐，患儿处于"鼻吸气位"（轻度仰伸位，鼻尖与下颏同一水平）。③清理呼吸道，两挤一吸，先"口"后"鼻"；若使用黏液吸引管，一般12F～14F，压力≤100mmHg，持续不超过10秒。④擦干，用干毛巾，从头到脚轻轻蘸干全身，拿开湿毛巾，重新调整体位。⑤触觉刺激，轻拍或弹足底，或者轻轻摩擦后背或躯干两侧，2～3次即可。

（2）羊水粪染时，应立即评估新生儿活力，有活力者进行初步复苏；无活力者，予气管插管，用胎粪吸引管进行气管内吸引。

（3）评估呼吸、心率：若呼吸规则或哭声响亮，6 秒心率>10 次，则初步复苏成功，进入严密观察护理；否则，进行进一步复苏。实际上仅有约 10% 的初生新生儿需要进一步复苏。

4. 气囊-面罩加压给氧

（1）指征：①无呼吸或者喘息样呼吸；②60 次/分≤心率<100 次/分；③持续的中心性青紫。

（2）操作要点：①压力，新生儿窒息复苏囊容积为 250ml，而正压呼吸需要 20～25cmH_2O，故通常用 3 指挤压球囊，部位为球囊的后 1/2～2/3 位置，深度为球囊的 1/2～2/3；②频率，40～60 次/分，吸呼比 1∶1.5，口诀"1—2—3"(1"挤压"，2～3 "放开")；③注意观察胸廓起伏，若起伏不明显或心率无改善，立即检查有无漏气，重新摆好体位，抬高下颌，使患儿张嘴，吸引，加大压力(4 指挤压球囊)；④心率迅速增加提示正压通气有效。

（3）如果持续气囊—面罩呼吸>2 分钟，应常规插入胃管，末端开放，防止胃充盈。

5. 气管插管，皮囊加压给氧

（1）指征：①羊水粪染的无活力新生儿，需要气管插管吸引胎粪；②气囊-面罩加压给氧无效；③需要胸外按压；④需要气管内给药；⑤先天性膈疝等特殊情况。

（2）操作要点：整个过程要求 20 秒内完成。①左手持喉镜，拇指与前 3 指夹住喉镜(持笔式)，小指靠颏部稳定；镜片沿舌面右边进入(将舌头推至左边)，直至会厌软骨谷。②暴露声门，朝镜柄方向平行上抬整个镜片，小指或助手的示指下压环状软骨。③插管时，如果声门关闭，可采用 Hemlish 法，即助手用示指、中指在胸外按压部位向脊柱方向迅速按压 1 次，声门就会开放。④球囊挤压强度、频率同前。

表 6-11-1 不同胎龄体重新生儿气管导管特点

体重(g)	胎龄(wk)	导管内径(mm)	唇-端距离(cm)
≤1000	≤28	2.5	6
1000～2000	28～34	3	7
2000～3000	34～38	3.5	8
>3000	>38	4	9

（3）确定气管导管位置准确的方法：①胸廓起伏对称；②听诊双侧呼吸音对称，无胃部呼吸音；③呼气时导管内有雾气；④新生儿心率、反应好转。

6. 胸外心脏按压

（1）指征：100% 氧充分正压人工通气 30 秒，心率<60 次/分。

（2）操作要点：①按压位置，乳头连线下方胸骨，胸骨体下 1/3；②按压深度：胸骨下陷深度至少为胸部前后径的 1/3；③胸外按压与人工呼吸比例，3∶1，即 2 秒内 3 次按压、1 次呼吸，每分钟 90 次按压、30 次呼吸，共 120 个动作，主复苏者喊"1-2-3-吸"(2 秒)，与助手默契配合。放松时双手不得离开胸壁相应位置。

（3）手法：①拇指法(双手环抱法)。双手拇指指端压胸骨，双手环抱胸廓、支撑背部；不易疲劳，可较好控制下压深度。②双指按压法。右手示指、中指或者中指、无名指指尖按压胸骨，左手支撑背部；不受新生儿体形及操作者手大小限制，不影响脐部操作，但较容易疲劳。

7. 药物 新生儿复苏时，很少需要用药；建立有效、充分的通气是新生儿复苏的关键，即肺通气不足或严重缺氧是新生儿心动过缓的常见原因。

（1）肾上腺素：①指征，心跳停止，或正压人工呼吸+胸外心脏按压 30 秒，心率<60 次/分。②浓度，1∶10 000；剂量，(0.1～0.3)ml/kg 静脉推注，(0.3～1)ml/kg 气管内滴入；必要时，3～5 分钟可重复。③首选脐静脉注入；进行脐静脉置管时，用双指法进行胸外心脏按压。

（2）生理盐水扩容：①指征，新生儿对其他复苏措施无反应，且有低血容量表现(苍白，肢端冷，脉搏微弱，毛细血管充盈时间>6 秒)。②推荐生理盐水，大量失血者可选用 Rh 阴性 O 型血;10ml/kg;推注时间>5～10 分钟。

（3）新生儿复苏时,不推荐使用碳酸氢钠和纳诺酮(图 6-11-1)。

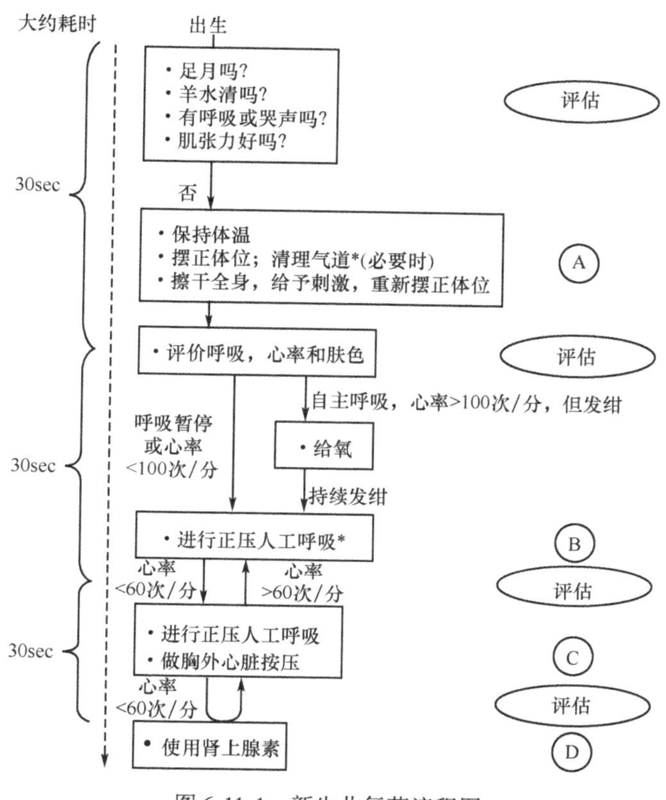

图 6-11-1 新生儿复苏流程图

* 在这些步骤中,可考虑使用气管插管

8. 术后沟通

（1）情形一:适合于初步复苏成功案例。

孩子刚出生时,有点发青,和(或)不哭(哭声小),和(或)羊水粪染,立即给予保暖、吸痰、吸氧,不到 1 分钟,面色就红润了,哭声大,评分正常。但是,孩子情况尚不稳定,需要送往婴儿室进一步观察护理,以便及时发现发绀、呛奶,甚至抽搐等情况,及时处置,有利于孩子尽快康复。

（2）情形二:适合于进一步复苏成功案例。

孩子刚出生时,有点发青,和(或)不哭(哭声小),和(或)羊水粪染,立即给予保暖、吸痰、吸氧,效果欠佳,立即给予:①皮囊加压给氧;②气管插管;③胸外心脏按压;④药物等,面色逐渐红润。但是,孩子情况尚不稳定,呼吸困难未完全缓解,需要送往新生儿重症监护室进行复苏后护理。因为围生期窒息的新生儿可能有多脏器损害的危险,需要密切监护并维持生命体征、内环境稳定,早期发现并控制心肺功能损伤、神经系统损伤、消化道出血等并发症,有利于孩子康复。是否完全康复,取决于损害的部位、程度,治疗反应,以及是否坚持随访、治疗,我们会竭尽所能帮助孩子恢复到最佳程度。进一步诊疗过程,孩子病情变化,我们会及时与家属联系,商讨进一步救治方案。所以,请家属务必保持通讯畅通。

(3) 情形三:复苏失败案例。

孩子出生就没有呼吸、心跳,全身青紫,刺激不哭,和(或)羊水粪染,立即给予保暖、吸痰、吸氧,无效;立即给予气管插管、皮囊加压给氧、胸外心脏按压,仍旧无效;立即给予肾上腺素气管插管内滴入,无效,由脐静脉注射肾上腺素,还是无效。很抱歉!虽然我们已经尽全力复苏抢救,孩子还是没有自主呼吸,心跳极其微弱,按国内外经验,积极复苏10分钟,新生儿不能恢复心跳,几乎没有希望存活;极少数即使有幸存活也将遗留严重后遗症。请考虑是否继续复苏抢救。

如果家属坚持继续抢救,则继续积极复苏抢救20分钟,新生儿心率仍无恢复,则宣布临床死亡。

【注意事项】

(1) 室温设定26~28℃。

(2) 复苏氧浓度:足月儿复苏仍推荐纯氧,早产儿复苏建议从低浓度氧(30%氧)开始。

(3) 脉搏氧饱和度监测:为在复苏过程中正确指导氧气的应用,强烈推荐使用脉搏氧饱和度监测,尤其对早产儿。

(4) 为确保正压通气的有效性,建议胸外按压前气管内插管。

(5) Apgar评分不能作为新生儿复苏开始及效果评估的指标。

(6) 新生儿心肺复苏前后均应与在场的家属进行沟通谈话。沟通内容:可能疾病、心肺复苏原因、复苏失败原因、成功后可能存在的风险。特别注意沟通语言:亲切,贴近家属,表现理解家属心情,增强家属信任。

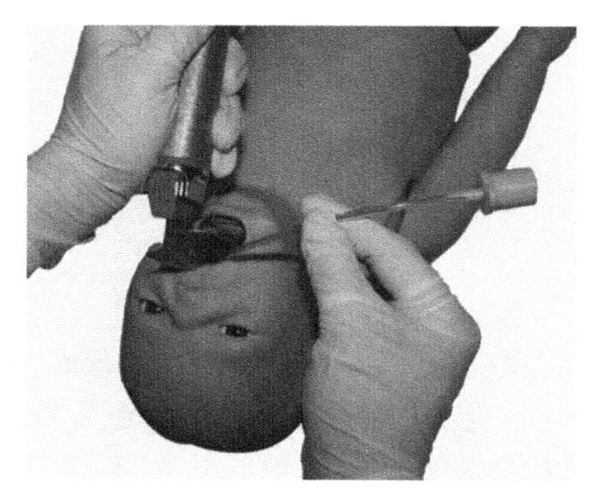

图6-11-2 气管插管术

【模型介绍】

危重新生儿模型

该模型为综合模型,可做多项操作训练,此仅介绍窒息复苏功能。

(一) 功能

(1) 可模拟发绀状态。

(2) 模拟心肺复苏:进行口对口吹气时,胸部可见起伏。

(3) 可做气管插管术(图6-11-2)。

(二) 结构与安装

危重新生儿模型为综合模型,可做多项操作训练(图6-11-3)。

(1) 将模型放置平台上,插上电源(图6-11-4)。

(2) 按压发绀按钮(图6-11-5)。

(三) 维护与保养

在行气管插管等操作时避免有力扯拉口腔,以免造成材料的损害。

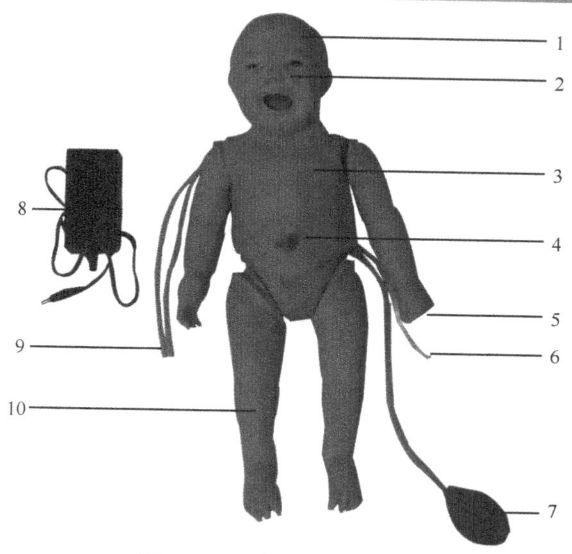

图 6-11-3　危重新生儿模型

1. 新生儿主体；2. 气管插管、鼻饲；3. 心肺复苏；4. 脐动脉搏动及护理；5. 发绀（四肢末端、两面颊）；6. 胃部出水管；7. 动脉压力气囊；8. 连接线；9. 静脉进、出水；10. 骨髓穿刺

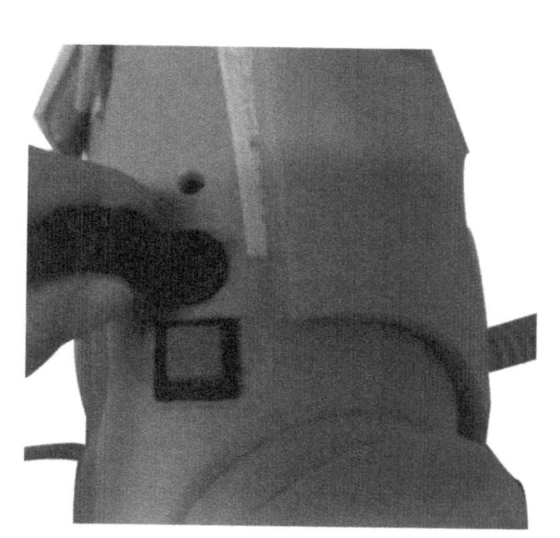

图 6-11-4　接通电源

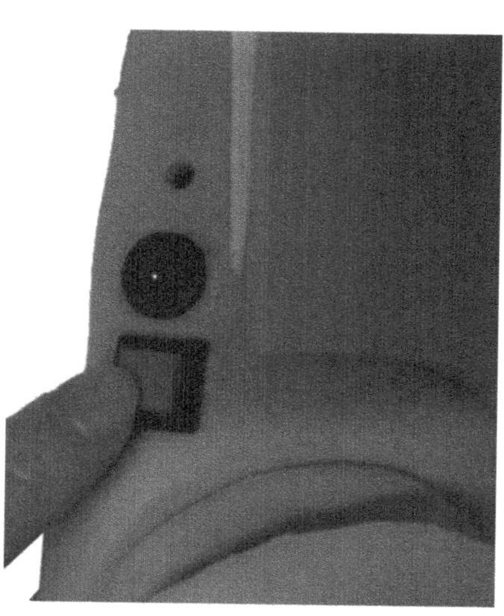

图 6-11-5　按压发绀按钮

第七章 麻醉专科操作技能

第一节 局部麻醉

局部麻醉也称部位麻醉，是指在患者神志清醒状态下，局麻药应用于身体局部，使机体某一部分的感觉神经传导功能暂时被阻断，运动神经传导保持完好或同时有程度不等的被阻滞状态。常见的局部麻醉有表面麻醉、局部浸润麻醉、区域阻滞、神经传导阻滞四类。沿手术切口线分层注射局麻药，阻滞组织中的神经末梢，称为局部浸润麻醉，在临床上最常用。

【适应证】

(1) 用于体表面积较小的手术。

(2) 有创伤性的检查和治疗术。

【禁忌证】

(1) 穿刺部位有感染、肿块者。

(2) 对局麻药过敏者。

【准备工作】

1. 器械及物品准备 口罩、帽子、手套、消毒液、敷料、穿刺针、注射器、局麻药液。为了防治严重呼吸、循环反应，须建立输液通道、接监护仪行心电血压监测，备简易呼吸器、面罩、吸引器、通气道、气管导管、咽喉镜、麻醉机等给氧设备，备急救药品(多巴胺、阿托品、肾上腺素等)。

2. 常用局麻药准备 根据手术时间选择应用于局部浸润麻醉的短时效(普鲁卡因或氯普鲁卡因)、中等时效(利多卡因、丁卡因)或长时效(罗哌卡因、丁哌卡因)的局麻药。常用局麻药浓度、剂量与用法见表7-1-1。

表 7-1-1 局部浸润麻醉常用局麻药

	普通溶液通普通			含肾上腺素溶液	
	浓度(%)	最大剂量(mg)	作用时效(min)	最大剂量(mg)	作用时效(min)
普鲁卡因	1.0~2.0	500	20~30	600	30~45
氯普鲁卡因	1.0~2.0	800	15~30	1000	30
利多卡因	0.5~1.0	300	30~60	500	120
丁哌卡因	0.25~0.5	175	120~240	225	180~240
罗哌卡因	0.2~0.5	200	120~240	250	180~240

3. 医生及患者准备 医生消毒操作室，保持环境安静，光线充足；衣帽口罩穿戴整齐，清洁洗手；核对患者信息(姓名、性别、年龄、相关病史资料、术前的必要检查核查)，缓解患者紧张情绪。通知护士做好护理准备。

4. 术前沟通,签署麻醉同意书

(1) 必要性:为行短小手术的简便易行、安全性大、患者清醒、并发症少和对患者生理功能影响小的麻醉方法之一。

(2) 风险:①局麻药过敏、心脏及中枢神经系统毒性反应;②穿刺部位损伤、出血、血肿;③穿刺部位感染或感染扩散;④阻滞不完全,改行或辅助其他麻醉方法的可能。

【操作方法】

1. 术前准备

(1) 术前用药:局部麻醉前用药主要包括镇静催眠药、抗胆碱能药,镇痛药,抗组胺药等。其主要目的在于消除患者紧张情绪,减轻操作时不适感,并可能使患者遗忘掉围术期经历,提高局麻药惊厥阈值。

(2) 监测:局部麻醉下患者进行以下监测,诸如一般情况,神志,心前区听诊,心电图(ECG)、无创血压、脉搏氧饱和度(SpO_2)等监测。

2. 局部浸润麻醉的操作　以24～25G皮内注射针刺入皮内,针头斜面紧贴皮肤,进入皮内以后推注局麻药液,造成白色的橘皮样皮丘,然后用22G长10cm穿刺针经皮丘刺入,分层注药,若需浸润远方组织,穿刺针应由上次已浸润过的部位刺入,以减少穿刺疼痛。注射局麻药液时应加压,使其在组织内形成张力性浸润,达到与神经末梢广泛接触,以增强麻醉效果。

3. 术后沟通　嘱患者平卧,监测生命体征。更重要的是注意观察潜在局麻药中毒症状,医师在用药后应经常与患者交谈以判断患者精神状态,若患者出现头昏、注意力分散或发音含糊不清、心慌时应引起医师的高度警觉。同时也应该通过测试痛觉消失情况以监测阻滞范围及效果。

【注意事项】

(1) 注入局麻药要逐层浸润,腹膜、肌膜下和骨膜等处神经末梢丰富,且常有粗大神经通过,所需局麻药液量大,必要时可提高局麻药液浓度。肌肉组织中痛觉神经末梢少,只要少量局麻药即可。

(2) 穿刺针进针应缓慢,改变穿刺针方向时,应先退针至皮下,避免针干弯曲或折断。

(3) 每次注药前应抽吸,以防局麻药液注入血管内。

(4) 每次注药量不要超过极量,以防局麻药毒性反应。局麻药液注毕后须等待4～5分钟,使局麻药作用完善,不应随即切开组织致使药液外溢而影响效果。

(5) 局部感染及癌肿部位不宜用局部浸润麻醉。

【模型介绍】

皮肤局部浸润麻醉训练模块

(一) 功能

(1) 三种表面印记,可以模拟不同的麻醉范围(图7-1-1)。

(2) 皮肤质感真实,进针感逼真。

(3) 配有特殊的有色药液,可精确的观察药物的浸润范围。

(4) 可与皮肤模块夹配合使用,防止滑动以稳固模块,并使皮肤具有真实的张力。

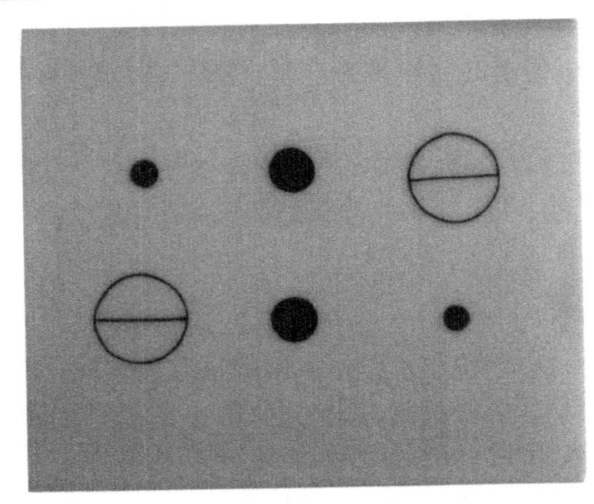

图 7-1-1　皮肤局部浸润麻醉训练模块

（5）局部浸润麻醉基本操作方法

1）先在手术切口线一端进针，针的斜面向下刺入皮内，注入药后形成橘皮样隆起，称皮丘。

2）将针拔出，在第一个皮丘的边缘再进针，如法操作形成第二个皮丘，如此在切口线上形成皮丘带。再经皮丘向皮下组织注射局麻药，即可切开皮肤和皮下组织。

（二）维护与保养

（1）注射时可用随模型附送的模拟药液或清水，严禁使用其他有颜色的液体。

（2）操作结束后请立即清洗模块及其下方海绵，用清水或中性肥皂水清洗即可，或用高纯乙醇配合软纸巾和软布擦拭污渍处。

第二节　神经及神经丛阻滞

【适应证】

臂丛神经阻滞适用于肩关节以下的上肢手术。

【禁忌证】

（1）穿刺部位有感染、肿瘤、严重畸形致解剖变异者。

（2）有凝血功能障碍者。

（3）对局麻药过敏者。

【准备工作】

1. 器械及物品准备　口罩、帽子、手套、消毒液、敷料、穿刺针、注射器、局麻药液。为了防治严重呼吸、循环反应，须建立输液通道、接监护仪行心电血压监测，备简易呼吸器、面罩、吸引器、通气道、气管导管、咽喉镜、麻醉机等给氧设备，备急救药品（多巴胺、阿托品、肾上腺素等）。

2. 医生及患者准备　消毒操作室，保持环境安静，光线充足；医生衣帽口罩穿戴整齐，清洁洗手；核对患者信息（姓名、性别、年龄、相关病史资料、术前的必要检查核查），缓解患者紧张情绪。通知护士做好护理准备。

3. 术前沟通，签署麻醉同意书

（1）必要性：行臂丛神经阻滞是进行上肢手术有效、可靠的麻醉方法之一，尤其对于时间短、创伤小的手术。

（2）风险：①局麻药过敏、中毒反应；②穿刺部位损伤、出血、血肿；③星状神经节、喉返神经、膈神经阻滞；④刺破胸膜致气胸；⑤高位硬膜外阻滞，甚至全脊麻；⑥阻滞不完全，改行其他麻醉方法的可能。

【操作方法】

1. 术前准备

（1）局麻药：1%～1.5% 利多卡因可提供 1 小时以上麻醉时间，若手术时间长，布比卡因或罗哌卡因可提供 4～8 小时麻醉，若加用 1∶200 000 肾上腺素，麻醉时间可延长至 8～12 小时。臂丛阻滞药物不必用太高浓度，而较大用量（40～50ml）便于药物鞘内扩散。

（2）监测：局部麻醉下患者进行以下监测，诸如一般情况、神志、心前区听诊、ECG、无创血压、SpO_2 等监测。

2. 臂丛神经阻滞　臂丛神经阻滞方法有肌间沟阻滞法、腋路阻滞法、锁骨上阻滞法和锁骨下血管旁阻滞法，以前两种方法最常用。

（1）肌间沟阻滞法：患者去枕平卧，头偏向对侧，患侧肩下垫薄枕，上肢紧贴身体，手尽量下垂以显露患侧颈部。先让患者抬头，显露胸锁乳突肌的锁骨头，在锁骨头后缘可触及一条小肌肉即前斜角肌，前斜角肌外缘还可触及一条大小相同的肌肉即中斜角肌，两者之间的凹陷即为前中斜角肌间沟。在锁骨上约 1cm 可触及一细柔横向行走的肌肉即肩胛舌骨肌，该肌与前、中斜角肌共同形成的一个三角形间隙，三角形底边处可触及锁骨下动脉搏动，穿刺点即该三角形靠近底边处，相当于环状软骨边缘第六颈椎水平。常规消毒皮肤、铺无菌巾。左手示指固定皮肤，右手持 3～4cm 的 22G 穿刺针，垂直皮肤刺入此沟，略向足侧（约 C_5 横突）推进，穿过浅筋膜后有落空感。若同时患者有异感则为较可靠的标志，若无异感，亦可缓慢进针，直达 C_6 横突，稍稍退针，接局麻药液注射器，回抽无血液，无脑脊液，无大量气体，即可注入局麻药 15～25ml（成人）。

（2）腋路阻滞法：患者去枕平卧，头偏向对侧，患肢外展 90°，屈肘 90°，手背贴床且靠近头部行军礼状，完全显露腋窝，在腋窝处摸到腋动脉搏动，取动脉搏动最高点为穿刺点。常规消毒，铺无菌巾，左手固定腋动脉，右手持 22G 穿刺针，垂直刺入皮肤，斜向腋窝方向，针与动脉夹角 20°，缓慢进针，直到有筋膜落空感，针头随动脉搏动摆动或出现异感，左手固定针头，右手接预先备好的局麻药液注射器，回抽无血，注入局麻药 30～35ml。注射完毕腋部可出现一梭状包块，证明局麻药注入腋鞘内，按摩局部，帮助药物扩散。

3. 术后沟通　嘱患者平卧，监测生命体征，询问有无头昏、眼花、发音含糊不清、心慌等不适，监测血压、ECG、SpO_2 等，以了解有无局麻药中毒可能及呼吸、循环功能的抑制。测量痛觉消失平面，以了解阻滞范围及效果。以上情况做好相应记录。

【注意事项】

（1）操作前建立静脉通道，并备急救药物及给氧设备以保安全。

（2）根据手术部位的需要，选用不同的臂丛阻滞方法。

(3) 局麻药用量不可超过极量，注射前要回抽，防止误入血管或吸收过快导致中毒反应。

(4) 熟悉解剖，减少副损伤，如血肿、神经损伤。

(5) 臂丛阻滞有误入蛛网膜下腔和硬膜外间隙及损伤胸膜致气胸的可能性，应加强对呼吸及循环的观察和监测。

(6) 禁忌同时行双侧臂丛阻滞。

第三节　硬膜外间隙穿刺术

椎管内麻醉系将局麻药注入椎管内的不同腔隙即蛛网膜下腔和硬膜外间隙，使脊神经所支配的相应区域产生麻醉作用，称为蛛网膜下腔阻滞和硬膜外阻滞。硬膜外间隙阻滞可根据手术部位，选择不同的穿刺点，产生从颌下至足部的选择性脊神经的阻滞，可进行除头部以外的任何手术，解决临床各种常见手术的麻醉问题。硬膜外间隙阻滞产生的运动阻滞，由于选用的药物、浓度、剂量和注射节段不同，可以表现为完全或不完全阻滞。行硬膜外间隙穿刺术进行硬膜外阻滞是国内目前常用的麻醉方式之一。

【适应证】

(1) 外科手术：主要用于下腹部及以下的手术，包括泌尿、妇产及下肢手术。

(2) 镇痛：包括术后镇痛、产科镇痛及一些慢性疼痛的治疗。

【禁忌证】

(1) 精神病以及小儿等不能合作的患者。

(2) 低血容量：由于失血、血浆或体液丢失，导致低血容量，一旦给予硬膜外阻滞，其交感阻滞作用使血管扩张，迅速导致严重的低血压。

(3) 穿刺部位感染：可能使感染播散。

(4) 低凝状态：容易引起硬膜外腔出血、硬膜外腔血肿。

(5) 穿刺部位有脊柱外伤或有严重腰背痛病史者，禁用；脊柱畸形者慎用。

(6) 肥厚梗阻型心肌病、严重主动脉狭窄等心脏疾病。

【准备工作】

1. 器械及物品准备　口罩、帽子、手套、一次性使用的灭菌硬膜外穿刺包（硬膜外穿刺针、硬膜外导管、供穿刺皮肤用的15G粗注射针头一枚、内径小的玻璃接管一个以观察硬膜外负压、5ml玻璃空针、5ml和20ml注射器各一个、无菌单两块、消毒用刷三把、纱布及棉球数个等），此外，为了防治严重呼吸、循环反应甚至全脊麻，须建立输液通道、监测生命体征的监护仪、麻醉机等给氧设备、急救药品（多巴胺、阿托品、肾上腺素等）。

2. 医生及患者准备　消毒操作室，保持环境安静，光线充足；衣帽口罩穿戴整齐，清洁洗手；核对患者信息（姓名、性别、年龄、相关病史资料、术前的必要检查核查），缓解患者紧张情绪。通知护士做好护理准备。

3. 术前沟通，签署麻醉手术同意书

(1) 必要性：行硬膜外间隙穿刺术进行硬膜外阻滞以行手术麻醉或术后镇痛，是有效、可靠的方法之一，能为手术提供镇痛、肌松的条件。

(2) 风险：①局麻药过敏、中毒；②穿刺部位损伤、腰痛；③硬膜外血肿、感染；④严重呼吸、循环抑制,甚至全脊麻;⑤硬膜外阻滞失败,行其他麻醉方法。

【操作方法】

1. 术前准备

(1)体位:穿刺体位有侧卧位及坐位两种,临床上主要采用侧卧位,具体要求为两手抱膝,大腿紧贴腹壁,头尽量向胸部屈曲,使穿刺部位向后弓成弧形,棘突间隙张开,便于穿刺。背部与床面垂直,平齐手术台边沿。

(2)穿刺点的选择:根据手术部位选定,一般取支配手术范围中央的脊神经相应的棘突间隙。取两侧髂嵴最高点的连线为第4腰椎棘突或腰3~4棘突间隙,向头侧倒数确定棘突间隙。还可参考下列体表解剖标志,①颈部最大突起的棘突为第7颈椎棘突;②两侧肩胛冈连线为第3胸椎棘突;③肩胛角连线为第7胸椎棘突。由以上标志向尾侧或头侧数。

2. 硬膜外间隙穿刺术 消毒范围:穿刺前必须严格消毒皮肤,消毒范围上可至肩胛下角,下至尾椎,两侧至腋后线。消毒后穿刺点处需铺孔巾或无菌单。

(1)操作方法

1)直入法:在选定棘突间隙中点处做皮丘,然后再做深层浸润。因硬膜外穿刺针较粗且钝,刺透皮肤和棘上韧带常有困难,可先用15G锐针刺破皮肤和韧带,再将硬膜外穿刺针沿针眼刺入。针的刺入位置必须在脊柱的正中矢状线上。针尖所经的组织层次依次为皮肤、皮下、棘上及棘间韧带,穿透黄韧带有阻力骤然消失感,提示进入硬膜外间隙。

2)侧入法:颈椎、胸椎上段及腰椎的棘突相互平行,多主张用直入法;胸椎的中下段、棘突呈叠瓦状,间隙狭窄,穿刺困难时可用侧入法。老年人棘上韧带钙化,脊柱弯曲受限者,一般宜用侧入法。侧入法是在棘突间隙中点旁开0.5~1.0cm处进针,避开棘上韧带和棘间韧带,经黄韧带进入硬膜外间隙。

(2)硬膜外间隙的确定:穿刺针到达黄韧带后,根据阻力的突然消失、负压的出现以及无脑脊液流出等现象,即可判断穿刺针已进入硬膜外间隙。

当穿刺针抵达黄韧带时,阻力增大,并有韧性感。这时可将针芯取下,接上盛有生理盐水内有一小气泡的玻璃注射器,推动注射器芯,有回弹感觉,同时气泡缩小,液体不能注入,表明针尖已抵达黄韧带。这时可继续缓慢进针,反复推动注射器芯作试探。一旦突破黄韧带,即有阻力顿时消失的“落空感”,同时玻璃注射器内小气泡在推动注射器芯时不缩小,注液及注气可毫无阻力,表示针尖已进入硬膜外间隙。

3. 连续硬膜外阻滞置管方法 确定针尖已进入硬膜外间隙后,即可经针蒂插入硬膜外导管。插管前应根据拟定的置管方向调整好针蒂小缺口的方向。若拟向头侧置管,针蒂小缺口应转向头侧;反之,如拟向尾侧置管,小缺口应转至尾侧。导管的插入长度以3~5cm为宜,插入太短退针时导管易被带出且影响麻醉阻滞效果。

插管操作步骤:①插管时应先测量皮肤到硬膜外间隙的距离。将穿刺针全长(一般为10cm)减去针蒂至皮肤的距离即得。②操作者以左手背贴于患者背部,以拇指和示指固定穿刺针,用右手拇指、示指持导管的头端,其余3指夹住导管尾端,经针蒂插入针腔,进至10cm处稍有阻力,表示导管已到达针尖斜口,稍用力推进,继续缓慢插入3~5cm。③拔针时,应固定好导管,直到将针退出皮肤。④导管尾端接上注射器,注入少许生理盐水,阻力应较小，回吸无血或脑脊液，表示导管通畅，位置正确，即可固定导管。

4. 术后沟通 监测生命体征，硬膜外注入局麻药试验剂量3～5ml，询问有无不适，监测血压、ECG、SpO_2等，测量痛觉减退平面，根据试验量的效果及全脊麻的排除，继续给予局麻药以满足手术或镇痛需要。以上情况做好相应记录。

【注意事项】

（1）术前建立静脉通道，并备急救药物以保安全。

（2）严格掌握绝对禁忌证及区别相对禁忌证。

（3）熟悉解剖，减少副损伤，逐层进入，切忌盲目追求“一针到位”。

（4）穿刺遇到困难，要考虑体位是否适当，直入法不行可换用侧入法，本间隙不行可改用相邻间隙，必要时寻求上级医师帮助，忌“直线型思维”。

（5）穿刺置管成功后，即应注入试验剂量3～5ml，硬膜外间隙注入局麻药5～10分钟内，在穿刺部位的上下、左右各2、3节段的皮肤支配区可出现感觉迟钝；针刺皮肤测痛可得知阻滞的范围和效果，由此初步确认硬膜外阻滞的有效性及对药物耐受性以指导是否继续追加用药，此外还能排除误入蛛网膜下腔的可能，后者引起全脊麻。

【模型介绍】

硬膜外间隙穿刺模型

（一）功能

（1）解剖标志明显，可清晰触及髂后上嵴、腰椎棘突、椎间隙等，便于操作定位（图7-3-1）。

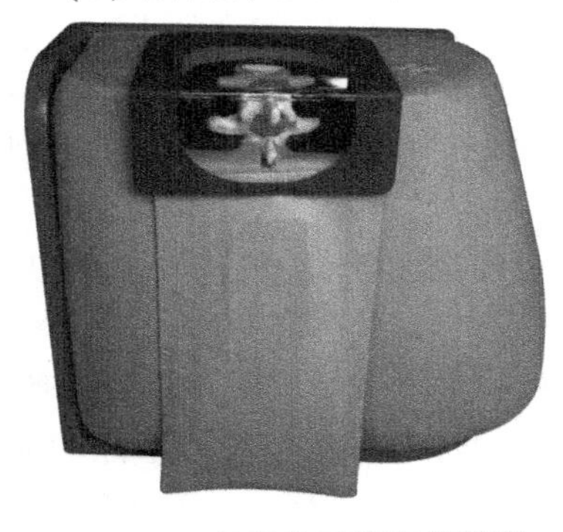

图7-3-1 硬膜外间隙穿刺模型

（2）真实的穿刺层次，按顺序依次为皮肤、皮下脂肪层、肌肉层、黄韧带、椎管进入硬膜外隙。

（3）体位：该模型提供固定的夹子使之呈两种常见的体位进行穿刺（立位、卧位）。

（4）腰1、2是裸露的，便于观察脊椎的形态结构。

（5）腰3～5是功能位，可进行以下操作：

1）全身麻醉。

2）椎管内麻醉，包括：蛛网膜下腔阻滞（鞍区麻醉、腰麻）、硬膜外阻滞、骶管阻滞、蛛网膜下腔与硬膜外腔联合阻滞。

3）腰椎诊断性穿刺：抽取脑脊液进行各项生化、细菌等检查。

4）腰椎治疗性穿刺：可注入药物、放取适量脑脊液、引流血性脑脊液等进行治疗。

（6）穿刺：腰椎穿刺一般选择第3～4腰椎棘突间隙或第4～5腰椎棘突间隙。穿刺部位严格无菌操作（消毒液以清水代替为宜），在进行穿刺时，最好在穿刺部位涂抹适量的润滑油，可减少张力，以便顺利进针，将腰椎穿刺针（套上针芯）沿腰椎间隙垂直进针（针尖斜面向上），推进4～5cm深度或感到阻力突然下低时，提示针尖已进入蛛网膜下腔，拔出针芯，让“脑脊液”自动流出，穿过黄韧带时，进针落空感明显。

（7）正确穿刺时可抽出模拟脑脊液。

（8）皮肤及黄韧带可更换，操作方便简单。

（二）结构与安装（图 7-3-2）

（1）将输液袋的液体夹夹紧，向输液袋中注入“脑脊液”，然后将输液袋悬挂在距离模型大约 45cm 的高度。

（2）充盈“脑脊液”：将输液管末端的胶管润滑（使用润滑油）后插入脊柱上段的接口，打开阻液夹，使输液袋中的“脑脊液”流入脊柱内，当液体充满，从其旁边的通气小管涌出的时候，盖紧通气小管的盖子，此时“脑脊液”充盈完毕（图 7-3-3）。

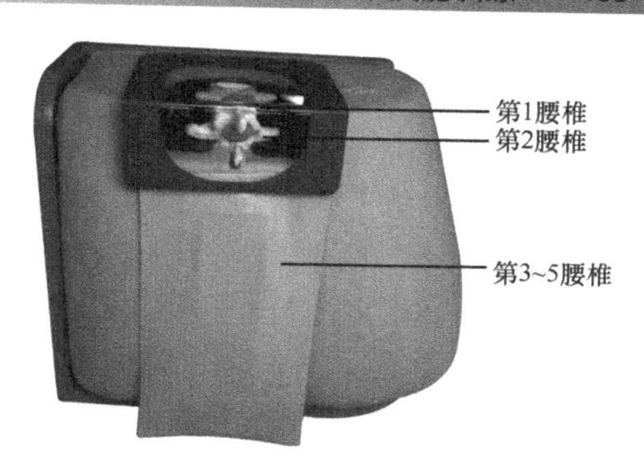

图 7-3-2　模型各部结构

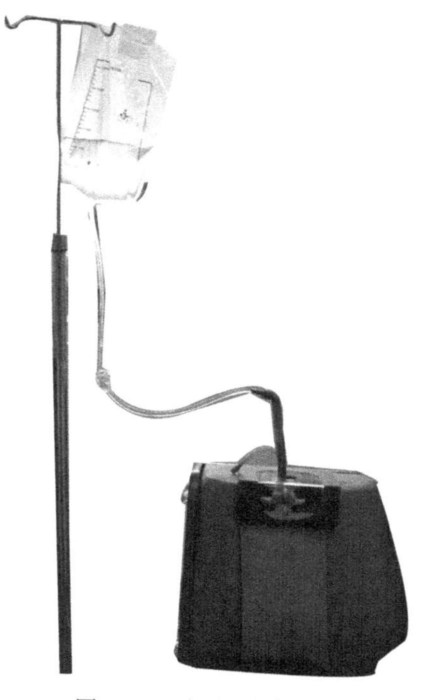

图 7-3-3　充盈“脑脊液”

（三）维护与保养

（1）模型使用完后，拆断模型与模拟血袋的连接，用干棉球擦干模型的外皮和穿刺部位。

（2）操作完毕后，请将其中的“脑脊液”倒出（倒置数秒）清洁后晾干保存。

第四节　静脉全身麻醉的实施

目前，麻醉医生主要通过静脉和（或）呼吸道给药来对患者实施全身麻醉。静脉全身麻醉是指将一种或几种药物经静脉注入，通过血液循环作用于中枢神经系统而产生全身麻醉的方法，是目前常用的麻醉方法。

【适应证】

（1）心血管手术：如冠状动脉搭桥手术、先心病及瓣膜病手术、大血管手术。

（2）其他手术：颅脑外科手术、眼科手术、口腔颌面外科手术、普外科手术。

（3）特殊患者的麻醉：如老年与高危患者，小儿及不合作者，烧伤患者等。

（4）行局部麻醉/椎管内麻醉过程中的镇痛、镇静或前两者存在禁忌时。

（5）其他小型手术或诊断、治疗性操作：无痛人流术、胃镜检查等。

【禁忌证】

（1）对于怀孕患者的麻醉，包括剖宫产，以不用为好。

（2）呼吸功能不全患者慎用。

（3）高龄患者慎用。

【准备工作】

1. 器械及物品准备及检查　须建立输液通道供输液、给药，接监测仪行 BP、ECG、SpO_2 等监测，开启麻醉机给氧、通气。口罩、帽子、手套、一次性使用的气管内插管包（合适的气管导管、吸痰管、管芯、牙垫、胶布、口咽通气道、给套囊注射空气的空针、纱布数块等)，麻醉医师应挂听诊器，备喉镜及镜片、面罩，开启吸引器。此外，还应注意以下检查，如气管导管套囊是否漏气，麻醉机是否有氧气供应及回路是否漏气，面罩是否合适或漏气等。

2. 药品准备 静脉麻醉药、麻醉性镇痛药、肌松药及急救药品(多巴胺、硝酸甘油、阿托品、肾上腺素等)，每种药应标注名称、浓度。

3. 医生及患者准备 消毒操作室，保持环境安静，光线充足；医生衣帽口罩穿戴整齐；核对患者信息(姓名、性别、年龄、相关病史资料、术前的必要检查核查)，缓解患者紧张情绪。通知护士做好护理准备。

4. 术前沟通，签署麻醉同意书

(1) 必要性：行静脉全身麻醉是一种是有效、可靠的麻醉方法，能为手术提供意识消失、镇痛、肌松及抑制伤害感受引起反射等的良好条件。

(2) 风险：①麻醉药过敏、中毒；②气管内插管导致口、咽喉及气管损伤，甚至牙齿脱落；③血压剧烈波动、心律失常、心肌梗死或心衰等；④呼吸抑制、呼吸道阻塞、气道(喉、支气管)痉挛、肺不张、肺水肿等；⑤脑梗死、脑出血、苏醒延迟等。

【操作方法】

1. 方法

(1) 单次注入：指一次注入足量的静脉麻醉药，以迅速达到适宜的麻醉深度，多用于麻醉诱导和短小手术。此方法操作简单方便，但容易用药过量而产生循环、呼吸抑制等不良反应。

(2) 分次注入：指先静脉注入较大剂量的静脉麻醉药，使达到适宜的麻醉深度后，再根据患者的反应和手术的需要分次追加麻醉药，以维持一定的麻醉深度。它具有起效快、作用迅速及给药方便等特点。但是此方法血药浓度会出现锯齿样波动，患者的麻醉深浅也会因此而波动。

(3) 连续注入：包括连续滴入或泵入，是指患者在麻醉诱导后，采用不同速度连续滴入或泵入静脉麻醉药的方法来维持麻醉深度。本方法避免了分次给药后血药浓度高峰和低谷的跌宕波动，不仅减少了麻醉药效周期性的波动，也有利于减少麻醉药的用量。滴速或泵速的调整能满足不同的手术刺激需要。在临床上常将单次注入和连续注入结合起来使用，以尽快地达到所需的血药浓度，并以连续输注来维持该浓度。

(4) 靶控输注(target controlled infusion，TCl)：指在输注静脉麻醉药时，以药代动力学和药效动力学原理为基础，通过调节目标或靶位(血浆或效应室)的药物浓度来控制或维持适当的麻醉深度，以满足临床麻醉的一种静脉给药方法。

2. 静脉全麻的实施 临床上的静脉全麻往往是多种静脉麻醉药的复合使用，而全凭静脉麻醉(total intravenous anesthesia，TIVA)则是静脉复合麻醉的一个经典代表。

(1) 麻醉用药：合理的麻醉前用药一般包括镇静药和抗胆碱能药物等，如在手术室内麻醉前静脉给予阿托品 0.25mg(或长托宁 0.5mg)、地塞米松 5~10mg。

(2) 麻醉诱导：依托咪酯、咪达唑仑、异丙酚均可用于麻醉诱导。异丙酚的降压作用明显，起效快，持续时间短，是麻醉诱导抑制心血管反应的良好药物。如果要进行气管内插管，由于插管操作要高于外科手术刺激，因而麻醉诱导所需要的血药浓度可能会大于术中麻醉维持所需的血药浓度。异丙酚和芬太尼的峰效时间分别为 2.2 和 3.6 分钟，如果按合理的顺序并以适当的间隔注入芬太尼和异丙酚，则能在两药峰效应时进行气管插管从而最大程度地减轻插管时的应激反应。静脉注射肌松药以便施行气管内插管。我们常采用的麻醉诱导用药顺序及剂量：肌松药维库溴铵（0.1mg/kg）-咪唑安定（0.02～1.5mg/kg）-芬太尼（4μg/kg）-异丙酚（1～2mg/kg），给完药1min后行气管内插管。

（3）麻醉维持：利用麻醉药静脉连续滴入或泵入来维持患者的麻醉，需要两方面的剂量，即从中央室消除的药物剂量；加上向外周室转运的药物剂量。完善的麻醉在确保患者生命体征稳定前提下，至少应该做到意识消失、镇痛完全、肌肉松弛以及自主神经反射的抑制。完善的静脉全身麻醉主要涉及三大类药：一是静脉全麻药，如异丙酚、咪达唑仑等；二是麻醉性镇痛药，如芬太尼、瑞芬太尼等阿片类药物；三是骨骼肌松弛药，如去极化肌松药琥珀胆碱及非去极化肌松药维库溴铵、阿曲库铵等。我们采用的麻醉维持方案：异丙酚[4～5mg/(kg·h)]泵注，瑞芬太尼（400～600μg/h）泵注，间断给予肌松药。

（4）麻醉恢复：静脉麻醉后，患者苏醒时间与中央室（血浆）麻醉药的浓度密切相关。按等效剂量单次注入给药，恢复快慢的顺序为：异丙酚、依托咪酯、硫喷妥钠、咪达唑仑、氯胺酮。对于较长时间持续输注麻醉药物，其血药浓度下降的快慢则不仅取决于分布半衰期和清除半衰期，还与其外周室是否迟钝有关。

我们的麻醉恢复方案：关腹、胸前予以肌松药，缝皮时，麻醉药泵注速度减半；手术结束时停止药物输注。吸痰时，患者有呛咳反应，予以阿托品、新斯的明拮抗肌松药，待患者呼吸恢复，再予氟马西尼拮抗咪唑安定、多沙普仑兴奋呼吸中枢以催醒，患者恢复呼吸，吸空气 SpO_2 达到95%以上，睁眼，能听指令，观察15分钟后，再次吸痰，拔出气管导管。再次观察15分钟，一般情况、意识、呼吸、SpO_2 正常后，最后送回普通病房。

3. 麻醉后沟通 嘱患者平卧至完全清醒，必要时头偏向一侧，继续监测生命体征，吸氧，如有呼吸困难或意识异常联系麻醉科，必要时术后1天内随访。

【注意事项】

（1）利用静脉麻醉来实施麻醉诱导时首先应强调个体化原则，药物的选择和剂量以及注射速度应根据患者的具体情况来调整，如体重、年龄、循环状况、术前用药等，避免心血管反应波动过大。

（2）麻醉维持时单靠某一类麻醉药是行不通的，这就需要麻醉药的联合使用，这也是平衡麻醉所倡导的原则，它不仅可以最大限度地体现每类药物的药理作用，而且还可减少各药物的用量及不良反应，并可产生明显的协同作用。

（3）由于伤害刺激在术中并非一成不变，因此应根据具体情况选择合适的靶浓度，且预先主动调节靶浓度以适应即将出现的强刺激比等到出现伤害刺激后才去被动调节其效果要好得多。

（4）还应注意预防麻醉中知晓的问题：包括外显记忆和内隐记忆。

（5）良好的恢复除了迅速，还应没有不良反应，并尚存足够的镇痛作用。异丙酚恢复期不良反应最少。氯胺酮及依托咪酯麻醉后，苏醒期常出现躁动，咪达唑仑可以较好地减少这些不良反应，但使得恢复延迟。氟哌利多可能会增加噩梦的发生率。患者在恢复期出现躁动首先应该排除缺氧、二氧化碳蓄积、伤口痛及尿潴留膀胱膨胀，脑疾患、精神病病史。

【模型介绍】

详见第三章第九节“静脉输液技术操作”模型

附注　模型维护通用指南

本书介绍的所有模型通用维护指南：

(1) 可以用清水或中性肥皂液去除皮肤上的一般污渍，或用高纯乙醇配合软纸巾和软布擦拭污渍处。

(2) 请不要用利器切割模型，请避免酸性、碱性、氧化性液体接触模型，以免造成模型老化、变色。

(3) 避免模型与印刷制品接触，不要在模型皮肤表面用圆珠笔做标记，这样的标记无法被清除。

(4) 操作结束后，请将模型安放在通风干燥处，避免放置在潮湿或太阳曝晒的地方，以防影响使用寿命。

(5) 在模型上进行练习时，请像对待真人一样细心呵护，以增加模型的使用寿命。

第二篇　临床基本技能训练评分细则

第一章　急救基本技能

第一节　成人心肺复苏评分细则

学号：　　　　　　考生姓名：　　　　　　成绩：　　　　　　监考老师：　　　　　　年　　月　　日

项目		标准分	扣分细则		扣分	备注
准备	仪表端庄，服装整洁	2	服装不整洁	-1		
	用物准备：急救药箱、复苏囊、氧气、除颤仪等	3	每少一样	-1		
评估	首先评估现场安全	3	未评估	-3		
	判断患者意识：轻拍患者双肩呼叫“你怎么啦？”	3	未判断	-3		
	检查是否有（正常）呼吸：观察患者胸廓起伏5～10秒	4	未检查	-4		
呼救，启动急救医疗系统	大声呼救：院外拨打120；院内呼叫急救小组，携带简易呼吸器、除颤仪	3	未呼救	-3		
复苏体位	松解衣服	2	未松解衣服	-2		
	病人仰卧于硬板床头，去枕平卧，颈躯干无扭曲，医生与患者位置正确	3	每一项未做	-1		
检查脉搏	检查脉搏：成人触摸颈动脉，检查有无搏动，检查时间不超过10秒	5	未检查	-5		
			位置不对	-2.5		
			时间长	-2.5		
胸外按压（C）	按压部位：胸骨中下1/3交界处	5	部位不对	-5		
	按压深度：胸骨下陷深度至少为胸部前后径的1/3（成人至少5cm）	5	深度不够	-5		
	按压频率：≥100次/分	5	方法不对	-5		
	按压方法：双手按压法	5	一项不对	各-1		
	按压要点：①肘关节伸直，保证每次按压的方向与胸骨垂直；②每次按压重新定位、松弛时手不离按压部位，不做冲击式按压；③平稳按压、下压与放松时间相等；④保证每次按压后让胸部充分复原；⑤尽量减少中断按压的频率和时间	5				

续表

项目		标准分	扣分细则		扣分	备注
开放气道(A)	将患者头偏向一侧,清除口鼻腔分泌物	5	未做	−5		
	开放气道(仰头举颏法、推举下颌法)	5	未开放气道	−5		
人工呼吸(B)	复苏囊加压通气:复苏囊、面罩选择是否适合;用法是否正确(EC法);面罩是否密封;胸廓是否有起伏;每次通气时间应为2秒	10	一项未做到	−2		
	胸外按压与人工呼吸比:30∶2	5	比例错误	−5		
	如有2人以上救护人员,应每2分钟交替按压,交换不超过5~10秒	2	未交换	−2		
复苏后评估处理	2分钟(5个循环CPR)后评估脉搏、呼吸和颜面、口唇颜色等,判断心肺复苏是否有效	4	未评估	−4		
	报告复苏成功,协助患者取合适卧位,整理床单及用物,转运、进行进一步高级生命支持	3	未做	−3		
	记录(时间、病情等)、签名	3	未做	−3		
整体评价	操作熟练、规范、急救意识强	2	操作不规范	−2		
	从拍患者双肩到最后两次人工呼吸结束总体时间:		急救意识差	−2		
	150~160秒	5				
	161~165秒	4				
	166~170秒	3				
	>170秒	2				
	<150秒	4	回答不熟悉	−3		
	相关知识提问	3				
总分		100	实得分			

第二节　儿童心肺复苏评分细则

学号：　　　　考生姓名：　　　　成绩：　　　　监考老师：　　　　年　　月　　日

项目		标准分	扣分细则		扣分	备注
准备	仪表端庄，服装整洁	2	服装不整洁	-1		
	用物准备：急救药箱、复苏囊、氧气、除颤仪等	3	每少一样(最多扣3分)	-1		
评估	首先评估现场安全	2	未评估	-2		
	判断患者意识：轻拍患者双肩呼叫“你怎么啦？”	3	未判断	-3		
	检查是否有(正常)呼吸：观察患者胸廓起伏5~10秒	5	未检查	-5		
呼救，启动急救医疗系统	大声呼救：“来人啦”，“救人啦”	4	未呼救	-4		
复苏体位	松解衣服	3	未松解衣服	-3		
	患者仰卧于硬板床头，去枕平卧，颈躯干无扭曲，医生与患者位置正确	3	每一项未做	-1		
检查脉搏	检查脉搏：年长儿触摸颈动脉，婴幼儿触摸肱动脉，检查有无搏动，检查时间不超过10秒	5	位置不对 时间长	-2.5 -2.5		
胸外按压(C)	按压部位：婴儿，乳头连线下方胸骨；儿童，胸骨下半部分	5	部位不对	-5		
	按压深度：胸骨下陷深度至少为胸部前后径的1/3（婴儿约为4厘米，儿童约为5cm）	5	深度不够	-5		
	按压频率：≥100次/分(新生儿120次/分)					
	按压方法：双指按压法、双手环抱法、单掌按压法、双手按压法	5				
	按压要点：①肘关节伸直，保证每次按压的方向与胸骨垂直；②不改变按压部位、松弛时手不离按压部位，不做冲击或猛式按压；③平稳按压、下压与放松时间相等；④保证每次按压后让胸部充分复原；⑤尽量减少中断按压的频率和时间	5 5	方法不对 一项不对	-5 各-1		

续表

项目		标准分	扣分细则		扣分	备注
开放气道(A)	清除口鼻腔分泌物	5	未做	−5		
	开放气道(压额提颏、托下颌)	5	未开放气道	−5		
人工呼吸(B)	复苏囊加压通气:复苏囊、面罩选择是否适合;用法是否正确(EC法);面罩是否密封;胸廓是否有起伏;每次通气时间约1秒	10	一项未做到	−2		
	胸外按压与人工呼吸比:新生儿,3∶1;婴儿和小儿:单人,30∶2,双人,15∶2;>12~14岁,30∶2	5	比例错误	−5		
	如有2人以上救护人员,应每2分钟交替按压,交换时间不超过5秒	2	未交换	−2		
复苏后评估处理	2分钟后评估脉搏、呼吸和颜面、口唇颜色等,判断心肺复苏是否有效	4	未评估	−4		
	报告复苏成功,协助患者取合适卧位,整理床单及用物,转运、进行进一步高级生命支持	3	未做	−3		
	记录(时间、病情等)、签名	3	未做	−3		
整体评价	1. 操作熟练、规范、急救意识强	4	操作不规范	−4		
	2. 相关知识提问	4	回答不熟悉	−4		
总分		100	实得分			

第三节　气管插管评分细则

学号：　　　　考生姓名：　　　　成绩：　　　　监考老师：　　　　年　　月　　日

项目		标准分	扣分细则		扣分	备注
操作前	患者体位摆放得当，压额抬颏，气道开放满意体位保持好、无回位	5	手法不正确	-2.5		
			气道未开放	-2.5		
	皮囊辅助呼吸，去痰给氧：动作正确，面罩位置恰当，通气时无漏气	5	通气时气道未开放	-2.5		
			面罩漏气	-2.5		
			胸廓无起伏	-5		
	准备动作流畅、操作轻柔，相关物品放置有序	5	准备过程不熟练	-2		
			未遵守无菌原则	-3		
	气管导管及喉镜镜片选择得当；检查喉镜灯光良好、关闭灯光备用；气管导管塑形满意，检查导管气囊是否漏气，充分润滑气管导管；准备牙垫；准备胶布；挂听诊器。准备时间不超过2分钟	10	不合适的气管导管	-1		
			不适合的喉镜镜片	-1		
			未检查灯光	-2		
			导管塑性不好	-1		
			未检查气囊是否漏气	-1		
			未润滑气囊	-1		
			器械准备不齐，每漏一项	-1		
			准备顺序颠倒	-2.5		
			气囊漏气的导管用于插管	-10		
			准备时间超过2分钟	-2.5		
操作过程	喉镜使用得当，手柄握位恰当；镜片深度适中；不能撬动门齿，声门暴露充分	15	持握喉镜方法错误	-5		
			镜片深度过深或过浅	-2.5		
			撬动门齿	-5		
			声门暴露不良	-2.5		
	气管导管进入深度适当，模拟人未出现单肺通气	10	气管导管插入过深	-10		
			气管导管插入过浅	-5		

续表

项　目		标准分	扣分细则		扣分	备注
操作过程	气管导管准确进入气管;误入食管	15	未插入气管 重复操作动作	-15 -10		
	充气气囊压力适中	2.5	压力过高或过低	-2.5		
	听诊双肺尖确认导管位置正确;正确放置牙垫(固定翼不可压迫口唇)并撤出喉镜;轻柔复位头颅;正确固定导管(胶布长短合适、粘贴牢靠、不可粘住嘴唇)	10	未听诊确认 牙垫放置不正确 未复位 固定不良 未固定 胶布长度不适 胶布未粘牢 胶布粘住嘴唇	-2.5 -2.5 -2.5 -1 -2.5 -1 -1 -1		
	插管时间:从开始插管(打开喉镜)至插管完毕、开始第一次有效气囊通气全操作过程不超过 20 秒	15	插管后套囊未充气就进行通气 插管后未确认到位即放置牙垫-5、退出喉镜	-10 -10		
	插管时间<10 秒	2.5	插管过程超过 20 秒,每超 1 秒	-1		
整体评价	态度:是否认真、仔细、负责	2.5	态度不认真	-2.5		
	整体性、计划性	2.5	整体操作欠熟练、无计划性	-2.5		
总分		100			累计实得分	

第四节　脊柱损伤患者搬运评分细则

学号：　　　　考生姓名：　　　　成绩：　　　　监考老师：　　　　年　　月　　日

项目		标准分	扣分细则		扣分	备注
操作前	操作者仪态：着装规范	2	着装不规范	-2		
	与患者沟通：沟通了解其受伤原因和受伤机制，告知患者你的操作，取得患者配合	10	了解患者受伤原因 受伤机制 告知患者你将进行怎样的操作	-3 -3 -4		
	操作前检查：测量脉搏、血压，呼吸，心率检查，对患者全身简单查体，对其病情进行快速评估	10	呼吸、血压、脉搏、心率 搬动前病情评估	各-2 -2		
	搬运工具：担架、木板或门板	3	搬运工具不正确	-3		
	搬运过程：①让伤者双下肢伸直，双手放于胸前；②担架（木板、门板）放在伤员一侧；③三人同时用手平抬伤员头颈、躯干及下肢；④伤员成一整体平托置于担架上（颈椎患者需要一人专门托扶头部，纵轴向上略加牵引）；⑤搬运过程的协调性、连贯性	50	每项	-10		
	观察：①搬动中是否观察患者，哪些情况要暂时停止操作（发现头晕、恶心、心悸、脉速等应停止操作，做相应处理）；②注意患者是否有腰背部或颈部疼痛加重；③注意是否有肢体感觉、运动减退和缺失	15	每项	-5		
整体评价	态度：是否认真、仔细、负责 沟通：是否有效及良好	2	态度不认真 沟通技巧欠佳	-1 -1		
	整体性、计划性 操作时间：5分钟	3	整体操作欠熟练、无计划性 超时1min以上	-3 -2		
	相关知识：提1～2个小问题	5	相关知识不熟悉	-5		
总分		100			累计实得分	

第五节　环甲膜穿刺术评分细则

学号：　　　　考生姓名：　　　　成绩：　　　　监考老师：　　　　年　　月　　日

	项　目	标准分	扣分细则	扣分	备注
操作前	操作者仪态：着装规范	2	着装不规范　-2		
	评估患者病情：是否需要做环甲膜穿刺术 沟通：让患者及家属了解操作的必要性及紧迫性	8	未评估患者病情　-4 未沟通　-4 沟通不简明　-2		
	检查用品是否齐全	2	未检查　-2		
	患者体位：患者取好体位（仰卧位，垫肩，头后仰）	2	体位不正确　-2		
	术前准备：清洁洗手，衣帽、口罩	3	少一样　-1		
操作过程	消毒铺巾：常规消毒皮肤，铺消毒洞巾，戴无菌手套。危急情况下可略	5	消毒铺巾不规范又未说明是急性喉阻塞　-3 戴无菌手套不规范　-2		
	穿刺点准备：颈中线甲状软骨下缘与环状软骨上缘之间即为环甲膜穿刺点	8	穿刺点不正确　-8		
	局部麻醉：局部用2%利多卡因浸润麻醉	5	未核对药品　-2 麻醉方法不规范　-3		
	穿刺：以左手固定穿刺部位皮肤，右手持18号穿刺针垂直刺入，注意勿用力过猛，出现落空感即表示针尖已进入喉腔。接10ml注射器，回抽应有空气，或用棉花纤维在穿刺针尾测试，应可见纤维随呼吸摆动。确定无疑后，固定穿刺针于垂直位置，注入1%丁卡因或2%利多卡因溶液1ml，然后迅速拔出注射器	40	未固定皮肤　-3 持针不正确　-5 角度或深度不正确　-8 未回抽或用棉花测试　-5 未固定穿刺针　-5 未注入丁卡因或利多卡因　-2		
	整理：取出肩下垫枕，恢复患者体位	5	未恢复患者体位　-3 未整理用品、床单　-2		
	手术后注意事项：注意呼吸情况，给氧	3	缺一项-1最多　-3		
整体评价	态度：是否认真、仔细、负责 沟通：是否有效及良好	6	态度不认真　-4 沟通技巧欠佳　-2		
	整体性、计划性 操作时间：5分钟	6	整体操作欠熟练、无计划性　-4 超时1min以上　-2		
	相关知识：可就适应证，禁忌证，注意事项等提1～2个小问题	5	相关知识不熟悉　-5		
	总分	100		累计实得分	

第六节　张力性气胸的处理评分细则

学号：　　考生姓名：　　成绩：　　监考老师：　　年　月　日

项目		标准分	扣分细则	扣分	备注
操作前	操作者仪态：着装规范	2	装不规范 -2		
	评估及沟通：评估患者病情，尽量沟通争取患者及家属合作，明确该操作的适应证以及重要性和必要性	3	未评估病情 -1 未沟通 -1 不明确该治疗的重要性和必要性 -1		
	患者的准备工作：急救前解开患者上衣，显露胸部	1	未准备 -1		
	操作前检查：①检查呼吸道是否通畅，呼吸，脉搏情况；②确认患者存在张力性气胸（患侧叩诊鼓音、呼吸音消失，气管向对侧移位）；③有条件需吸氧，测血压	6	少对一项 各-1 未再确认是否张力性气胸 -2		
	患者体位：患者取好体位（平卧位、半卧位）	2	体位不正确 -2		
	环境准备：室温适宜、关门窗、遮挡患者尤其是隐私处	3	少一样 各-1		
	操作前准备：①院前急救：清洁洗手，无菌注射针头一个（9号以上）、剪刀、橡胶手套（中指）、缝线一根；有条件需准备治疗盘（络合碘，棉签，胶布）；②院内急救：清洁洗手，衣帽、口罩穿戴整齐；无菌手术包，无菌手套，闭式胸腔引流管一根，胸腔闭式引流瓶（水封瓶）一个，500ml生理盐水或冷开水，治疗盘（络合碘，棉签，胶布，局麻药）	6	少一样 各-1		
操作过程	穿刺点（闭式引流）准备：患侧第二肋间锁骨中线处	4	选择不准确 -4		
	消毒铺巾：常规消毒皮肤，戴无菌手套，铺消毒洞巾	6	消毒范围不规范 -2 缺项目 -2		
	局部麻醉：自穿刺点皮肤向胸膜壁层用局部麻醉药（1%利多卡因10～20ml）逐层局部浸润麻醉。先做插管处皮肤、皮下及肌层浸润；至少有一半麻醉药注射在胸膜外。院前急救不需麻醉	6	未核对药品 -2 选错部位 -2 未逐层浸润麻醉 -2		

续表

项目		标准分	扣分细则	扣分	备注
操作过程	院前急救：①穿刺：左手固定穿刺处皮肤，右手持针经局部麻醉处逐步刺入胸壁，当针体抵抗感突然消失时去掉注射器，确认有气体喷出；②人工活瓣：将橡胶手套中指绑于针头末端，头端剪约1cm破口，形成活瓣，即在吸气时能张开裂口排气，呼气时闭合，防止空气进入（或用一长橡胶管或塑料管一端连接插入的针接头，另一端放在无菌水封瓶水面下，以保持持续排气）；③固定：将针头妥善固定于胸壁上；④拨打120急救电话或快速送医院救治；⑤简述转运方式和注意事项 院内急救：①引流管制备：选择一根适当的引流管，引流管一端剪成弧形，距顶端1cm，再开一侧孔。标记进入胸内长度；②于皮肤浸润麻醉处切开1.5～2.0cm，以血管钳分离皮下组织、肌层，直至胸膜腔，并扩大胸膜上的裂口。以血管钳夹住引流管弧形端，经切口插入胸膜腔；③将引流管与水封瓶连接。观察有无气体或液体溢出。如果引流通畅，将引流管调整至适当深度（即丝线标记处），即可缝合皮肤切口，并用7号缝线固定引流管，以免滑脱；④切口用消毒纱布覆盖，并以胶布固定，引流管必须垂直于皮肤，以免造成皮肤压迫性坏死；⑤水封瓶长管一端，应与胸腔引流管连接，另一端应在瓶内水面下2～3cm。引流瓶液面应较胸膜腔（引流口）低50～60cm。瓶内应放置消毒盐水或冷开水，放入水后应做标记	35	进针前未核对部位、消毒液未干进针 各-1 未绷紧皮肤、持针不正确 各-1 角度或深度不正确 -1 回抽不正确或未回抽 -1 未做人工活瓣 -4 未妥善固定针头 -2 未告知要拨打120急救电话或送医院 -2 简述转运方式不正确或未交代注意事项 各-1 引流管制备不正确 -2 闭式引流方式不正确 -4 引流管与水封瓶连接不正确 -6 引流管固定不正确 -2 置管后后未消毒，盖纱布胶布固定少一样 各-1 水封瓶内液面不正确 -2		
	观察：术中是否观察患者，哪些情况要暂时停止操作 发现头晕、恶心、心悸、脉速等应暂停操作，做相应处理	2	未观察患者反应 -2		
	急救效果评估：张力性气胸是可迅速致死的危急重症，治疗方法是否正确有效直接关系着患者的生命，因此必须对治疗结果进行及时评估，决定下一步治疗方案；如胸膜腔插管后，漏气仍严重，患者呼吸困难未见好转，往往提示肺、支气管的裂伤较大或断裂，应及早剖胸探查，修补裂口，或做肺段、肺叶切除术	4	未做 -4		

续表

项目		标准分	扣分细则	扣分	备注
操作过程	胸腔闭式引流后注意事项:保持管道的密闭和无菌 置患者于半卧位,以利呼吸和引流。鼓励患者进行有效咳嗽和深呼吸运动,利于积液排出,恢复胸膜腔负压,使肺扩张 维持引流通畅;闭式引流主要靠重力引流,水封瓶液面应低于引流管胸腔出口平面 50~60cm。任何情况下引流瓶不应高于患者胸腔,以免引流液逆流入胸膜腔造成感染。定时挤压引流管,30~60 分钟 1 次,以免管口被血凝块堵塞 妥善固定防止脱落(缝线固定);搬运患者时可短时间双钳夹管,下床活动时,引流瓶位置应低于膝关节,保持密封 观察记录 :观察引流液的量、颜色、性状、水柱波动范围,并准确记录。每日更换水封瓶 1 次。做好标记,记录引流量;如是一次性引流瓶需每日更换瓶内消毒水 1 次(有时需根据病情及引流液情况决定更换次数),引流过程中,应密切观察患侧呼吸音,必要时做胸部 X 线检查,了解引流后肺膨胀情况。若引流后未达到肺完全膨胀,应即时调整引流管。引流液体的性质和量,应详细记录,随时根据情况,做相应检查,如细菌培养及药敏等,然后作进一步处理 严格无菌操作,防止胸腔内感染	6	未交代注意事项　少一项　-1		
	整理: 整理床单及患者衣裤,协助患者取舒适体位 整理用物、分类放置	5	未整理床单　-1 未协助患者取舒适体位　-1 污物乱放、未分类放置、未洗手　各-1		
整体评价	态度:是否认真、仔细、负责 沟通:是否有效及良好	2	态度不认真　-1 沟通技巧欠佳　-1		
	整体性、计划性 操作时间:20 分钟	4	整体操作欠熟练、无计划性　-2 超时 1 分钟以上　-2		
	相关知识:可就适应证,注意事项等提 1~2 个问题	3	相关知识不熟悉　-3		
总分		100		累计实得分	

第七节　电除颤评分细则

学号：　　　　考生姓名：　　　　成绩：　　　　监考老师：　　　　年　　月　　日

项目		标准分	扣分细则	扣分	备注
操作前	正确开启除颤仪，调至监护位置，安放除颤电极板，报告心律情况"室颤，须紧急除颤"，迅速擦干患者胸部皮肤，打开导电胶盖，在电极板上涂以适量导电胶混匀	15	未正确监护 −5 未判断室颤 −10 未涂抹导电胶 −5		
操作过程	电极板位置安放正确；电极板与皮肤紧密接触	10	未正确放置除颤电击板 −5 电击板与皮肤不紧密接触 −5		
	除颤能量选择正确	10	选择错误 −10		
	充电 请"旁人离开"	5	未充电 −5 未请旁人离开 −5		
	电极板压力适当，观察心电示波	5	未再次确认室颤 −5 电击板与皮肤不紧密接触 −3		
	除颤前确定周围人员无直接或间接与患者接触，操作者身体不能与患者接触	10	未请旁人离开 −5 操作者与患者有接触 −5		
	除颤仪充电并显示可以除颤时，双手拇指同时按压放电按钮电击除颤	5	未正确放电 −5		
	从擦干患者胸部皮肤开始至除颤放电完毕	20	不超过20秒钟(21～25秒扣5分，26～30秒扣10分，31～35秒扣20分，>35秒0分)		
	继续心肺复苏2分钟后复检(口头报告即可)；除颤结束，移开电极板，关机；清洁患者胸壁皮肤；清洁除颤电极板，正确归位电极板	15	未继续心肺复苏 −10 未清洁皮肤 −5 未正确关机 −5 未归位电极板 −5		
整体评价	态度：是否认真、仔细、负责	2.5	态度不认真 −2.5		
	整体性、计划性	2.5	整体操作欠熟练、无计划性 −2.5		
总分		100		累计实得分	

第八节　化学烧伤的处理考核评分细则

学号：　　　　考生姓名：　　　　成绩：　　　　监考老师：　　　　年　月　日

项目		标准分	扣分细则	扣分	备注
操作前	操作者仪态：着装规范	5	着装不规范 -2		
	操作前准备：清洁洗手，衣帽、口罩穿戴整齐	5	少一样 各-2		
操作过程	迅速使伤者脱离化学毒物环境，移至安全区域	5	未进行 -5		
	快速判断伤者神志状况及重要生命体征，如仍然清醒，需沟通以达到患者合作，并快速问诊明确致伤化学物质、致伤时间	10	未判断 -3 未沟通 -3 未问诊 -3		
	迅速弃去患者污染有化学毒物的衣物，注意避免创面污染	10	未弃去 -3 创面被污染 -3		
	选择以大量清水冲洗烧伤创面（磷烧伤者伤处没入水中清理残留磷颗粒），时间不低于30分钟（口述已达30分钟）	10	冲洗液选择错误 -5 冲洗时间不足 -5		
	处理过程中判断烧伤面积（需口述所用方法及结果）	10	未判断 -10 判断错误 -5		
	快速建立静脉补液通道	10	未建立 -10 先忘后补 -2		
	依据补液量计算公式确定补液量和液体类别，口头交代补液注意事项	10	未进行 -10 计算结果错误 -5 未交代补液注意事项 -5		
	烧伤创面湿敷包裹或以油纱包裹（磷烧伤不能油纱包裹）	5	未包裹 -5 磷烧伤以油纱包裹 -5 干纱布包裹 -3		

续表

项目		标准分	扣分细则		扣分	备注
整体评价	态度：是否认真、仔细、负责 整体性、计划性 操作时间：10分钟	10	态度不认真 整体操作欠熟练、无计划性 每超时1分钟	−5 −3 −2		
	相关知识： 问题1：烧伤面积计算的常用方法 问题2：烧伤后第一和第二个24小时的补液量如何计算 问题3：化学烧伤紧急处理时为什么不首选对抗剂	10	相关知识不熟悉	−5		
总分		100			累计实得分	

第九节　中心静脉置管测压术评分细则

学号：　　　　考生姓名：　　　　成绩：　　　　监考老师：　　　　年　　月　　日

项目		标准分	扣分细则	扣分	备注
操作前	操作者仪态：着装规范	2	着装不规范 −2		
	评估及沟通：评估患者病情，沟通以达到患者合作，明确该操作的适应证和禁忌证	8	未评估病情 −2 未沟通 −2 不明确适应证 −2 不明确禁忌证 −2		
	患者的准备工作：嘱患者排空膀胱	2	未准备 −2		
	操作前检查：对穿刺部位相应肢体的视诊触诊，排除局部感染、血栓形成等	4	少对一项 各−1		
	患者体位：患者取好体位（平卧位）	4	体位不正确 −4		
	环境准备：室温适宜、关门窗、遮挡患者尤其是隐私处	3	少一样 各−1		
	操作前准备：清洁洗手，衣帽、口罩穿戴整齐	3	少一样 各−1		
操作过程	穿刺点准备：①颈内静脉；②锁骨下静脉；③颈外静脉；④股静脉	6	选择不准确 −4 不能说出其他两个穿刺点 各−2		
	消毒铺巾：常规消毒皮肤，戴无菌手套，铺消毒洞巾	8	消毒范围不规范 −2 缺项目 −2		
	局部麻醉：自穿刺点皮肤向静脉方向用局部麻醉药（2% 利多卡因）逐层局部浸润麻醉		未核对药品 −2 选错部位 −2 未逐层浸润麻醉 −2		

续表

项目		标准分	扣分细则	扣分	备注
操作过程	穿刺:左手固定穿刺处皮肤,右手持针维持负压经局部麻醉处逐步刺入静脉,当针体抵抗感突然消失时即可抽取血液,抽到血液后应继续进针 2 ~ 3mm,观察血液颜色、有无搏动。 置管:成功抽到回血后,从穿刺针侧孔置入导丝,观察导丝进入的长度,并注意防止导丝污染;一手固定导丝,一手退出穿刺针,局部压迫止血;将导管顺导丝置入静脉内,控制进入深度;一手固定导管,一手退出导丝,立即夹闭导管,再次抽取回血检验导管通畅程度;消毒穿刺点,盖上消毒纱布,压迫片刻,胶布固定 测压:测压管的连接正确与否;测压管的底部是否与心脏在同一高度;读数是否正确	30	进针前未核对部位、消毒液未干进针 各-2 未绷紧皮肤、持针不正确 各-4 角度或深度不正确 -4 回抽不正确或未回抽 -4 置管顺序错误 -2 未扩张皮肤 -2 拔出方法不正确 -2 穿刺针后未消毒,盖纱布,压迫,胶布固定少一样 各-1		
	观察:术中是否观察患者呼吸状况及局部有无血肿出现;发现头晕、恶心、心悸、脉速等应停止操作,做相应处理	7	未观察患者反应 -4		
	交代术后注意事项: 术后若有呼吸困难或较多血液渗出立即报告医生;穿刺点可有稍微的疼痛感和少量的血液渗出属于正常情况;暂时不下床活动,卧床 1 小时为宜	3	未交代注意事项 -3		
	整理: 整理床单及患者衣裤,协助患者取舒适体位 整理用物、分类放置	5	未整理床单 -1 未协助患者取舒适体位 -1 污物乱放、未分类放置、未洗手 各-1		
整体评价	态度:是否认真、仔细、负责 沟通:是否有效及良好	2	态度不认真 -1 沟通技巧欠佳 -1		
	整体性、计划性 操作时间:5 分钟	4	整体操作欠熟练、无计划性 -2 超时 1 分钟以上 -2		
	相关知识:可就适应证,禁忌证,注意事项等提 1 ~ 2 个问题	3	相关知识不熟悉 -3		
总分		100		累计实得分	

第十节　气管切开术评分细则

学号：　　考生姓名：　　成绩：　　监考老师：　　年　月　日

项目		标准分	扣分细则		扣分	备注
操作前	操作者仪态：着装规范	2	着装不规范	−2		
	评估患者病情，是否需要做气管切开术 沟通：让患者及家属了解操作的必要性及紧迫性	8	未评估患者病情 未沟通 沟通不简明	−4 −4 −2		
	检查用品是否齐全：特别注意根据患者情况选择合适导管	2	未检查	−2		
	患者体位：患者取好体位(仰卧位，垫肩，头后仰)	2	体位不正确	−2		
	术前准备：清洁洗手，衣帽、口罩	3	少一样	−1		
操作过程	消毒铺巾：常规消毒皮肤，铺消毒洞巾，戴无菌手套。危急情况下可略	5	消毒铺巾不规范又未说明是急性喉阻塞 戴无菌手套不规范	−3 −2		
	局部麻醉：局部用 2% 利多卡因浸润麻醉	5	未核对药品 麻醉方法不规范	−2 −3		
	皮肤切口：①纵切口：自环状软骨下缘至胸骨上窝上一横指，沿颈部正中线纵行切开皮肤及皮下组织；②横切口：环状软骨下 3 厘米，沿颈前皮肤横纹做 4～5 厘米切口，切开皮肤、皮下及颈阔肌后，向上、下分离 分离颈前肌层：用止血钳沿颈中线做钝性分离，以拉钩将胸骨舌骨肌、胸骨甲状肌用相等力量向两侧牵拉，以保持气管的正中位置，并常以手指触摸气管，避免偏离气管或将气管拉于拉钩内 暴露气管：甲状腺峡部覆盖于第 2～4 气管环的前壁，若其峡部不宽，在其下缘稍行分离，向上牵拉，便能暴露气管，若峡部过宽，可将其切断，结扎 切开气管：分离气管前筋膜，在气管第 3～5 环切开，切勿切断第 1 环，以防伤及环状软骨而引起喉狭窄。亦勿超过第 5 环，以免发生大出血。插入气管套管固定套管 缝合：气管套管以上的切口，可以缝合，但不必缝合套管以下的切口，以防气肿	50	皮肤切口位置错误 皮肤切口位置不当 分离时未注意保持中线 处理甲状腺峡部不当 未找到气管 未先确认气管 未在气管内注入利多卡因 未使用尖刀挑开气管 切开气管环过高或过低错误 气管导管在插入时未使用管芯 未检查确认已插入气管 固定过紧或过松 固定后金属导管未上内导管 缝合位置不当 气管导管下未放置敷料 安置导管后未吸痰	−8 −4 −8 −2 −10 −3 −2 −5 −10 −2 −5 −3 −3 −3 −2 −2		

续表

项目		标准分	扣分细则	扣分	备注
操作过程	整理:取出肩下垫枕,恢复患者体位	5	未恢复患者体位 −3 未整理用品、床单 −2		
	手术后注意事项: 注意出血情况、保持气管导管通畅、湿化、给氧、吸痰	3	缺一项−1 最多 −3		
整体评价	态度:是否认真、仔细、负责 沟通:是否有效及良好	6	态度不认真 −4 沟通技巧欠佳 −2		
	整体性、计划性 操作时间:8 分钟	6	整体操作欠熟练、无计划性 −4 超时 1 分钟以上 −2		
	相关知识:可就适应证,禁忌证,注意事项等提 1 ~ 2 个问题	5	相关知识不熟悉 −5		
总分		100		累计实得分	

第二章　外科基本技能

第一节　洗手、穿手术衣、戴手套评分细则

学号：　　　　考生姓名：　　　　成绩：　　　　监考老师：　　　　年　　月　　日

项目			标准分	扣分细则		扣分	备注
操作前准备		换穿手术室的洗手衣、裤，衣袖应卷至上臂中上1/3交界处	4	衣装不规范	-2		
				衣袖未卷到位	-2		
		戴手术帽及口罩。帽子应完全掩盖头发，口罩应遮盖口鼻	4	帽子不合格	-2		
				口罩不合格	-2		
		穿手术室的专用鞋	2	不正规	-2		
		剪短指甲，修平指甲边缘，并去除甲缘下的积垢	4	未剪指甲	-2		
				有甲垢	-2		
操作过程	刷手	将双手及臂部先用肥皂擦洗一遍，再用自来水冲洗干净	2	无此步骤	-2		
		刷手步骤：①取消毒毛刷沾消毒肥皂水，按顺序交替刷洗双侧指尖、手指、手掌、手背、前臂、肘部至肘上10cm。②应特别注意刷洗甲缘、指蹼、掌纹及腕部的皱褶处。③刷洗动作要稍用力并稍快，刷完一遍后用自来水冲洗干净。④在刷洗和冲洗过程中，应保持手指在上，手部高于肘部，使污水顺肘部流下，以免流水污染手部。⑤ 另换一个毛刷，按上法再洗刷两遍，刷洗三遍共计时间10分钟	18	未按刷手顺序	-3		
				未交替刷手	-3		
				未刷到肘上10cm	-3		
				冲洗时，水未从肘部流下	-3		
				未刷手3次	-3		
				未达10分钟	-3		
		用无菌干毛巾自手指向上臂方向一次拭干刷洗过的部位	4	顺序错误	-2		
				逆行	-2		
		将手和臂部浸泡于70% ~75% 乙醇中5分钟，浸泡范围到肘上6cm	9	未达5分钟	-3		
				未到肘上6cm	-3		
				手臂无分开、悬空、移动	-3		

续表

项目			标准分	扣分细则	扣分	备注
操作过程	刷手	浸泡5分钟后，悬空举起双手前臂，使手上乙醇沿肘部流入浸泡桶中，双手上举胸前呈拱手姿势进入手术间内	6	未保持拱手姿势 -3 未用背推门进入手术室 -3		
	穿手术衣	从已打开的无菌衣包内取出无菌手术衣一件，在手术间内找一较空旷的地方穿衣。先认准衣领，用双手提起衣领的两角，充分抖开手术衣	9	取无菌手术衣方法错误 -3 穿衣时提手术衣方法错误 -3 未面向手术台穿衣 -3		
		看准袖筒的入口，将衣服轻轻抛起，双手迅速同时伸入袖筒内，两臂向前平举伸直，此时由巡回护士在后面拉紧衣带，双手即可伸出袖口	9	穿衣时双手过高或者过低 -3 双手未同时伸入袖口 -3 裸手接触手术衣外面 -3		
		双手在身前交叉提起腰带，由巡回护士在背后接过腰带并协助系好腰带和后面的衣带，穿好衣服后保持拱手姿势	6	递腰带时双手未交叉 -3 未保持拱手姿势 -3		
	戴手套	穿好手术衣后，取出手套包(或盒)内的无菌滑石粉小纸包，将滑石粉撒在手心，然后均匀地涂在手指、手掌和手背上，再取无菌手套一副	2	未涂滑石粉 -2		
		取手套时只能捏住手套口的翻折部将手套小心拉出，不能用手接触手套外面	4	取出手套方法错误 -2 接触手套外侧面 -2		
		对好两只手套，使两只手套的拇指对向前方并靠拢。右手提起手套，左手插入手套内，并使各手指尽量深地插入相应指筒末端。再将已戴手套的左手指插入右手手套口翻折部之下，将右侧手套拿稳，然后再将右手插入右侧手套内，最后将手套套口翻折部翻转包盖于手术衣的袖口上	9	裸手接触手套外面 -3 已戴手套无菌面接触内侧面 -3 未将翻折部包盖袖口 -3		
		用消毒外用生理盐水洗净手套外面的滑石粉	2	未冲洗 -2		
整体评价	态度：是否认真、仔细		2	态度不认真 -2		
	整体性、计划性及相关步骤是否流畅		2	未达到上述要求 -2		
	相关知识：适应证，禁忌证，注意事项等提1～2个问题		2	相关知识不熟悉 -2		
总分			100		累计实得分	

第二节　切口消毒与铺单评分细则

学号：　　　　考生姓名：　　　　成绩：　　　　监考老师：　　　　年　　月　　日

项目		标准分	扣分细则		扣分	备注
操作前	操作者仪态：着装规范	5	着装不规范	−2		
	沟通：沟通以达到患者合作	5	未沟通	−2		
	操作前准备：清洁洗手，衣帽、口罩穿戴整齐	10	少一样	各−5		
操作过程	消毒用物准备（碘酊、乙醇、纱布，卵圆钳）	6	缺一项	各−2		
	消毒液量的掌握	3	过多 过少 适中	−1 −1		
	消毒范围（上方剑突，下方大腿上1/3，两侧腋中线）	12	每一方向不对	−3		
	碘酊首先处理脐部（少许碘酊滴入肚脐，不外溢）	5	忽略肚脐 先忘后补	−5 −2		
	由腹部中心区开始向外涂擦，绕过肚脐	3	顺序不对 未绕过肚脐	−2 −1		
	叠瓦状消毒（两次涂抹重叠1/3）	5	未做到 先忘后补	−5 −2		
	以碘酊涂抹外周一圈	3	未进行 先忘后补	−3 −2		
	肚脐处单独用一块纱布脱碘，注意深部的处理	3	否	−3		
	单独以乙醇处理会阴部	3	否	−3		
	涂擦时不留空隙	5	有空隙	−5		
	每块手术巾的反折部靠近切口	5	每错一块	−1		

续表

项目		标准分	扣分细则		扣分	备注
操作过程	铺巾的顺序是否正确：先铺会阴侧，再铺头侧，再铺铺巾者对面一侧，最后铺靠近铺巾者一侧	10	每错一块	-2.5		
	有无将无菌巾由外向内拖动的动作或污染无菌巾	3	有	-3		
整体评价	态度：是否认真、仔细、负责	5	态度不认真	-3		
	整体性、计划性 操作时间：5 分钟	5	整体操作欠熟练、无计划性 超时 1 分钟以上	-2 -1		
	相关知识：可就适应证，禁忌证，注意事项等提 1 ~2 个问题 问题 1：下腹部手术的消毒范围？（答案见前） 问题 2：铺巾的正确顺序？（答案见前） 问题 3：会阴部为什么不能碘酊消毒？（避免皮肤灼伤）	10	相关知识不熟悉	-5		
总分		100			累计实得分	

第三节　切开、分离和止血评分细则

学号：　　　　考生姓名：　　　　成绩：　　　　监考老师：　　　　年　月　日

项目		标准分	扣分细则	扣分	备注
操作前	操作者仪态：着装规范	3	着装不规范　-3		
	评估：评估可行切口情况，如部位、长度等	4	未评估　-4		
	清点器械：清点切开的相关器械是否准备齐全	4	未清点　-2 未说出缺乏的器械　-2		
	体位：取好体位（切开的最佳体位）	3	未摆体位　-3		
	操作前准备：衣帽、口罩穿戴整齐，清洁洗手，戴无菌手套	6	衣帽、口罩不规范　-2 未清洁洗手　-2 未戴手套　-2		
	手术区域准备：预切开部位消毒，铺巾	8	消毒不正确　-4 铺巾不正确　-4		
操作过程	切开：皮肤切口选择的基本原则 切开步骤：①手术者右手执刀，左手拇指和示指分开，固定并绷紧切口上端两侧的皮肤。②刀腹与皮肤垂直，切开时要掌握用刀力量，力求一次切开全层皮肤。③切开皮肤和皮下组织后，随即用手术巾保护切口周围皮肤，以减少在手术操作时，器械和手同皮肤的接触机会，从而避免带入细菌。④皮肤和皮下组织切开后按解剖学层次依次切开，注意防止损伤主要神经、血管及深部组织器官，切开腹腔时要防止损伤腹腔内器官	30	不能回答切口选择原则　-3 右手执刀不正确　-4 左手绷紧皮肤手法错误　-5 刀腹与皮肤不垂直　-5 力量太轻或太重　-4 未一次切开皮肤全层　-3 未妥善保护切口　-3 未按解剖层次切开　-3		
	锐性分离：用刀刃或剪将组织切开、分离，切缘整齐，对组织损伤小。适用于致密的组织，精细的解剖 钝性分离：通过血管钳、刀柄、剥离子或手指等钝性推离起到分离作用。此法对组织损伤大。适用于比较疏松组织之间的分离，如肌肉、筋膜、腹膜后、器官间隙及肿瘤包膜外的疏松结缔组织的分离	6	动作不规范　-3 器械使用不当　-3		

续表

项目		标准分	扣分细则		扣分	备注
操作过程	止血：以结扎止血法为例	8	钳夹出血点手法错误 结扎线撕脱 结扎线过松，未满意止血 不能回答其他止血方法	−2 −2 −2 −2		
缝合整体评价	切口的选择：①显露好，长度足够，可延长；②损伤小；③愈合牢；④不影响功能；⑤操作简便；⑥注意美观	12	不能回答其一者	−2		
	切开相关知识	4	相关知识不熟练	−4		
	整理：整理用物，处理垃圾	4	未整理用物 未处置垃圾	−2 −2		
	态度：是否认真、仔细、负责	4	态度不认真	−4		
	整体性、计划性	4	整体操作欠熟练	−4		
总分		100			累计实得分	

第四节　缝合操作评分细则

学号：　　　　考生姓名：　　　　成绩：　　　　监考老师：　　　　年　　月　　日

项目		标准分	扣分细则		扣分	备注
操作前	操作者仪态：着装规范	3	着装不规范	-3		
	评估：评估切口情况，如大小、长度等	4	未评估	-4		
	清点器械：清点缝合的相关器械是否准备齐全	4	未清点 未说出缺乏的器械	-2 -2		
	体位：取好体位（缝合的最佳体位）	3	未摆体位	-3		
	操作前准备：衣帽、口罩穿戴整齐，清洁洗手，戴无菌手套	6	衣帽、口罩不规范 未清洁洗手 未戴手套	-2 -2 -2		
操作过程	穿线：术者完成穿线准备	6	穿线方法不正确 绕线方法不正确	-3 -3		
	进针：左手执镊，提起组织边缘，右手用夹住针线的持针钳与组织垂直进针	14	左手执钳方法错误 缝合时未提起组织边缘 右手执钳方法不正规 进针方向与组织未垂直 边距在<0.5cm 或>1.0cm	-2 -2 -3 -4 -3		
	出针：针体的前半部穿过被缝合组织后，可用镊夹住针体向外沿针体弧度方向拔针，同时持针钳夹住针体后半部进一步前推，协助拔针	16	未顺针的弧度出针 未用手腕力量出针 针边距不对称 切缘高度不一 缝合太厚或太薄	-4 -3 -3 -3 -3		

续表

项目		标准分	扣分细则	扣分	备注
操作过程	结扎:将针拔出后,使组织创缘对合,然后进行结扎	8	结扎线过紧或过松 −4 打结方法不正确 −4		
	剪线:术者在打结完成后,将双线用左手合拢提起,右手持剪,用"靠、滑、斜、剪"四个动作剪线,先手心朝下,剪稍张开,以剪的一刃靠紧提起的线,向下滑至线结处,再将线剪倾斜将线剪断	8	剪线动作不规范 −4 线结留取过长或过短 −4		
缝合整体评价	注意事项:①切口两侧组织应按层次严密正确对合;②针距、边距两侧应一致;③不留无效腔;④缝合线结扎的松紧适当;⑤应尽量减少缝线用量;⑥垂直进、出针,顺针的弧度拔针,防针断裂,主要是手腕用力	8	组织对合不严密 −2 针距不对称 −2 留有无效腔 −2 缝合的手法不连贯、不流畅 −2		
	缝合相关知识	9	不能准确回答针距、边距 −3 不能回答线头留取长度 −3 不能满意回答缝合种类 −3		
	整理:整理用物,处理垃圾	4	未整理用物 −2 未处置垃圾 −2		
	态度:是否认真、仔细、负责	3	态度不认真 −3		
	整体性、计划性	4	整体操作欠熟练 −4		
总分		100		累计实得分	

第五节　清创术评分细则

学号：　　　　　考生姓名：　　　　　成绩：　　　　　监考老师：　　　　　年　　月　　日

	项　目	标准分	扣分细则	扣分	备注
操作前	操作者仪态：着装规范	2	着装不规范　-2		
	评估及沟通：评估患者病情，沟通及达到患者合作，明确该操作的适应证（3条）	7	未评估病情　-2 未沟通　-2 不明确适应证　-3		
	准备材料：无菌手术包、肥皂水、无菌生理盐水、3% 过氧化氢、碘伏、1∶5000 苯扎溴铵溶液、无菌注射器、2% 利多卡因、绷带、宽胶布、止血带等	6	缺一项　-1		
	操作前检查：①检查患者肢体皮肤情况、肢体肿胀情况；②肢体远端血供；③患者的各项生命体征	6	6 分　各-2		
	操作前准备：协助患者脱去或者剪开衣裤，暴露创面	3			
	操作过程：①戴口罩、帽子，签署手术同意书，清洁伤口周围皮肤；②手术者洗手、穿手术衣；③清洗创面周围皮肤和创面；④消毒、铺巾；⑤清理伤口；⑥缝合伤口	43	未戴口罩、帽子、未覆盖纱布、剔去毛发范围不够、未清理油污（5 分，每项 1 分）　各-1 未清洁洗手、未戴手套（6 分，每项 3 分）各-3 未用纱布覆盖　-2 顺序颠倒　-3 刷洗时间、次数不足　-3 消毒范围不够　-2 铺巾顺序不对　-3 铺巾不整齐　-1 顺序不对　-3 是否清除坏死组织、异物、修整皮缘　-3 血管、神经、骨折块的处理不当　-6 缝针的运用手法不对　-2 缝合规整度不够　-2 皮肤对合不整齐　-2		

续表

项目		标准分	扣分细则		扣分	备注
操作前	术后的包扎	6	纱布覆盖不够 绷带缠绕不规范、不美观	−2		
	交代术后注意事项:①观察伤口情况,引流量等;②注意肢体远端的血供、感觉等	6	每项3分	各−3		
	整理: 整理床单及患者衣裤,协助患者取舒适体位 整理用物、分类放置	5	未整理床单 未协助患者取舒适体位 污物乱放、未分类放置、未洗手	−1 −1 各−1		
整体评价	态度:是否认真、仔细、负责 沟通:是否有效及良好	5	态度不认真 沟通技巧欠佳	−1 −1		
	整体性、协作性、计划性 操作时间:30分钟	8	整体配合不默契 操作欠熟练 无计划性	−3 −3 −2		
	相关知识:可就适应证,禁忌证,注意事项等提1~2个问题	5	相关知识不熟悉	−5		
总分		100			累计实得分	

第六节 换药术评分细则

学号： 考生姓名： 成绩： 监考老师： 年 月 日

项目		标准分	扣分细则		扣分	备注
操作前	操作者仪态：着装规范	2	着装不规范	−2		
	沟通：评估患者病情，沟通以达到患者合作，明确该操作的适应证和禁忌证	8	未评估病情 未沟通 不明确适应证 不明确禁忌证	−2 −2 −2 −2		
	操作前检查：了解伤口情况，确定是何种类型的伤口、有无引流等	4	未了解伤口情况	−4		
	患者体位：根据伤口部位选择，符合安全、舒适、便于操作、文明、易暴露、保暖等原则	4	体位选择不符合基本原则	−4		
	环境准备：室温适宜、关门窗、遮挡患者尤其是隐私处	3	少一样	各−1		
	物品准备 原则：用什么，取什么；用多少，取多少；先干后湿；先无刺激性，后有刺激性；先用后取，后用先取	3	物品准备不符合原则	−4		
	操作前准备：清洁洗手，衣帽、口罩穿戴整齐	4	少一样	各−1		
操作过程	揭开敷料：揭胶布由外向里，要轻柔；先用手沿切口长轴方向揭去外层敷料，再用镊子夹去内层敷料；如果内层已粘贴在伤口上，应用生理盐水或3%过氧化氢浸湿纱布，再轻轻揭开。切勿强制拉开，以免损伤伤口，引起出血	16	外层敷料未用手揭开 未沿切口长轴方向揭开外层敷料 内层敷料揭开时未用镊子夹去 黏贴在伤口上的内层敷料，强制拉开	−4 −4 −4 −4		
	换药顺序：避免交叉感染，先无菌，后感染；先缝合，后开放；先感染轻，后感染重；先一般，后特异	4	换药顺序不恰当	−4		
	消毒：应用"双镊法"，一脏一净，两手各执一把镊子，一把镊子接触伤口，另一把镊子专夹清洁棉球及敷料。清洁伤口用碘伏或乙醇以切口为中心由内向外擦拭，污染伤口由外周向中心擦拭。可用盐水棉球轻擦创面，检查伤口有无感染	20	两把镊子有接触 干净的镊子接触伤口 接触伤口的镊子接触清洁棉球 伤口消毒顺序不当 消毒范围不恰当	−4 −4 −4 −4 −4		

续表

项目		标准分	扣分细则	扣分	备注
操作过程	固定敷料:应用无菌纱布将伤口盖上,分泌物多时加棉垫,用胶布固定。也可根据伤口情况,敷以药物纱条或适当安放引流物。根据情况使用绷带或胸腹带	10	内层敷料的覆盖不正确 −2 敷料覆盖层数不正确 −2 胶布固定不牢固 −2 胶布未按肢体或躯体的长轴垂直方向黏贴 −2 不能正确使用绷带或胸腹带 −2		
	污物放置:换药时污物应统一放于弯盘中	2	换药时污物乱放 −2		
	污染伤口一旦有感染征兆,应及时拆开部分缝线,及时分离伤口以利引流,并放置引流条,并延迟拆线时间	3	不能叙述正确者 −3		
	交代术后注意事项:①保持敷料的完整覆盖、伤口的干燥;②避免过度活动牵拉伤口	3	未交代注意事项 −3		
	整理: 整理床单及患者衣裤,协助患者取舒适体位 整理用物、分类放置	5	未整理床单 −1 未协助患者取舒适体位 −1 污物乱放、未分类放置、未洗手 各−1		
整体评价	态度:是否认真、仔细、负责 沟通:是否有效及良好	2	态度不认真 −1 沟通技巧欠佳 −1		
	整体性、计划性 操作时间:5 分钟	4	整体操作欠熟练、无计划性 −2 超时 1 分钟以上 −2		
	相关知识:可就适应证,禁忌证,注意事项等提 1 ~ 2 个问题	3	相关知识不熟悉 −3		
总分		100		累计实得分	

第七节　拆线术评分细则

学号：　　　　考生姓名：　　　　成绩：　　　　监考老师：　　　　年　月　日

项目		标准分	扣分细则	扣分	备注
操作前	操作者仪态：着装规范	2	着装不规范 －2		
	评估及沟通：评估各部位切口拆线时间，沟通以达到患者合作，明确该操作的适应证和禁忌证	8	不熟悉各部位拆线时间 －2 未与患者沟通 －2 不明确适应证 －2 不明确禁忌证 －2		
	操作前检查：了解伤口愈合的情况，确定是何种类型的愈合	4	拆线前未检查切口 －2 未评估伤口愈合等级 －2		
	环境准备：室温适宜、关门窗、遮挡患者尤其是隐私处	3	少一样 各－1		
	物品准备：物品准备全面、打开拆线包、摄取拆线所需材料规范	3	一项不规范 各－1		
	操作前准备：清洁洗手，衣帽、口罩穿戴整齐	3	一项不规范 各－1		
操作过程	揭开敷料：嘱患者取适当体位，去除胶布、顺切口取下伤口原有的敷料，外层敷料可用手取下，内层敷料应用镊子除去	8	外层敷料揭开不规范 －4 内层敷料揭开不规范 －4		
	消毒：用酒精棉球由内向外消毒缝合伤口及周围皮肤 5～6cm	8	消毒的顺序不正确 －4 消毒范围不规范 －4		
	拆线：左手用镊子将线头提起，将埋在皮内的线段，拉出针眼之外少许，右手持线剪用剪尖在线结下露出部剪断，以镊子向剪线侧拉出缝线，再用酒精棉球消毒皮肤一遍后覆盖纱布，胶布固定。若伤口愈合不可靠，可间断拆线	34	未用镊子将埋在皮内的线段拉出针眼之外少许 －6 未用剪尖在线结下露出部剪断 －6 用镊子拉出缝线方向不正确 －6 纱布覆盖不规范 －5 胶布固定不牢固未沿皮纹方向 －5 被细菌污染的部分缝合线拉过皮下 －6		

续表

项目		标准分	扣分细则	扣分	备注
操作过程	伤口表面裂开:可用蝶形胶布在酒精灯上消毒后,将两侧拉合固定、包扎	8	蝶形胶布未在酒精灯上消毒 -4 拉合固定、包扎不规范 -4		
	整理: 整理床单及患者衣裤,协助患者取舒适体位 整理用物、分类放置	5	未整理床单 -1 未协助患者取舒适体位 -1 污物乱放、未分类放置、未洗手 各-1		
整体评价	态度:是否认真、仔细、负责 沟通:是否有效及良好	4	态度不认真 -2 沟通技巧欠佳 -2		
	整体性、计划性	5	整体操作欠熟练、无计划性 -5		
	相关知识:可就适应证,禁忌证,注意事项等提 1 ~2 个问题	5	相关知识不熟悉 -5		
总分		100		累计实得分	

第八节 体表肿块切除术评分细则

学号： 考生姓名： 成绩： 监考老师： 年 月 日

	项 目	标准分	扣分细则	扣分	备注
操作前	操作者仪态：着装规范	2	着装不规范 −2		
	评估及沟通：评估患者病情，沟通以达到患者合作，明确该操作的适应证和禁忌证	6	未评估病情 −2 未沟通 −2 不明确适应证 −2		
	操作前检查：检查肿物大小、质地、边界、活动度，必要时用甲紫标记	4	少对一项 各−1		
	患者体位：患者取好体位（视肿瘤具体部位而定）	3	体位不正确 −3		
	环境准备：室温适宜、关门窗、遮挡患者尤其是隐私处	3	少一样 各−1		
	操作前准备：清洁洗手，衣帽、口罩、手套穿戴整齐	4	少一样 各−1		
	消毒铺巾：常规消毒皮肤，戴无菌手套，铺消毒洞巾	8	消毒范围、铺洞巾不规范 −4 戴无菌手套不规范 −4		
	局部麻醉：用局部麻醉药（2% 利多卡因）沿肿物周围皮肤局部浸润麻醉	6	未核对药品 −2 选错部位 −2 未浸润麻醉 −2		
	操作步骤：视情况不同，在肿物表面行直切口或梭形切口，切口方向力求与皮纹方向一致，切开皮肤、皮下组织后，取组织钳将肿物轻轻提起用组织剪（钝性剥离使用弯血管钳）沿囊壁或包膜仔细剥离直至将肿物完整摘除 结扎活动性出血点，逐层缝合，不留死腔。敷料覆盖、胶布固定	34	切开皮肤前未核对肿物大小、边界切开前未绷紧皮肤 各−2 切口方向与皮纹方向不一致 −4 切皮时用刀方法不正确，切开皮肤深浅不一致 各−3 钝性分离及锐性分离方法使用不当 −5 未彻底切除肿物，内容物或囊壁有残留 −5 未处理活动性出血点 −4 未逐层缝合或缝合后留有无效腔 −3 缝合后皮肤未消毒，覆盖纱布、胶布固定方法不当 各−1		

续表

项目		标准分	扣分细则	扣分	备注
操作前	肿物处理：切除肿物送病理检查（标本的密封、保存、详细信息）	7	切除肿物未送病理检查 -4 标本的密封、保存、详细信息不正确 -3		
	手术记录：做好详细手术记录	3	未做手术记录或记录不正确 -3		
	交代术后注意事项：①术后疼痛可给予止痛药对症治疗；②术后伤口如有渗血立即来院检查治疗；③术后第二天门诊手术室换药；④记录患者详细住址或通信信息，以便及时告知病检结果等	4	未交代注意事项 -4		
	整理： 整理患者衣裤，协助患者取舒适体位 整理用物、分类放置	5	未整理患者衣裤 -1 未协助患者取舒适体位 -1 污物乱放、未分类放置、未洗手 各-1		
整体评价	态度：是否认真、仔细、负责 沟通：是否有效及良好	2	态度不认真 -1 沟通技巧欠佳 -1		
	整体性、计划性	6	整体操作欠熟练、无计划性 -6		
	相关知识：可就适应证，禁忌证，注意事项等提1～2个问题	3	相关知识不熟悉 -3		
总分		100		累计实得分	

第九节　脓肿切开引流术评分细则

学号：　　　　考生姓名：　　　　成绩：　　　　监考老师：　　　　年　　月　　日

项目		标准分	扣分细则		扣分	备注
操作前	操作者仪态：着装规范	2	着装不规范	-2		
	评估及沟通：评估患者病情，沟通以达到患者合作，明确该操作的适应证和禁忌证	8	未评估病情 未沟通 不明确适应证 不明确禁忌证	-2 -2 -2 -2		
	操作前检查：检查脓肿大小、边界、波动感最明显处	3	少对一项	各-1		
	患者体位：体位根据脓肿部位而定	3	体位不正确	-3		
	环境准备：室温适宜、关门窗、遮挡患者尤其是隐私处	3	少一样	各-1		
	物品准备：手术包、口罩、帽子、手套、治疗盘（络合碘、棉签、胶布、局麻药）	5	物品准备不齐全	-5		
	操作前准备：清洁洗手，衣帽、口罩、手套穿戴整齐	4	少一样	各-1		
	消毒铺巾：常规消毒皮肤，戴无菌手套，铺消毒洞巾	8	消毒范围、铺洞巾不规范 戴无菌手套不规范	-4 -4		
	局部麻醉：用局部麻醉药（2% 利多卡因）沿肿物周围皮肤局部浸润麻醉	6	未核对药品 选错部位 未浸润麻醉	-2 -2 -2		
	操作步骤：切口选择在波动最明显处，用尖刃刀先将脓肿切开一小口，再把刀翻转，使刀刃朝上，由里向外挑开脓肿壁，排出脓液。随后用手指或止血钳伸入脓腔，探查脓腔大小，并分开脓腔间隔。根据脓肿大小，在止血钳引导下，向两端延长切口，达到脓腔边缘，把脓肿完全切开。如脓肿较大，或因局部解剖关系，不宜作大切口者，可以作对口引流，使引流通畅。最后，用止血钳把凡士林纱布条一直送到脓腔底部，另一端留在脓腔外，垫放干纱布包扎	36	切开未选择在波动最明显处 切口方向与皮纹方向不一致 切皮时用刀方法不正确 未探查脓腔大小及分离脓腔间隔 未处理活动性出血点 放置脓腔引流条不当 覆盖纱布、胶布固定方法不当	-6 -4 -4 -6 -6 -6 -4		

续表

项目		标准分	扣分细则	扣分	备注
操作前	深部脓肿注意事项： 术前应穿刺定位，了解其深度和位置，切口一般选择在脓肿最低处，沿局部皮纹及重要的血管、神经的走向做切口，逐层切开后进入脓腔，用手指进入探查，若有间隔，必须予以分离，擦尽脓液后冲洗，最后根据情况选择适当的引流物，置于脓腔底部	3	不能叙述正确者 各-1		
	交代术后注意事项： 保持敷料干燥，及时来院更换引流条及敷料	3	未交代注意事项 -3		
	整理： 整理床单及患者衣裤，协助患者取舒适体位 整理用物、分类放置	5	未整理床单 -1 未协助患者取舒适体位 -1 污物乱放、未分类放置、未洗手 各-1		
整体评价	态度：是否认真、仔细、负责 沟通：是否有效及良好	2	态度不认真 -1 沟通技巧欠佳 -1		
	整体性、计划性	6	整体操作欠熟练、无计划性 -6		
	相关知识：可就适应证，禁忌证，注意事项等提 1～2 个问题	3	相关知识不熟悉 -3		
总分		100		累计实得分	

第十节　胸腔引流管的拔除术评分细则

学号：　　考生姓名：　　成绩：　　监考老师：　　年　月　日

项目		标准分	扣分细则		扣分	备注
操作前	操作者仪态：着装规范	2	着装不规范	-2		
	评估及沟通：评估患者病情，沟通以达到患者合作，明确该操作的适应证和禁忌证	8	未评估病情 未沟通 不明确适应证 不明确禁忌证	-2 -2 -2 -2		
	患者的准备工作：嘱患者坐位，咳嗽	2	未准备	-2		
	操作前检查：操作者挤压胸腔引流管排出残余胸内积液并进一步确认无气体排出	4	少对一项	各-2		
	患者体位：患者取好体位（平卧位、侧卧位、半卧位）	4	体位不正确	-4		
	环境准备：室温适宜、关门窗、遮挡患者尤其是隐私处	3	少一样	各-1		
	操作前准备：清洁洗手，衣帽、口罩穿戴整齐	3	少一样	各-1		
操作过程	消毒前准备：去除固定引流管的胶布和引流口的纱布	2	缺少	-2		
	消毒铺巾：常规消毒皮肤，戴无菌手套，铺消毒洞巾	8	消毒范围不规范 缺项目	-2 -2		
	拔管前准备：①无菌纱布和凡士林纱布；②剪断固定引流管缝线	4	少一样	-2		
	嘱患者配合动作：嘱患者深吸气后屏住呼吸	8	缺失	-8		
	拔管：术者用左手持纱布和凡士林纱布，右手握住引流管快速拔除引流管，左手同时快速用纱布和凡士林纱布覆盖引流口，并推压引流口皮肤，封闭引流口，患者恢复正常呼吸 包扎：使用宽胶布或绷带卷加压包扎	30	动作不熟练，未推压引流口 未可靠封闭引流口 未让患者恢复呼吸 拔出方法不正确 拔管后未加压包扎，胶布固定少一样	-4 -10 -2 -8 各-6		

续表

项目		标准分	扣分细则	扣分	备注
操作过程	观察：术中是否观察患者，哪些情况要暂时停止操作 发现头晕、恶心、心悸、脉速等应停止操作，做相应处理	4	未观察患者反应 −4		
	交代术后注意事项： 术后需观察 24 小时，如患者有胸憋、呼吸困难、渗液、出血等症状需立即报告医生；引流口可有稍微的疼痛感属于正常情况；暂时不下床活动，卧床 1 小时为宜	4	未交代注意事项 −4		
	整理： 整理床单及患者衣裤，协助患者取舒适体位 整理用物、分类放置	5	未整理床单 −1 未协助患者取舒适体位 −1 污物乱放、未分类放置、未洗手 各−1		
整体评价	态度：是否认真、仔细、负责 沟通：是否有效及良好	2	态度不认真 −1 沟通技巧欠佳 −1		
	整体性、计划性 操作时间：10 分钟	4	整体操作欠熟练、无计划性 −2 超时 1 分钟以上 −2		
	相关知识：可就适应证，禁忌证，注意事项等提 1 ~ 2 个问题	3	相关知识不熟悉 −3		
总分		100		累计实得分	

第十一节　牵引术评分细则

学号：　　　　考生姓名：　　　　成绩：　　　　监考老师：　　　　年　月　日

项目		标准分	扣分细则		扣分	备注
操作前	操作者仪态：着装规范	2	着装不规范	-2		
	评估及沟通：评估患者病情，沟通以达到患者合作，明确该操作的适应证和禁忌证	8	未评估病情 未沟通 不明确适应证 不明确禁忌证	-2 -2 -2 -2		
	准备工作：做好穿刺点皮肤的清洁，清理油污和血迹	2	未准备	-2		
	操作前检查：测量呼吸、脉搏、血压等生命体征，检查患肢需要打牵引处皮肤	4	少对一项	各-1		
	患者体位：患者取好体位(平卧位)	3	体位不正确	-3		
	环境准备：室温适宜、关门窗、遮挡患者尤其是隐私处	3	少一样	各-1		
	操作前准备：清洁洗手，衣帽、口罩穿戴整齐	3	少一样	各-1		
操作过程	操作前材料准备：牵引弓、骨圆针、牵引绳、砝码、牵引架	5	每项1分	各-1		
	消毒铺巾：常规消毒皮肤，戴无菌手套，铺消毒洞巾	6	消毒范围不规范 缺项目	-2 -2		
	局部麻醉：自穿刺点皮肤向胫骨骨面以及对侧相应位置用局部麻醉药(2%利多卡因)逐层局部浸润麻醉	6	未核对药品 选错部位 未逐层浸润麻醉	-2 -2 -2		
	操作过程：①确定穿刺点；②左手固定穿刺处皮肤，右手持电钻将克氏针经局部麻醉处逐步刺入，直达骨面；③上下滑动，确定针尖所在位置，按动电钻，水平穿过胫骨；④从对侧穿破皮肤，直至两侧皮肤外所留克氏针长度相等；⑤取下电钻，用纱布覆盖皮肤针孔处；⑥然后安置好牵引弓；⑦在床头安置牵引架(或者放置托马氏架)；⑧连接好牵引绳索；⑨安置好患者被牵引肢体；⑩根据患者体重计算好牵引重量，并挂上相应重量的砝码	30	每项3分	各-3		

续表

项目		标准分	扣分细则		扣分	备注
操作过程	观察：①术中是否观察患者，哪些情况要暂时停止操作，发现头晕、恶心、心悸、脉速等应停止操作，做相应处理；②穿刺时针孔有无活动性出血、有无神经损伤情况	6	未观察患者反应	−6		
	操作中注意事项：穿刺方向（外向内侧），避免损伤腓总神经	2	穿刺方向不对	−2		
	交代术后注意事项： 皮肤针孔是否有活动性出血，检查患者远端皮肤颜色和血供情况 检查患者患肢感觉情况，避免造成过度牵引 牵引一段时间后需要调整患肢位置，避免足底、臀部形成压痕和褥疮	6	每项2分	各−2		
	整理： 整理床单及患者衣裤，协助患者取舒适体位 整理用物、分类放置	5	未整理床单 未协助患者取舒适体位 污物乱放、未分类放置、未洗手	−1 −1 各−1		
整体评价	态度：是否认真、仔细、负责 沟通：是否有效及良好	2	态度不认真 沟通技巧欠佳	−1 −1		
	整体性、计划性 操作时间：10分钟	4	整体操作欠熟练、无计划性 超时1分钟以上	−2 −2		
	相关知识：可就适应证，禁忌证，注意事项等提1～2个问题	3	相关知识不熟悉	−3		
总分		100			累计实得分	

第十二节　石膏固定术评分细则

学号：　　考生姓名：　　成绩：　　监考老师：　　年　月　日

项 目		标准分	扣分细则		扣分	备注
操作前	操作者仪态：着装规范	2	着装不规范	−2		
	评估及沟通：评估患者病情，沟通以达到患者合作，明确该操作的适应证和禁忌证	10	未评估病情 未沟通 不明确适应证 不明确禁忌证	−2 −2 −2 −2		
	准备材料：石膏、水桶、绷带、棉垫、骨突衬垫	4	未准备	−2		
	操作前检查：检查患者肢体皮肤情况、肢体肿胀情况、肢体远端血供	6	少对一项	各−2		
	操作前准备：协助患者脱去外衣，暴露打石膏的肢体	3	未准备	−3		
操作过程	局部肢体皮肤准备：清理患者肢体，祛除肢体上的油污、血迹等	5	未准备	−5		
	根据不同部位决定所需石膏的层数 测量所需石膏长度 准备相应长度的内存棉垫	9	每项 3 分	各−3		
	协助患者摆好患肢（已复位骨折） 石膏的折叠手法 石膏放入水中浸泡双手的持握方法、石膏浸泡时间 怎么判断已浸泡好 石膏从水中取出后放平拉撑塑形手法，将棉垫置于石膏内侧 助手持握牵引患肢方法 打石膏者双手平摊托起石膏将其贴紧患肢 助手缠绕绷带方法、松紧度、关节处是否“8”字形缠绕 骨突的地方是否加垫了衬垫 石膏远侧肢体是否露出，以便于观察，石膏的松紧度	30	每项 3 分	各−3		

续表

项目		标准分	扣分细则		扣分	备注
操作过程	检查石膏长度是否适宜、外形美观度、松紧度、硬度、关节处活动度	6	每项3分	各-3		
	交代术后注意事项： 术后患者出现患肢感觉改变：麻木、疼痛加重、肢体感觉减退或者丧失 远端血供改变：肢体皮温降低变冷、肢体远端不能扪及动脉搏动皮肤颜色改变 患肢肿胀明显后可能需要更换石膏，减少石膏的束缚对患者血运的影响	12	每项3分	各-3		
	整理： 整理床单及患者衣裤，协助患者取舒适体位 整理用物、分类放置	4	未整理床单 未协助患者取舒适体位 污物乱放、未分类放置、未洗手	-1 -1 各-1		
整体评价	态度：是否认真、仔细、负责 沟通：是否有效及良好	2	态度不认真 沟通技巧欠佳	-1 -1		
	整体性、协作性、计划性 操作时间：10分钟	4	整体操作欠熟练、无计划性 超时1分钟以上	-2 -2		
	相关知识：可就适应证，禁忌证，注意事项等提1～2个问题	3	相关知识不熟悉	-3		
总分		100			累计实得分	

第十三节　夹板固定术评分细则

学号：　　　考生姓名：　　　成绩：　　　监考老师：　　　年　月　日

项目		标准分	扣分细则	扣分	备注
操作前	操作者仪态：着装规范	2	着装不规范 -2		
	评估及沟通：评估患者病情，沟通以达到患者合作，明确该操作的适应证和禁忌证	10	未评估病情 -2 未沟通 -2 不明确适应证 -2 不明确禁忌证 -2		
	准备材料：小夹板、绷带、固定垫、细绳	4	每项 -1		
	操作前检查：检查患者肢体皮肤情况、肢体肿胀情况、肢体远端血供	6	少对一项 各-2		
	操作前准备：协助患者脱去外衣，暴露需要上夹板的肢体	3	未准备 -3		
操作过程	局部肢体皮肤准备：清理患者肢体，祛除肢体上的油污、血迹等	5	未准备 -5		
	根据不同部位决定所需夹板的长度 准备相应长度的内存棉垫 将细绳剪好所需要的长度	9	每项3分 各-3		
	上小夹板过程： 将选好的固定垫准确的放置在肢体的适当部位，最好用胶布予以固定 按照各部位骨折的具体要求，依次安放预制的夹板，夹板安放妥当后，由助手用两手扶托固定 术者用四条布带捆扎夹板，先捆中间两道，捆扎时两手须将布带对齐，平均用力，缠绕两周 捆扎的松紧一般以布带捆扎后能在夹板上左右移动1cm为标准	20	未放置固定垫 -4 放置固定垫位置不正确 -3 小夹板安放位置不正确 -3 是否先固定中间2根绳 -3 捆扎松紧度不够 -3 过程不熟练 -4		
	小夹板长度是否适宜、外形美观度	6	每项3分 各-3		

续表

项目		标准分	扣分细则	扣分	备注
操作过程	交代术后注意事项： 术后患者出现患肢感觉改变：麻木、疼痛加重、肢体感觉减退或者丧失 远端血供改变：肢体皮温降低变冷、肢体远端不能扪及动脉搏动 皮肤颜色改变 患者远端足趾、手指活动受限 患肢肿胀明显后可能需要调整小夹板松紧度，减少夹板的束缚及对患者血运的影响	15	每项3分　各-3		
	整理： 整理床单及患者衣裤，协助患者取舒适体位 整理用物、分类放置	5	未整理床单　-1 未协助患者取舒适体位　-1 污物乱放、未分类放置、未洗手　各-1		
整体评价	态度：是否认真、仔细、负责 沟通：是否有效及良好	5	态度不认真　-1 沟通技巧欠佳　-1		
	整体性、协作性、计划性 操作时间：10分钟	6	整体操作欠熟练、无计划性　-2 超时1分钟以上　-2		
	相关知识：可就适应证，禁忌证，注意事项等提1～2个问题	5	相关知识不熟悉　-5		
总分		100		累计实得分	

第十四节　膝关节穿刺术评分细则

学号：　　考生姓名：　　成绩：　　监考老师：　　年　月　日

	项　目	标准分	扣分细则	扣分	备注
操作前	操作者仪态：着装规范	2	着装不规范 -2		
	评估及沟通：评估患者病情，沟通以达到患者合作，明确该操作的适应证和禁忌证，评估中包括对膝关节的基本检查（浮髌试验）以判定是否该进行此操作	8	未评估病情 -2 未沟通 -2 不明确适应证 -2 不明确禁忌证 -2		
	患者的准备工作：嘱患者仰卧位	2	未准备 -2		
	操作前检查：测量患者脉搏、血压 患者体位：患者取好体位（平卧位、坐位）	4 4	少对一项 各-1 体位不正确 -4		
	环境准备：室温适宜、关门窗	3	少一样 各-1		
	操作前准备：清洁洗手，衣帽、口罩穿戴整齐、物品准备、签署有创操作同意书	3	少一样 各-1		
操作过程	穿刺点准备：髌骨外上缘穿刺法；髌骨外下缘（外侧膝眼）穿刺法	6	选择不准确 -4 不能说出其他两个穿刺点 各-1		
	消毒铺巾：常规消毒皮肤，戴无菌手套，铺消毒洞巾	8	消毒范围不规范 -2 缺项目 -2		
	局部麻醉：自穿刺点皮肤向关节腔用局部麻醉药（2% 利多卡因）逐层局部浸润麻醉，包含麻醉药品的检查、抽吸方法	6	未核对药品 -2 选错部位 -2 未逐层浸润麻醉 -2		
	穿刺：左手固定穿刺处皮肤，右手持针经局部麻醉处逐步刺入膝关节腔，当针体抵抗感突然消失时即可抽取关节液，将抽取关节液置于无菌试管中以备检查，记录抽取的关节液量 拔针：穿刺和放液结束后拔出穿刺针，消毒穿刺点，盖上消毒纱布，压迫片刻，胶布固定	30	进针前未核对部位、消毒液未干进针 各-2 未绷紧皮肤、持针不正确 各-4 角度或深度不正确 -4 回抽不正确或未回抽 -4 未留液体待检测 -2 未记录关节液量 -2 拔出方法不正确 -2 穿刺后消毒，盖纱布，压迫，胶布固定少一样 各-1		

续表

项目		标准分	扣分细则	扣分	备注
操作过程	观察：术中是否观察患者，哪些情况要暂时停止操作。 发现头晕、恶心、心悸、脉速等应停止操作，做相应处理	4	未观察患者反应 -4		
	注意事项： 如果术中无法抽取关节液，可能需要更换进针方向或者改变进针点 如果注射时比较轻松，可以继续给药 如果注射时比较费力，患者感觉痛、胀，可以进一步向里面插下针头，左右移动，注射时比较轻松，患者无不适即可再注射	3	不能叙述正确者 各-1		
	交代术后注意事项： 术后若有明显膝痛或关节红肿要求患者报告医生；穿刺点可有稍微的疼痛感	3	未交代注意事项 -3		
	整理： 整理床单及患者衣裤，协助患者取舒适体位 整理用物、分类放置	5	未整理床单 -1 未协助患者取舒适体位 -1 污物乱放、未分类放置、未洗手 各-1		
整体评价	态度：是否认真、仔细、负责 沟通：是否有效及良好	2	态度不认真 -1 沟通技巧欠佳 -1		
	整体性、计划性 操作时间：5 分钟	4	整体操作欠熟练、无计划性 -2 超时 1 分钟以上 -2		
	相关知识：可就适应证，禁忌证，注意事项等提 1 ~ 2 个问题	3	相关知识不熟悉 -3		
总分		100		累计实得分	

第十五节　膀胱穿刺造瘘术评分细则

学号：　　考生姓名：　　成绩：　　监考老师：　　年　月　日

项目		标准分	扣分细则	扣分	备注
操作前	操作者仪态：着装规范	2	着装不规范 -2		
	评估及沟通：评估患者病情，沟通以达到患者合作，明确该操作的适应证和禁忌证	6	未评估病情 -2 不明确适应证 -2 不明确禁忌证 -2		
	准备工作：检查操作所需器械准备是否齐全	2	未准备 -2		
	操作前检查：检查患者腹部体征，是否有下腹部手术遗留瘢痕；膀胱是否充盈，充盈程度是否确保安全操作	4	少对一项 各-2		
	患者体位：患者取好体位（平卧位）	2	体位不正确 -2		
	环境准备：室温适宜、关门窗；遮挡患者，保护隐私	2	少一样 各-1		
	操作前准备：患者皮肤准备 术者清洁洗手，衣帽、口罩穿戴整齐	4	少一样 各-2		
操作过程	穿刺点准备：耻骨联合上方1～2横指或2cm	5	选择不准确 -5		
	消毒铺巾：常规消毒皮肤，戴无菌手套，铺消毒洞巾	8	消毒范围不规范 -2 缺项目 -2		
	局部麻醉：自穿刺点皮肤向膀胱壁用局部麻醉药（2%利多卡因）逐层局部浸润麻醉	6	未核对药品 -2 选错部位 -2 未逐层浸润麻醉 -2		
	试穿刺：麻醉药注射后可直接利用注射针垂直向深部刺入，并试抽尿液，注意观察刺入深度				

续表

项目		标准分	扣分细则	扣分	备注
操作过程	切开皮肤：于穿刺点做一个 1cm 长的皮肤切口，切开腹直肌置鞘 穿刺：使用穿刺套件(带有针芯的套管针)接注射器回抽有尿的垂直方向及深度位置小心匀速刺入，进入膀胱后有落空感，侧孔或退出针芯后有尿液流出，即可退出针芯，插入相应粗细的导管，确认其进入膀胱后，退出套管，使导管保留在原位 引流尿液送检 连接：将导尿管与引流袋连接 固定：用丝线缝合伤口，并固定导管 包扎：使用无菌纱布，剪开一侧后包扎伤口 记录引流尿液量	30	进针前未核对部位、消毒液未干进针 各-2 持针不正确 各-4 角度或深度不正确 -4 回抽不正确或未回抽 -4 未留液体待检测 -2 未记录引流量 -2 拔出方法不正确 -2 术毕未连接引流袋，未消毒，盖纱布，胶布固定等少一样 各-1		
	观察：术中是否观察患者，哪些情况要暂时停止操作。发现头晕、恶心、心悸、脉速等应停止操作，做相应处理	4	未观察患者反应 -4		
	操作注意事项： 1. 如患者有腹部手术史，尤其是下腹部有瘢痕，应注意询问病史及手术情况，避免腹膜或肠管位置较低、存在粘连等情况下，导致穿刺损伤 2. 可在术前进行 B 超检查，了解穿刺径路是否有肠管等，穿刺亦可在 B 超引导下进行 3. 严格无菌操作，防止感染 4. 局部麻醉药一般使用 2% 利多卡因；如需使用普鲁卡因时，术前应皮试 5. 事先准备并检查好穿刺造瘘套管针，建议两手握针，右手持穿刺针顶端，左手持标有尿液深度的部位抵住腹壁，以防突然用力过猛导致失手穿入太深而伤及膀胱底部、三角区、前列腺甚至直肠等 6. 引流管粗细应适当，以恰好可通过穿刺套管为宜；可使用气囊导尿管，穿刺成功后气囊注水，以发挥固定作用：牵拉尿管后气囊贴于膀胱前壁并堵塞膀胱瘘口，避免了造瘘管脱出和尿外渗 7. 若尿液引流不畅，可适当调整引流管位置 8. 应注意引流导管的位置，过深可能刺激膀胱三角区，过浅则可能使引流管前端位于膀胱外，导致引流不畅 9. 应分次间断缓慢放尿，避免膀胱突然排空导致出血，或使心血管功能不全的患者发生休克等	5	不能叙述正确者　少一条 -0.5 叙述不流畅 -0.5		

续表

<table>
<tr><th colspan="2">项　目</th><th>标准分</th><th>扣分细则</th><th>扣分</th><th>备注</th></tr>
<tr><td rowspan="3">操作过程</td><td>交代注意事项：
术后若有明显腹痛、伤口出血较多、导管周围渗出较多尿液，或血尿且浓度较高，有血凝块等情况立即报告医生；穿刺点轻微疼痛、少量出血、少量渗出，血尿浓度不高，均属于正常情况；暂时不要下床活动，卧床1小时为宜</td><td>4</td><td>未交代注意事项 −4</td><td></td><td></td></tr>
<tr><td>叙述术后护理：
1. 导管应连接清洁容器，并定期更换
2. 术后膀胱痉挛和三角区激惹的预防与治疗：造瘘管或血块刺激膀胱三角区及膀胱底部时，表现为阴茎头和尿道外口反射痛、尿频、排尿用力及耻骨上区疼痛，应在术中注意调整导管位置，正确缝合和止血。出现这种情况，可给予解痉剂，低压冲洗膀胱，调整导管位置
3. 引流不畅或漏尿：首先检查导管是否堵塞，再调整导管位置。漏尿严重时，置负压吸引
4. 局部伤口感染：可酌情应用抗生素，并注意定期更换敷料
5. 长期护理：如需长期留置导管，术后3周时首次更换，以后4～6周更换一次。并使用生理盐水或1/2000呋喃西林溶液间歇冲洗膀胱。以上措施可预防尿垢沉积及尿液引流导致的继发感染和结石</td><td>3</td><td>未能正确叙述者 −3</td><td></td><td></td></tr>
<tr><td>整理：整理床单及患者衣裤，协助患者取舒适体位
整理用物、分类放置</td><td>3</td><td>未整理床单 −1
未协助患者取舒适体位 −1
污物乱放、未分类放置、未洗手 −1</td><td></td><td></td></tr>
<tr><td rowspan="3">整体评价</td><td>态度：是否认真、仔细、负责
沟通：是否有效及良好</td><td>2</td><td>态度不认真 −1
沟通技巧欠佳 −1</td><td></td><td></td></tr>
<tr><td>整体性、计划性
操作时间：5～10分钟</td><td>4</td><td>整体操作欠熟练、无计划性 −2
超时1分钟以上 −2</td><td></td><td></td></tr>
<tr><td>相关知识：可就适应证，禁忌证，注意事项等提1～2个问题</td><td>4</td><td>相关知识不熟悉 −4</td><td></td><td></td></tr>
<tr><td colspan="2">总分</td><td>100</td><td></td><td>累计实得分</td><td></td></tr>
</table>

第十六节　结扎止血评分细则

学号：　　考生姓名：　　成绩：　　监考老师：　　年　月　日

项目		标准分	扣分细则	扣分	备注
操作前	操作者仪态：着装规范	2	着装不规范 -2		
	评估：明确该操作的适应证	8	不明确适应证 -2		
	环境准备：室温适宜、关门窗、环境无菌	3	少一样 各-1		
	物品准备：手术包，口罩、帽子、手套、治疗盘（络合碘、棉签、胶布、局麻药）	5	物品准备不齐全 -5		
	操作前准备：清洁洗手、衣帽、口罩、手套穿戴	8	一样不规范 各-2		
操作过程	单纯结扎：先用止血尖钳夹出血点，然后将丝线绕过止血钳下的血管和周围少许组织，结扎止血。结扎时，持钳者应先抬起钳柄，当结扎者将缝线绕过止血钳后，下落钳柄，将钳头翘起，并转向结扎者的对侧，显露结扎部位，使结扎者打结方便。当第一道结收紧后，应随之以放开和拔出的动作撤出止血钳。结扎者打第二道结。遇到重要血管在打好第一道结后，应在原位稍微放开止血钳。以便第一道结进一步收紧，然后再夹住血管，打第二道结，然后再重复第二次打结	38	未判断出血点，盲目钳夹 -7 未用血管钳尖部钳夹出血点 -5 钳夹组织过多 -5 结扎时止血钳使用不正常 -7 打结方法不正确 -7 撤出止血钳不正确 -7		
	缝扎止血：适用于较大血管或重要部位血管出血。先用止血钳钳夹血管及周围少许组织，然后用缝针穿过血管端和组织并结扎，可行单纯缝扎或 8 字形缝扎	20	未判断出血点，盲目钳夹 -5 未用血管钳尖部钳夹出血点 -5 钳夹组织过多 -5 单纯缝扎或“8”字形缝扎不正确 -5		
	观察：结扎后观察是否仍有活动性出血	5	未观察 -5		
整体评价	态度：是否认真、仔细、负责	2	态度不认真 -2		
	整体性、计划性	6	整体操作欠熟练、无计划性 -6		
	相关知识：可就适应证、注意事项等提 1～2 个问题	3	相关知识不熟悉 -3		
总分		100		累计实得分	

第十七节　拔甲术评分细则

学号：　　考生姓名：　　成绩：　　监考老师：　　年　月　日

项目		标准分	扣分细则		扣分	备注
操作前	操作者仪态：着装规范	2	着装不规范	−2		
	评估及沟通：评估患者病情，沟通以达到患者合作，明确该操作的适应证和禁忌证	8	未评估病情 未沟通 不明确适应证 不明确禁忌证	−2 −2 −2 −2		
	操作前检查：病变部位、甲下积脓、甲下积血程度等	2	未准备	−2		
	患者体位：一般取仰卧位	4	体位不正确	−4		
	环境准备：室温适宜、关门窗、无菌	3	缺一项	各−1		
	物品准备：手术包、口罩、帽子、手套、治疗盘(络合碘、棉签、胶布、局麻药)	4	物品准备不齐全	−4		
	操作前准备：清洁洗手，衣帽、口罩、手套穿戴整齐	4	缺一项	各−1		
操作过程	消毒铺巾：常规消毒皮肤，戴无菌手套，铺消毒洞巾	6	消毒范围、铺洞巾不规范 戴无菌手套不规范	−3 −3		
	麻醉： 脓性指头炎切开引流术或甲下积脓拔甲时，一般采用指根神经阻滞麻醉。麻醉剂内不可加用肾上腺素，以免小动脉痉挛，造成手指血运障碍	6	未核对药品 麻醉剂内加用肾上腺素 麻醉方法选择不正确	−2 −2 −2		
	控制出血：术者用左手拇指和示指捏紧病指末节两侧，或者在根部绑一止血带。用尖刀分离甲根和甲缘两侧的皮肤	8	未控制或控制出血方法不恰当 未分离甲根和甲缘两侧的皮肤	−4 −4		
	分离：在甲根两侧各做一纵行切口，将尖刀紧贴甲下插入指(趾)甲与甲床，向两侧切割，直至指(趾)甲完全分离	12	切口部位或方向不正确 分离时损伤甲上皮或甲床	−4 −8		

续表

项目		标准分	扣分细则	扣分	备注
操作过程	拔甲：用止血钳夹持指甲，稍加摇动，从水平方向拔出；或者用止血钳夹持指甲一侧后向另一侧卷动，直至指甲完全脱离甲床。拔除指甲后，如甲床不平整，宜用刀刃将其轻轻刮平，以免日后新生的指甲高低不平	12	拔甲操作不规范 -8 拔甲后甲床不平整未处理及处理不正确 -4		
	包扎固定：检查无甲角残留后，即可用凡士林纱布覆盖甲床，无菌纱布加压包扎	10	未检查有无甲角残留 -4 未用凡士林纱布覆盖 -3 包扎固定不恰当 -3		
	甲癣拔甲：因指甲较脆，难以翻转拔甲，可在甲下分离后直接拔出	3	不能正确叙述 各-1		
	整理：整理用物、分类放置	5	未整理用物、分类放置 -5		
整体评价	态度：是否认真、仔细、负责 沟通：是否有效及良好	2	态度不认真 -1 沟通技巧欠佳 -1		
	整体性、计划性	6	整体操作欠熟练、无计划性 -6		
	相关知识：可就适应证，禁忌证，注意事项等提 1 ~2 个问题	3	相关知识不熟悉 -3		
总分		100		累计实得分	

第十八节　静脉切开评分细则

学号：　　　　考生姓名：　　　　成绩：　　　　监考老师：　　　　年　月　日

项目		标准分	扣分细则	扣分	备注
操作前	操作者仪态：着装规范	2	着装不规范 −2		
	评估及沟通：评估患者病情，沟通以达到患者合作，明确该操作的适应证和禁忌证	8	未评估病情 −2 未沟通 −2 不明确适应证 −2 不明确禁忌证 −2		
	患者体位：一般仰卧体位，以内踝前大隐静脉切开为例，术侧下肢外旋	4	体位不正确 −4		
	环境准备：室温适宜、关门窗、遮挡患者尤其是隐私处	3	少一样 各−1		
	物品准备：无菌静脉切开包，清洁盘及常规消毒、麻醉用品，输液器材	4	物品准备不齐全 −4		
	操作前准备：清洁洗手，衣帽、口罩穿戴整齐	3	少一样 各−1		
操作过程	消毒铺巾：常规消毒皮肤，戴无菌手套，铺消毒洞巾	4	消毒范围、铺洞巾不规范 −2 戴无菌手套不规范 −2		
	局部麻醉：局部麻醉药(2% 利多卡因)浸润麻醉	6	未核对药品 −3 麻醉方法不规范 −3		
	皮肤切开：在小腿内踝前上方 3cm 处，横行切开皮肤，长约 2～2.5cm	6	切开前未核对部位 −2 切皮时未绷紧皮肤 −2 用刀方法不正确，切开皮肤深浅不一致 −2		
	分离血管：用小弯止血钳沿血管走行方向边分离边寻找大隐静脉，找到后游离一段约 1.5cm，将静脉挑出并在静脉下穿过细丝线 2 根，用 1 根先结扎静脉远侧端，暂不剪断丝线，留做安置导管时做牵引用	16	未沿血管走行方向分离 −4 未游离一段血管 −4 未挑出血管穿丝线 −4 未结扎远端丝线留做牵引 −4		

续表

项目		标准分	扣分细则	扣分	备注
操作过程	插入固定导管：牵引远侧丝线将静脉提起，用小尖剪在静脉壁上剪一“V”型切口，以无齿镊夹起切口上唇静脉壁，将静脉切开导管快速插入静脉腔，深约5cm，结扎近侧丝线，并将导管缚牢。将备好的输液器接头与导管连接，观察液体输入是否畅通及有无外渗	19	导管插入前未用无菌生理盐水充满液体，以致空气窜入 -4 静脉壁剪开方法不恰当 -4 插入静脉内导管过浅 -4 近端丝线未结扎固定或固定不牢固 -4 未观察输液器是否通畅及有无外渗 -3		
	切口处理：剪去多余丝线，缝合皮肤切口，固定导管以防滑脱，无菌敷料覆盖，胶布固定	5	缝合皮肤后未固定导管 -2 未消毒，盖纱布，胶布固定少一样 各-1		
	手术记录：详细做好静脉切开术记录	4	未做手术记录或记录不正确者 各-4		
	交代术后注意事项：保持切口敷料干燥、清洁；避免牵拉导管，防止导管脱落	2	未交代注意事项 -2		
	整理： 整理床单及患者衣裤，协助患者取舒适体位 整理用物、分类放置	5	未整理床单 -1 未协助患者取舒适体位 -1 污物乱放、未分类放置、未洗手 各-1		
整体评价	态度：是否认真、仔细、负责 沟通：是否有效及良好	2	态度不认真 -1 沟通技巧欠佳 -1		
	整体性、计划性	4	整体操作欠熟练、无计划性 -4		
	相关知识：可就适应证，禁忌证，注意事项等提1～2个问题	3	相关知识不熟悉 -3		
总分		100		累计实得分	

第三章　护理基本技能

第一节　穿、脱隔离衣评分细则

学号：　　　　考生姓名：　　　　成绩：　　　　监考老师：　　　　年　　月　　日

项目		标准分	扣分细则	扣分	备注
操作前	操作者仪态：戴口罩、帽子，工作服卷袖至前臂中	2	着装不规范 -1 未洗手 -1		
	评估：根据患者病情和隔离的类别确定所需隔离的环境条件及物品	2	未根据患者病情和隔离类别确定所需的环境和物品 -2		
	用物准备：隔离衣、手套、快速手消毒剂、擦手纸、污衣桶、脚踏污物桶、挂衣架	4	缺一件 各-1 放置乱 -1 放置不合理 -1		
	环境准备：符合隔离技术操作要求	2	不符合隔离操作要求 -2		
操作过程	穿隔离衣： 持衣领取隔离衣→穿衣袖→举双手抖衣袖→扣领扣→扣袖扣→隔离衣两边缘背后对齐→向一侧折→腰带在背后交叉，前面打活结	30	未持衣领 -2 穿袖不正确 -2 卷袖过低或未卷袖 各-2 系领扣方法不对 -5 戴手套不正确 -5 手触及隔离衣里面或穿着过程污染 -3 衣边未对齐折叠好 -2 腰带打结方法不正确 -2		

续表

项目		标准分	扣分细则		扣分	备注
操作过程	脱隔离衣： 松腰带→在前面打开活结→将手套边缘向外反折→解袖扣→塞衣袖→脱手套→采用快速手消毒剂消毒双手→解领扣→拉衣袖→解腰带→脱隔离衣→清洁面向外卷好投入污衣桶→快速手消毒剂消毒双手→脱口罩、帽子	30	未松腰带 松腰带方法不正确，未打活结 未反折手套边缘 脱手套方法不正确、未消毒双手 解领扣、拉衣袖方法不正确 脱隔离衣时方法不对 未脱口罩或消毒双手 隔离衣处理或挂放不正确	−2 各−1 −2 各−2 各−2 −2 各−2 −4		
	洗手：掌心相对→手指并拢→相互搓擦，手心对手背相互搓擦→掌心相对→手指交叉→沿指缝相互搓擦→弯曲各手指关节→双手相扣相互搓擦→一手握另一手大拇指旋转搓擦，交换进行→一手指尖在另一手掌心旋转搓擦，交换进行→一手握另一手腕部旋转搓擦，交换进行	16	洗手每漏一个步骤	各−2		
	整理	4	污物乱放、未分类放置	各−2		
整体评价	态度 沟通	4	态度不认真 沟通技巧欠佳	−2 −2		
	整体性、计划性 操作时间：5 分钟	4	整体性欠佳 无计划性 超时	−1 −2 −1		
	相关知识	2	相关知识不熟悉	−2		
总分		100			累计实得分	

第二节　吸氧术评分细则

学号：　　考生姓名：　　成绩：　　监考老师：　　年　月　日

项目		标准分	扣分细则	扣分	备注
操作前	操作者仪态：着装规范、洗手	2	着装不规范 -1 未洗手 -1		
	评估：患者病情、意识状态、缺氧程度、鼻腔、合作程度、心理反应、治疗计划、环境安全；解释	10	未评估患者病情、意识状态、缺氧程度、鼻腔情况、合作程度 各-1 未评估心理反应、治疗计划 各-1 未评估环境安全 -1 未解释 -1		
	用物准备：鼻导管、棉签、水杯内盛洁净水、记录单、弯盘、纸巾、手电筒。氧气筒吸氧另备氧气筒、氧气表装置1套、扳手；中心吸氧另备中心吸氧装置1套	3	少一件 -1 放置不规范 各-1		
操作过程	装表： 氧气筒吸氧：开大开关吹尘→关闭开关→装表旋紧→接湿化瓶→接氧气连接管→开大开关→检查有无漏气→关小开关	15	步骤不对、漏气、氧气表欠稳 各-3 错接导管 -4		
	安全、舒适	5	未注意患者安全 -3 未协助患者取合适体位 -2		
	给氧：查对患者，协助取舒适体位 清洁鼻孔→接氧管→开小开关→调节流量→查通畅→给氧； 单鼻导管蘸水，轻插入鼻腔约自鼻尖至耳垂的2/3长度； 双鼻导管固定的方法：绕到枕骨后固定绕过双耳廓到颈前固定； 交代注意事项；记录吸氧开始时间	30	未清洗鼻孔 -2 未调流量、未查通畅 各-3 测量鼻导管长度方法不对、插管过深或过浅 各-3 未湿润导管、固定不牢或不美观 各-2 未记录给氧时间 -2		
	停氧：根据医嘱评估患者病情、缺氧改善程度 氧气筒吸氧：取下鼻导管→关小开关→擦净脸部→分离氧导管→关大开关→开小开关，放余氧→关小开关→卸氧表装置→湿化瓶消毒 记录停氧时间	15	未评估病情、缺氧改善程度 各-2 步骤不对 -6 未记录停氧时间 -2 未擦胶布痕迹、未擦脸 各-1		

续表

项目		标准分	扣分细则	扣分	备注
操作过程	整理：整理床单；协助患者取舒适体位；整理用物、分类放置；洗手；记录	10	未整理床单 −2 未协助患者取舒适体位 −2 污物未分类放置、未洗手 各−1 一项未记录 各−1		
评价	态度 沟通	3	态度不认真 −2 沟通技巧不佳 −1		
	整体性、计划性 操作时间：7 分钟	5	整体性欠佳 −2 无计划性 −2 超时 1 分钟以上 −1		
	相关知识	2	相关知识不熟悉 −2		
总分		100		累计实得分	

第三节　吸痰术评分细则

学号：　　　　考生姓名：　　　　成绩：　　　　监考老师：　　　　年　　月　　日

	项　目	标准分	扣分细则	扣分	备注
操作前	操作者准备：着装规范、洗手、戴口罩、核对医嘱	2	着装不规范　-1 未洗手　-1		
	评估：患者病情、意识、呼吸及痰液阻塞情况、口腔、鼻腔气管情况、合作程度、心理反应	9	未评估患者病情、意识、呼吸及痰阻塞情况、口腔及鼻腔情况、合作程度、心理反应　各-1 未解释　各-1		
	用物准备：电源、电动吸引器、无菌吸痰盅、无菌连接管、无菌连接接头、无菌手套、无菌吸痰管数根、手电筒、听诊器。必要时备压舌板、开口器、舌钳、无菌外用溶液	4	用物少一件　各-1 物品放置乱　-1 未检查仪器　-2		
操作过程	安全、舒适：再核对，协助患者取合适体位	6	未注意安全　-3 未协助患者取合适体位　-3		
	安装检查、调压：接通电源→将导管连接到吸引器上→打开开关 检查性能、电压、各管连接情况 调节压力：成人：40～53.3kPa 或 300～400mmHg 儿童：<40 kPa 或<300mmHg	14	接错导管　-5 未试吸检查　-3 吸引力过大或过小、未调压　各-3		
	试吸：倒无菌外用溶液，戴手套，试吸引力，冲洗吸痰管	10	未戴手套　-5 手法不正确　-5		
	吸痰：查对，解释并协助患者取合适体位，使用呼吸机的患者先给高浓度氧 2～3 分钟 一手持吸痰管连接处，另一手夹持吸痰管插入口腔咽部，先吸口咽部的分泌物，再吸深部分泌物 动作轻柔，由深部向上提拉吸痰管，左右旋转，吸净痰液。每次吸痰不超过 15s 吸毕：脱手套、反套吸痰管、关闭开关，使用呼吸机患者给予高浓度氧 2～3 分钟 观察随时擦净面部分泌物； 观察患者的面色、呼吸是否改善、吸出物的性质、黏膜有无损伤 吸痰器的储液瓶不可超过容量的 2/3	35	插管手法不正确　-6 吸痰顺序错误　-6 每次吸痰时间过长　-2 处理问题不当　各-2		

续表

项目		标准分	扣分细则		扣分	备注
操作过程	整理：整理床单、协助患者取舒适体位整理用物、分类放置 洗手、记录	10	未整理床单 未协助患者取舒适体位 污物乱放、遗留用物在病房 未分类放置、未洗手 一项未记录	-2 2 各-1 各-1 各-1		
整体评价	态度 沟通	3	态度不认真 沟通技巧欠佳	-2 -1		
	整体性、计划性 操作时间：20 分钟	5	操作整体欠熟练 计划性欠佳 超时 1 分钟以上	-2 -2 -1		
	相关知识	2	相关知识不熟悉	-2		
总分		100			累计实得分	

第四节　导尿术评分细则

学号：　　　　　　考生姓名：　　　　　　成绩：　　　　　　监考老师：　　　　　　年　　月　　日

项目		标准分	扣分细则	扣分	备注
操作前	操作者仪态：着装规范，洗手	2	着装不规范 -1 未洗手 -1		
	评估：查对患者，评估患者病情、意识状态、膀胱充盈状态、合作程度 向患者解释	7	未评估患者病情、意识状态膀胱充盈状态、合作程度 各1 未解释 -2		
	用物准备：导尿包、尿管、手套2副、治疗碗2个、弯盘1个、血管钳1个、0.1%苯扎溴氨棉球、尿袋、碘伏、治疗巾、小胶单、便盆、尿布、别针	2	少一件、放置不规范 各-1		
	环境准备：关门窗，遮挡患者	3	未关门窗、未遮挡患者 各-1		
操作过程	协助患者取舒适体位	2	未协助患者取合适体位 -2		
	初步消毒会阴：协助患者取合适体位，脱去左侧裤腿，橡皮单及治疗巾垫于臀下；放弯盘及治疗碗于患者两腿间；左手戴手套、清洁阴阜→会阴（自上而下，由外向内） 女：大小阴唇之间的沟处→小阴唇→尿道口→阴道口→肛门；男：用纱布裹住阴茎略提起，将包皮后推，暴露尿道外口，右手持血管钳夹棉球自尿道口向外向后旋转擦拭消毒尿道口、龟头及冠状沟数次 整理用物、脱手套	10	脱裤腿方法错误、未垫橡皮单和治疗巾 各-1 消毒顺序及方法不对 一次不对 -2		
	开导尿包：检查有效期、放导尿包于两腿间打开；倒碘伏于小药杯中，放尿管于导尿包中；戴手套，铺孔巾；润滑尿管	15	未检查有效期 -2 开包方法不正确，位置不当 各-2 倒液时污染、污染手套未更换 各-2 孔巾未对准尿道口，未润滑尿管 各-2		

续表

项目		标准分	扣分细则	扣分	备注
操作过程	消毒尿道口：由内向外，每个棉球只用 1 次 女：尿道口→对侧小阴唇→近侧小阴唇→尿道口 男：尿道口环绕至根部 4 次	15	小阴唇未固定好、消毒后移开左手　各−3 消毒方法、顺序不对　各−3		
	插入尿管： 女：插尿管 4～6cm，见尿后再进 5cm 男：提起阴茎贴近腹壁成 60°角，插管约 20～22cm，见尿后再插入 1cm 左右，松开左手，固定尿管，将尿引入弯盘内。需做尿培养者，用无菌标本瓶装中段尿送检。留置导尿者，接尿袋，固定尿管；撤单；脱手套；穿裤；整理用物、交代注意事项；观察、记录	18	手法不正确、深度不对、误入阴道　各−3 固定方法、接引流袋方法错误、用物整理不规范　各−3		
	拔尿管： 评估患者病情、膀胱充盈状态 拔管：轻拔尿管 交代注意事项、脱手套	10	未评估患者病情、膀胱充盈状态　各−1 自理能力、合作程度、未解释　各−1 拔管动作粗暴　−2 未交代注意事项　−1		
	整理：协助患者取舒适体位、整理床单、整理用物、分类放置；洗手；记录	5	未整理床单　−2 未协助患者取舒适体位　−2 污物未分类放置、未洗手　各−1 一项未记录　各−1		
评价	态度 沟通	3	沟通技巧欠佳　−2 态度不认真　−1		
	整体性、计划性 操作时间：8 分钟	5	整体性欠佳　−2 无计划性　−2 超时 1 分钟以上　−1		
	相关知识	2	相关知识不熟悉　−2		
总分		100		累计实得分	

第五节　鼻饲术评分细则

学号：　　　　考生姓名：　　　　成绩：　　　　监考老师：　　　　年　月　日

项目		标准分	扣分细则	扣分	备注
操作前	操作者仪态：着装规范、洗手	3	着装不规范 -1 未洗手 -2		
	评估：患者病情、意识状态、鼻孔、口咽部、合作程度、治疗计划、插胃管长度(用皮尺量)、鼻饲液的温度(用水温计测)、解释	6	未评估患者病情、合作程度 各-1 未评估意识状态 -1 未解释、未问二便 各-1		
	核对医嘱	2	未核对 -2		
	用物准备：治疗碗、胃管、钳、弯盘、纱布2块、液状石蜡、棉签、胶布、必要时备压舌板及开口器、别针、听诊器、打奶器、电筒、治疗巾小胶单、手套、鼻饲液、温开水、水温计	4	少一件 各-1 放置乱、鼻饲液温度不合适 各-2		
操作过程	安全、舒适	3	未注意患者安全 -2 未协助患者取合适体位 -1		
	检查： 颌下垫单，查鼻孔、洗鼻孔、戴手套	12	颌下未垫单 -1 未检查鼻孔、未清洁鼻孔 各-2 未量长度 -3 量长度不准确、未润滑管 各-2		
	插管：插管至咽部(约14～16cm)时，嘱患者做吞咽动作，如插管不畅即检查胃管是否盘曲口腔内，如呛咳应拔管休息片刻后再插，如出现恶心，须暂停片刻，嘱患者做深呼吸，缓解后再插	20	管到口咽部时未嘱吞咽 -2 插入不顺畅、未检查口腔 各-2 呛咳、发绀未采取措施 各-3 方法不对、未判断或方法不对 各-3 固定不牢 -2		

续表

项　目		标准分	扣分细则	扣分	备注
操作过程	鼻饲:回抽胃液,注入适量温开水;注入鼻饲液、再注入温开水冲管;包扎管口、固定;脱手套	15	未回抽胃液、未试温度　各-2 回抽方法不对、速度过快　各-2 鼻饲完毕未冲洗　-1 未包扎管口、未固定　各-2 未交代注意事项　-2		
	拔管:置弯盘于患者颌下,除去胶布,戴手套,将胃管末端反折,用纱布包裹近鼻孔处的胃管,拔出胃管,脱手套	15	拔管前未解释　-1 拔管动作粗暴　-2 胃管末端未反折　-2 未助漱口　-1 未交代注意事项　-2		
	整理	10	未整理床单　-2 未协助患者取舒适体化　-2 污物乱放、遗留用物在病房　各-1 未分类放置、未洗手　各-1 一项未记录　各-1		
评价	态度 沟通	2	沟通技巧欠佳　-1 态度不认真　-2		
	整体性、计划性 操作时间:6 分钟	5	整体性欠佳　-1 无计划性　-2 超时　-2		
	相关知识	2	相关知识不熟悉　-2		
总分		100		累计实得分	

第六节　洗胃术评分细则

学号：　　　　考生姓名：　　　　成绩：　　　　监考老师：　　　　年　　月　　日

项目		标准分	扣分细则	扣分	备注
操作前	操作者仪态：着装规范、洗手	3	着装不规范 -2 未洗手 -1		
	评估：患者病情、意识状态、合作程度、双侧鼻道，治疗计划，清醒者与患者解释	6	未评估患者病情、合作程度 各-1 未评估意识状态 -2 未解释、未问二便 各-1		
	核对医嘱	2	未核对 -2		
	用物准备：粗胃管、弯盘、钳、液状石蜡、纱布2块、棉签、胶布、压舌板及开口器、听诊器、灌食器、电筒、治疗巾、小胶单、手套、皮尺、按医嘱准备洗胃液、盛水桶、排污水桶、橡胶围裙	4	少一件 各-1 放置乱、配洗胃液及温度不准 各-2		
操作过程	安全、舒适	4	未注意患者安全 -2 未协助患者取合适体位 -2		
	检查	6	颌下未垫单 -1 未检查鼻腔、未洗鼻孔 各-1 未检查胃管 -1 未量长度、方法欠佳、未润滑 各-1		
	插管：经口腔或鼻腔插入约40～55cm，固定，判断（同鼻饲术）	20	管到口腔未嘱吞咽 -1 插入不畅、未检查口腔 各-1 呛咳、发绀未采取措施 各-2 方法不对、未判断或判断方法不对 各-2 固定不牢 -2		

续表

项目		标准分	扣分细则	扣分	备注
操作过程	洗胃	30	洗胃机、灌洗液、接污桶放置错 各-2 进水管、排水管、胃管接错 各-2 未遵先吸后洗原则 -3 未设计数复位键为“零” -3 未交代注意事项、病情观察 各-3		
	整理：整理床单；协助患者取舒适体位；整理用物、分类放置；洗手；记录	15	未整理床单 -1 未协助患者取舒适体位 -2 污物乱放、遗留用物在病房 各-1 未分类放置、未洗手 各-1 一项未记录 -1 清洗方法不正确 -2 消毒方法不正确 -3		
评价	态度 沟通	3	沟通技巧欠佳 -1 态度不认真 -2		
	整体性、计划性 操作时间：7 分钟	5	整体性欠佳 -1 无计划性 -2 超时 -2		
	相关知识	2	相关知识不熟悉 -2		
总分		100		累计实得分	

第七节　常用注射术评分细则

一、皮内注射评分细则

学号：　　　　考生姓名：　　　　成绩：　　　　监考老师：　　　　年　　月　　日

项目		标准分	扣分细则	扣分	备注
操作前	操作者仪态：着装规范、洗手	4	着装不规范 −2 未洗手 −2		
	患者核对：姓名、性别、床号、腕带	3	一项未核对 各−1		
	评估：患者病情、注射部位皮肤情况、有无乙醇过敏史、合作程度 解释：询问是否空腹、用药物史、过敏史 、家族史	6	未评估病情、注射部位情况 各−1 未评估合作程度 −1 未解释、了解进食及“三史”情况 各−2		
	查对：过敏史记录，检查药物名称、剂量、用法、有效期、有否混浊、变质	2	未核对医嘱、未查病历过敏史 各−1		
	用物准备：治疗盘、无菌治疗巾、注射器（1ml、5ml）、药物、75% 乙醇、棉签、砂轮、急救物品（1：1000 盐酸肾上腺素、氧气等）	5	少一件 各−1 摆放乱、未铺盘 各−1		
操作过程	配皮试液： 铺无菌治疗盘→配制皮试液→将皮试液置于无菌治疗盘内	18	未检查药物、跨无菌区一次 各−4 选择注射器不当 −1 稀释不正确、浓度配错 各−4 摇匀药液手法不对 −1		
	安全、舒适：再核对、协助患者取合适体位	4	未注意患者安全 −2 未协助患者取舒适体位 −2		
	查对：患者床号、姓名、住院号，医嘱 选部位：前臂下 1/3 处、尺侧优于桡侧、避开血管	4	未再核对、选择部位不对 各−2		
	消毒：75% 乙醇按常规消毒皮肤，范围大于 5cm×5cm 排气：不超过两滴，排净空气，再次查对 进针：更换针头，针尖与皮肤呈 5°角进入皮肤	10	消毒范围小、不规范 各−1 未待干进针、未绷紧皮肤 各−1 进针前未查对、未更换针头 各−2 进针角度或深度不对 −2		

续表

项目		标准分	扣分细则	扣分	备注
操作过程	固定：左手拇指固定针栓	2	固定手法不正确 -2		
	推药：右手推药液 0. 1ml，局部隆起呈半球状皮丘，黄豆大小，隆起的皮肤变白并显露毛孔 拔针：右手固定针栓快速拔针、勿按压、记录时间	10	量不准、漏药液、未形成皮丘 各-2 未看时间、未查对 各-2		
	交代注意事项：观察患者 20 分钟，判断结果	9	未交代注意事项、未在床边观察 各-2 判断方法不正确 -5		
	整理：整理床单；协助患者取舒适体位；整理用物、分类放置	8	未整理床单 -2 未协助患者取舒适体位 -2 用物未按要求分类放置、未洗手 各-1 一项未记录 各-1		
评价	态度 沟通	4	态度不认真 -2 沟通技巧欠佳 -2		
	整体性、计划性 操作时间：5 分钟	6	整体操作欠熟练 -2 无计划性 -2 超时 -2		
	相关知识	5	相关知识不熟悉 -5		
总分		100		累计实得分	

二、皮下注射评分细则

学号：　　　　考生姓名：　　　　成绩：　　　　监考老师：　　　　年　月　日

项目		标准分	扣分细则	扣分	备注
操作前	操作者仪态：着装规范、洗手	4	一项不合要求扣1分，未洗手扣2分		
	患者核对：姓名(腕带)、性别、床号	3	一项未核对　各-1		
	评估：患者病情、过敏史、注射部位皮肤情况、合作程度、治疗计划；解释	6	未评估病情、注射部位皮肤情况　各-1 未评估合作程度、未询问过敏史　各-1 未解释　-1		
	查对药物：检查药物名称、剂量、用法、有效期、有否混浊及变质	2	少对一项　各-1 有质量问题未查出　-2		
	用物准备：治疗盘、无菌治疗巾、注射器(1ml、2ml)、药物、皮肤消毒剂、棉签、砂轮、弯盘 铺无菌治疗盘，治疗卡	5	一样不齐扣1分，放置不当酌情扣分		
操作过程	吸药、排气、吸取药液、排尽空气，置于无菌治疗盘内	10	药物被污染　-8 手法不正确、浪费药液、未排气或排气不尽　各-2		
	安全、舒适	4	未注意患者安全、保暖　各-1 未协助患者取舒适体位　-2		
	选部位、摆体位：根据患者具体情况选择恰当的注射部位；再核对、协助患者取合适体位	6	未再核对　-3 选错部位　-3		
	消毒、查对、进针 消毒：消毒皮肤，范围大于5cm×5cm 再次查对、待干 进针：左手绷紧皮肤(过瘦者捏起注射部位皮肤)，右手持注射器，示指固定针栓，针头斜面向上与皮肤呈30°～40°角，迅速刺入针头2/3	17	消毒范围小、不规范　各-2 进针前未查对、消毒液未干进针　各-2 未绷紧皮肤、持针不正确　各-3 角度或深度不正确　-5		

续表

项目		标准分	扣分细则	扣分	备注
操作过程	固定、回抽 固定：右手固定针栓 回抽：左手回抽活塞，确定有无回血	8	未固定 -4 回抽不正确或未回抽 -4		
	推药、拔针、查对 推药：缓慢推注药液、观察反应（儿童应快速推药） 拔针：快速拔针、用无菌棉签按压进针点片刻 再次查对	10	推药过快 -2 药液漏出 -2 未观察患者反应 -2 拔针方法不正确 -2 操作后未查对 -2		
	整理： 整理床单；协助患者取舒适体位 整理用物、分类放置	10	未整理床单 -2 未协助患者取舒适体位 -1 污物乱放、未分类放置、未洗手 各-2 一项未记录 -1		
评价	态度：认真、仔细、负责 沟通	4	态度不认真 -2 沟通技巧欠佳 -2		
	整体性、计划性 操作时间：3 分钟	6	整体操作欠熟练、无计划性 各-2 超时 1 分钟以上 -2		
	相关知识	5	相关知识不熟悉 -5		
总分		100		累计实得分	

三、肌内注射评分细则

学号：　　考生姓名：　　成绩：　　监考老师：　　年　月　日

项目		标准分	扣分细则	扣分	备注
操作前	操作者仪态：着装规范、洗手	4	着装不规范 -2 未洗手 -2		
	查对：患者床号、姓名	3	未查对 -3		
	评估：患者病情、过敏史、注射部位皮肤情况、合作程度、治疗计划；解释	6	未评估病情、注射部位情况 各-1 未评估合作程度、未询问过敏史 各-1 未解释 -1		
	查对药物：检查药物名称、剂量、用法、有效期、有否混浊、变质	2	少对一项 各-1 有质量问题未查出 -2		
	用物准备：治疗盘、无菌治疗巾、注射器（2ml、5ml）、药物、皮肤消毒剂、棉签、砂轮、弯盘 铺无菌治疗盘 环境准备： 室温适宜、关门窗、遮挡患者	5	少一件 各-1 摆放乱、未铺盘 各-1		
操作过程	吸药、排气、吸取药液、排尽空气，置于无菌治疗盘内	8	药物被污染 -8 手法不正确、浪费药液、未排气或排气不尽 各-2		
	安全、舒适	4	未注意患者安全、保暖 各-1 未协助患者取舒适体位 -2		
	选部位、摆体位：根据患者具体情况选择恰当的注射部位；再核对、协助患者取合适体位	7	未再核对 -3 选错部位 -4		
	消毒、查对、进针 消毒：消毒皮肤，范围大于5cm×5cm 再次查对、待干 进针：左手拇指和示指分开皮肤，右手持注射器，中指固定针栓，针头与皮肤呈90°快速刺入肌肉内2.5～3cm	16	消毒范围小、不规范 各-2 进针前未查对、消毒液未干进针 各-2 未绷紧皮肤、持针不正确 各-2 角度或深度不正确 -2		

续表

<table>
<tr><th colspan="2">项　目</th><th>标准分</th><th>扣分细则</th><th></th><th>扣分</th><th>备注</th></tr>
<tr><td rowspan="4">操作过程</td><td>固定、回抽
固定：右手固定针栓
回抽：左手回抽活塞，确定有无回血</td><td>7</td><td>未固定
回抽不正确或未回抽</td><td>-3
-4</td><td></td><td></td></tr>
<tr><td>推药、拔针、查对
推药：缓慢推注药液、观察反应(儿童应快速推药)
拔针：快速拔针、用无菌棉签按压进针点片刻
再次查对</td><td>10</td><td>推药过快
药液漏出
未观察患者反应
拔针方法不正确
操作后未查对</td><td>-2
-2
-2
-2
-2</td><td></td><td></td></tr>
<tr><td>交代注意事项</td><td>3</td><td>未交代注意事项</td><td>-3</td><td></td><td></td></tr>
<tr><td>整理：
整理床单；协助患者取舒适体位
整理用物、分类放置</td><td>10</td><td>未整理床单
未协助患者取舒适体位
污物乱放、未分类放置
未洗手
一项未记录</td><td>-2
-1
各-2
-1</td><td></td><td></td></tr>
<tr><td rowspan="3">评价</td><td>态度：认真、仔细、负责
沟通</td><td>4</td><td>态度不认真
沟通技巧欠佳</td><td>-2
-2</td><td></td><td></td></tr>
<tr><td>整体性、计划性
操作时间：5 分钟</td><td>6</td><td>整体操作欠熟练、无计划性
超时 1 分钟以上</td><td>各-2
-2</td><td></td><td></td></tr>
<tr><td>相关知识</td><td>5</td><td>相关知识不熟悉</td><td>-5</td><td></td><td></td></tr>
<tr><td colspan="2">总分</td><td>100</td><td></td><td></td><td>累计
实得分</td><td></td></tr>
</table>

第八节　静脉输液技术评分细则

学号：　　　　考生姓名：　　　　成绩：　　　　监考老师：　　　　年　　月　　日

项目		标准分	扣分细则	扣分	备注
操作前	操作者仪态：着装规范、洗手	4	着装不规范 -2 未洗手 -2		
	查对：患者床号、姓名	2	未查对 -2		
	评估：患者病情、血管情况、自理程度、合作程度、治疗计划、药物对血管影响；解释、问二便	6	未评估病情、血管情况、自理程度、合作程度、治疗计划、药物对血管的影响 各-1 未解释、未问二便 各-1		
	查对药物：检查名称、剂量、用法、有效期、有否混浊、变质、包装的完整	3	少对一项 各-1 有质量问题未查出 -3		
	用物准备： 治疗车上层：软包装液体1袋(或瓶装液体1瓶)、输液吊篮、药物、输液管、头皮针、输液贴(胶布、小纱)、止血带、皮肤消毒剂、棉签、砂轮、治疗碗、手表、治疗执行单、输液卡、手套、快速手消毒液 治疗车下层：污物回收盘、锐器回收盒	5	少一件、物品放置不规范 各-1		
操作过程	安全、舒适	4	未注意患者安全 -2 未协助患者取舒适体位 -2		
	加药：查对后拉开软袋输注口保护套，消毒→锯开安瓿→消毒→掰开，选择合适的注射器(检查有效期、有否漏气)→抽取药液→加入液体中→摇匀→再检查有无混浊、沉淀	5	选择注射器不合适 -1 未消毒、吸药不规范 各-2		
	挂补液：再核对、协助患者取合适体位；消毒输注口；插入输液管(检查有效期、有否漏气)；挂于输液架上	5	未再核对、消毒方法不正确 各-2		
	排气：排出的药液盛于治疗碗内；检查输液管内有无气体，排净管内小气泡；备输液贴	6	一次不成功、手法不正确 各-2 浪费药液 -2		
	选静脉：戴手套；在穿刺点上方6cm处扎止血带，开口向上	4	选血管不当、止血带方向向下 各-2		
	消毒： 范围：直径5cm×5cm；方法：以穿刺点为中心，由内向外螺旋式消毒	4	消毒范围小、不规范 各-2		

续表

<table>
<tr><th colspan="2">项　目</th><th>标准分</th><th>扣分细则</th><th>扣分</th><th>备注</th></tr>
<tr><td rowspan="8">操作过程</td><td>选择头皮针</td><td>2</td><td>针头不合适 −2</td><td></td><td></td></tr>
<tr><td>再排气</td><td>4</td><td>连接不正确或排气不正确 各−2</td><td></td><td></td></tr>
<tr><td>查对、进针：与皮肤呈20°角进针→见回血降低角度再进少许→松止血带→打开调节器</td><td>10</td><td>未查对 −2
穿刺前未戴手套、角度不正确 各−1
一次穿刺不成功 −5</td><td></td><td></td></tr>
<tr><td>固定：
输液贴：针翼→穿刺点→头皮针软管
胶布、小纱：胶布贴针翼→小纱盖于穿刺点→头皮针软管贴于小纱上→输液管贴于前臂上
脱手套</td><td>5</td><td>方法不正确 −5</td><td></td><td></td></tr>
<tr><td>调滴速：根据病情、年龄、药物、医嘱，调节速度</td><td>4</td><td>未调速、调速不准确 各−2</td><td></td><td></td></tr>
<tr><td>核对</td><td>4</td><td>未核对、未签名 各−2</td><td></td><td></td></tr>
<tr><td>交代：交代注意事项</td><td>2</td><td>未交代注意事项 −2</td><td></td><td></td></tr>
<tr><td>整理：整理床单；协助患者取舒适体位；整理用物、分类放置</td><td>6</td><td>未整理床单 −2
未协助患者取舒适体位 −2
用物未分类放置、未洗手 各−2
未记录 −1</td><td></td><td></td></tr>
<tr><td rowspan="3">整体评价</td><td>态度
沟通</td><td>4</td><td>态度不认真 −2
沟通技巧欠佳 −2</td><td></td><td></td></tr>
<tr><td>整体性、计划性
操作时间：7分钟</td><td>6</td><td>整体操作欠熟练 −2
无计划性 −2
超时1分钟以上 −2</td><td></td><td></td></tr>
<tr><td>相关知识</td><td>5</td><td>相关知识不熟悉 −5</td><td></td><td></td></tr>
<tr><td colspan="2">总分</td><td>100</td><td></td><td>累计
实得分</td><td></td></tr>
</table>

第四章　内科常用诊疗操作技能

第一节　胸腔穿刺术评分细则

学号：　　　　考生姓名：　　　　成绩：　　　　监考老师：　　　　年　　月　　日

项目		标准分	扣分细则		扣分	备注
术前准备工作	医患准备1：明确是否有胸腔穿刺的适应证和禁忌证[术前胸片和（或）B超检查、血常规、凝血象、心电图检查]	10	每缺1项	-2		
	医患准备2：利用影像学检查（气胸采用胸片，胸腔积液采用胸片和B超）定位，并做好标记	3	未定位	-3		
	术前沟通：向患者解释胸腔穿刺的目的和注意事项；请家属或患者签署胸腔穿刺术同意书	4	每缺1项	-2		
	器械准备：着装准备（帽子、口罩）、各种器械准备（包括穿刺包、麻醉药、消毒用品、手套、注射器以及抢救药品）和抽液需要送检的各项试管、化验单	8	每缺一种物品	-1分至扣完		
操作方法	体位：根据病情以及胸腔积液或气胸部位取好体位（坐位、侧卧位、半卧位）	5	体位不正确	-5		
	定位：体格检查再次确定穿刺点	5	未体检	-5		
	消毒铺巾：常规消毒皮肤，戴无菌手套，铺消毒洞巾范围，消毒直径至少15厘米	5	消毒范围不规范和方法 缺项目	-3 -2		
	局部麻醉：自穿刺点皮肤向胸腔用局部麻醉药（2%利多卡因）逐层局部浸润麻醉	10	未核对药品 选错部位 未逐层浸润麻醉 未穿出胸腔积液或气体便结束麻醉者 麻醉方法不正确	-2 -2 -2 -2 -2		

续表

项目		标准分	扣分细则	扣分	备注
操作方法	穿刺：左手固定穿刺处皮肤，右手持针经局部麻醉处逐步刺入胸壁，当抵抗感突然消失时即可抽取胸腔积液或气体，将胸腔积液置于无菌容器中以备检查，记录抽取的胸腔积液量或气体量	18	进针前未核对部位、消毒液未干进针　各-1 未绷紧皮肤、持针不正确　各-2 角度或深度不正确　-2 回抽不正确或未回抽　-2 未留液体待检测　-2 未记录胸腔积液量或气体量　-2 术中未与患者有简单沟通　-2 抽气和抽积液方法不正确　-2		
	拔针：当呈负压时准备结束穿刺(或胸腔积液达1000ml，首次600ml)，拔出穿刺针，盖上消毒纱布，压迫片刻，胶布固定	6	拔针时机不正确　-2 拔出方法不正确　-2 穿刺针后未盖纱布，压迫，胶布固定少一样　各-1		
	术后处理：患者卧床休息、医疗废物处理、标本处理和书写记录	6	每项不当　-2		
术后观察和处理	常见并发症观察和处理：气胸、出血、肺水肿、胸膜反应、腹腔脏器损伤的表现与处理等	10	观察不全面，处理不正确者　每项-2		
熟练程度	沟通恰当，操作流程熟练、规范，穿刺一次成功	10	术前、术中、术后无沟通　-3 不规范　-3 操作不流畅，不熟练　-2 一次未成功　-2		
总分		100		累计扣分	

第二节　腹腔穿刺术评分细则

学号：　　考生姓名：　　成绩：　　监考老师：　　年　月　日

	项　目	标准分	扣分细则		扣分	备注
操作前	操作者仪态：着装规范	2	着装不规范	−2		
	评估及沟通：评估患者病情，沟通及达到患者合作，明确该操作的适应证和禁忌证	8	未评估病情 未沟通 不明确适应证 不明确禁忌证	−2 −2 −2 −2		
	患者的准备工作：嘱患者排空大小便	2	未做患者准备	−2		
	操作前检查：测量腹围、脉搏、血压，检查腹部体征，估测腹水的量 患者体位：患者取好体位（平卧位、侧卧位、半卧位）	4 4	少对一项 体位不正确	各−1 −4		
	环境准备：室温适宜、关门窗、遮挡患者尤其是隐私处	3	少一样	各−1		
	操作前准备：清洁洗手，衣帽、口罩穿戴整齐	3	少一样	各−1		
操作过程	穿刺点准备：①左下腹脐与髂前上棘连线中、外1/3交点；②脐与耻骨联合中点上方1cm，偏左或偏右1.5cm；③侧卧位可取脐水平线与腋前线或腋中线相交处	6	选择不准确 不能说出其他两个穿刺点	−4 各−2		
	消毒铺巾：常规消毒皮肤，戴无菌手套，铺消毒洞巾	8	消毒范围不规范 缺项目	−2 −2		
	局部麻醉：自穿刺点皮肤向腹膜壁层用局部麻醉药（2%利多卡因）逐层局部浸润麻醉	6	未核对药品 选错部位 未逐层浸润麻醉	−2 −2 −2		

续表

项目		标准分	扣分细则	扣分	备注
操作过程	穿刺：左手固定穿刺处皮肤，右手持针经局部麻醉处逐步刺入腹壁，当针体抵抗感突然消失时即可抽取腹水，将腹水置于无菌试管中以备检查，记录抽取的腹水量 拔针：穿刺和放液结束后拔出穿刺针，消毒穿刺点，盖上消毒纱布，压迫片刻，胶布固定，大量放腹水者用多头绷带将腹部包扎	20	进针前未核对部位、消毒液未干进针 各-1 未绷紧皮肤、持针不正确 各-2 角度或深度不正确 -2 回抽不正确或未回抽 -2 未留液体待检测 -2 未记录腹水量 -2 拔出方法不正确 -2 穿刺针后未消毒，盖纱布，压迫，胶布固定少一样 各-1		
	观察：术中是否观察患者，哪些情况要暂时停止操作，发现头晕、恶心、心悸等应停止操作，做相应处理	4	未观察患者反应 -4		
	大量腹水注意事项： 大量腹水患者，如何防止穿刺后穿刺点渗漏腹水 大量放腹水患者，需积极补充蛋白质，并在穿刺时注意勿使皮肤至腹膜层位于同一条直线上，穿刺时可将针尖先刺入皮肤后在皮下稍斜行一段，再刺入腹腔内。术毕需束多头腹带	3	不能叙述正确者 各-1		
	交代术后注意事项： 术后若有明显腹痛或较多腹水渗出，立即报告医生；穿刺点可有稍微的疼痛感和少量的腹水渗出，属于正常情况；暂时不下床活动，卧床1小时为宜	3	未交代注意事项 -3		
	整理： 整理床单及患者衣裤，协助患者取舒适体位 整理用物、分类放置	7	未整理床单 -2 未协助患者取舒适体位 -2 污物乱放、未分类放置、未洗手 各-1		
整体评价	态度：是否认真、仔细、负责 沟通：是否有效及良好	6	态度不认真 -4 沟通技巧欠佳 -2		
	整体性、计划性 操作时间：5分钟	8	整体操作欠熟练、无计划性 -4 超时1分钟以上 -4		
	相关知识：可就适应证，禁忌证，注意事项等提1～2个问题	3	相关知识不熟悉 -3		
总分		100		累计实得分	

第三节　腰椎穿刺术评分细则

学号：　　　　考生姓名：　　　　成绩：　　　　监考老师：　　　　年　月　日

	项　目	标准分	扣分细则	扣分	备注
操作前	操作者仪态：着装规范	2	着装不规范 -2		
	评估及沟通：评估患者病情，沟通及达到患者合作，明确该操作的适应证和禁忌证	8	未评估病情 -2 未沟通 -2 不明确适应证 -2 不明确禁忌证 -2		
	患者体位：患者取好体位（侧卧位）	2	体位不正确 -2		
	操作前准备：清洁洗手，衣帽、口罩穿戴整齐 器械准备：腰椎穿刺包、无菌手套、闭式测压管或玻璃测压管、治疗盘（消毒液、棉签、胶布、局部麻醉药等）、试管，需做细菌培养者准备培养基、酒精灯	3 8	少对一项 各-1 器械少一项 -1		
	环境准备：室温适宜、关门窗、遮挡患者尤其是隐私处	3	少一样 各-1		
操作过程	穿刺点准备：常选髂后上棘连线与后正中线的交汇处，相当于第3～4腰椎棘突间隙为穿刺点	6	选择不准确 -6		
	消毒铺巾：常规消毒皮肤，戴无菌手套，铺消毒洞巾	8	消毒范围不规范 -2 缺项目 -2		
	局部麻醉：用2%利多卡因自穿刺点皮肤到椎间韧带做局部麻醉	6	未核对药品 -2 选错部位 -2 局部麻醉不准确 -2		
	穿刺：用左手固定穿刺点皮肤，右手持针以垂直背部、针尖稍斜向头部的方向缓慢刺入，成人进针4～6cm，儿童2～4cm。当针头穿过韧带与硬脑膜时，可感到阻力突然消失。缓慢拔出针芯，可见脑脊液流出。接测压表（或测压管），测量脑脊液压力。移去测压器，分管收集脑脊液2～5ml送检 拔针：穿刺和放液结束后将针芯插入后一起拔出穿刺针，消毒穿刺点，覆盖无菌纱布，用胶布固定	20	进针前未核对部位、消毒液未干进针 各-1 未绷紧皮肤、持针不正确 各-2 角度或深度不正确 -2 回抽不正确或未回抽 -2 未留脑脊液检测 -2 未测脑脊液压力 -2 拔出方法不正确 -2 穿刺针后未消毒，盖纱布，压迫，胶布固定少一样 各-1		

续表

项目		标准分	扣分细则	扣分	备注
操作过程	观察：穿刺时是否观察患者，哪些情况要暂时停止操作，如患者出现呼吸、脉搏、面色异常等症状时，立即停止操作，并做相应处理	4	未观察患者反应 -4		
	注意事项： 嘱患者侧卧于硬板床上，背部与床板垂直，头屈伏，屈髋抱膝，使脊柱尽量后凸，以增宽椎间隙 Queckenstedt 试验可了解蛛网膜下腔有无阻塞，即在初测压后，由助手先压迫一侧颈静脉约 10s，再压另一侧，最后同时按压双侧颈静脉	3	不能叙述正确者 各-1		
	交代术后注意事项： 嘱患者去枕平卧 4～6h	3	未交代注意事项 -3		
	整理： 整理床单及患者衣裤，整理用物、分类放置	7	未整理床单 -2 未协助患者取舒适体位 -2 污物乱放、未分类放置、未洗手 各-1		
整体评价	态度：是否认真、仔细、负责 沟通：是否有效及良好	6	态度不认真 -4 沟通技巧欠佳 -2		
	整体性、计划性 操作时间：20 分钟	8	整体操作欠熟练、无计划性 -4 超时 1 分钟以上 -4		
	相关知识：可就适应证，禁忌证，注意事项等提 1～2 个问题	3	相关知识不熟悉 -3		
总分		100		累计实得分	

第四节 骨髓穿刺术评分细则

学号： 考生姓名： 成绩： 监考老师： 年 月 日

项目		标准分	扣分细则		扣分	备注
准备工作	操作者仪态：着装规范	2	着装不规范	-2		
	评估及沟通：评估骨髓穿刺适应证和禁忌证，沟通及达到患者合作	6	未评估 未沟通	-4 -2		
	检查者准备：术者应认真体检，对患者行出、凝血时间检查；备齐穿刺物品，将皮肤消毒用品、无菌手套、局麻药物、治疗用药和骨穿包等携至操作地点 骨穿包内应有：骨髓穿刺针、10ml 和 20ml 注射器、洞巾、纱布、棉球 另准备载玻片 6～8 张、推玻片 1 张，按需要准备细菌培养管等	6	未做准备	各-2		
	患者准备：向患者说明穿刺目的，消除顾虑；并签署手术同意书、标本留取知情同意书（部分患者需要留取骨髓液做多项检查）；帮助患者摆好体位，儿童或不能合作者由其他人帮助固定体位；术前最好进适当饮食，以防穿刺过程中低血糖发生	4	少一项	各-1		
具体操作	核对患者身份	1	未核对	-1		
	并按上述方法摆好体位	1	未进行	-1		
	确定穿刺点	2	不正确	-1		
	操作者先戴口罩、帽子	2	不正确	-1		
	穿刺点周围常规皮肤消毒（范围至少 15cm）	2	不正确	-1		
	戴无菌手套，覆盖消毒洞巾	2	不正确	-2		
	用2% 利多卡因做局部皮肤、皮下及骨膜麻醉	3	不正确	-3		
	将骨髓穿刺针固定器固定在适当的长度上	2	不正确	-2		
	用左手的拇指和示指固定穿刺部位，以右手持针向骨面垂直刺入（若为胸骨穿刺，针体略向腹部倾斜，针体与骨面成 30°～45°角）	6	不正确	-6		

续表

项目		标准分	扣分细则	扣分	备注
具体操作	当针尖接触骨质后则将穿刺针围绕针体长轴旋转	2	手法不正确 -2		
	缓缓钻刺骨质	2	手法不正确 -2		
	当感到阻力消失，且穿刺针已固定在骨内时	1	手法不正确 -1		
	表示已进入骨髓腔。若穿刺针未固定，则应再钻入少许达到能固定为止	1	手法不正确 -1		
	拔出针芯，放于无菌盘内	2	手法不正确 -1		
	接上干燥的 10ml 或 20ml 注射器，用适当力量抽吸，若针头确在骨髓腔内，抽吸时患者感到一种轻微钝痛，随即有少量红色骨髓液进入注射器中	5	手法不正确 -5		
	骨髓吸取量以 0.1 ~0.3ml 为宜	2	量过多或过少 -2		
	将抽取的骨髓液滴于载玻片上，急速涂片数张备做形态学和细胞化学染色检查	3	不正确 -3		
	如临床疑有败血症，则于骨髓涂片后，再接上注射器 抽取骨髓液 1.0ml 于试管中，送骨髓培养；如临床需要 进行血液病其他项目检查者，接上注射器抽取骨髓液 2.0 ~5.0ml 于试管中，送相应检查	3	未做准备的 -3		
	如未能抽出骨髓液，则可能是针腔被皮肤或皮下组织块堵塞，此时应重新插上针芯，稍加旋转或再钻入少许或退出少许，拔出针芯，如见针芯带有血迹时，再行抽吸即可取得骨髓液	2	临床意义不明确 -2		
	如仍吸不出骨髓成分或仅吸出少许稀薄血液，则称为“干抽”，此种情况多见于骨髓纤维化、恶性组织细胞病、恶性肿瘤骨髓转移等，需要更换其他部位再穿	4	手法不正确 -2 临床意义不明确 -2		
	抽吸完毕，应将针芯迅速插入穿刺针	1	手法不正确 -1		
	左手取无菌纱布置于针孔处，右手将穿刺针连同针芯一起拔出	3	手法不正确 -3		
	穿刺点进行消毒处理	2	手法不正确 -2		

续表

项目		标准分	扣分细则		扣分	备注
具体操作	随即将纱布盖于针孔上	1	手法不正确	−1		
	并按压 1 ~2 分钟，再用胶布将纱布加压固定	2	手法不正确	−2		
	穿刺后注意局部有无出血，一般静卧 2 ~4 小时。嘱咐患者术后一周不要剧烈运动，三天内保持穿刺部位干燥，并可于术后两天进行换药处理	5	未交代事项	−5		
整体评价	态度：是否认真、仔细、负责 沟通：是否有效及良好	4	态度不认真 沟通技巧欠佳	−1 −1		
	整体性、计划性 操作时间：15 分钟	4	整体操作欠熟练、无计划性 超时 1 分钟以上	−2 −2		
	相关知识：可就注意事项等提 2 个问题	12	相关知识不熟悉	−12		
总分		100			累计实得分	

第五节　心包穿刺术评分细则

学号：　　　　考生姓名：　　　　成绩：　　　　监考老师：　　　　年　　月　　日

项目		标准分	扣分细则		扣分	备注
操作前	操作者仪态：着装规范	2	着装不规范	-2		
	评估及沟通：评估患者病情，沟通及达到患者合作，明确该操作的适应证和禁忌证	8	未评估病情 未沟通 不明确适应证 不明确禁忌证	-2 -2 -2 -2		
	患者的准备工作：嘱患者勿咳嗽或深呼吸	2	未做患者准备	-2		
	操作前检查：阅读心脏彩超、凝血功能报告，评估指征。心电监护，心率、血压、呼吸动度	4	少对一项	各-1		
	患者体位：患者取好体位（坐位或半卧位）	4	体位不正确	-4		
	环境准备：室温适宜、关门窗	3	少一样	各-1		
	操作前准备：清洁洗手，衣帽、口罩穿戴整齐，消毒	3	少一样	各-1		
操作过程	穿刺点准备：①剑突与左侧肋弓夹角内；②左侧第5肋间隙，心浊音界内1～2cm处	6	选择不准确 不能说出另外一个穿刺点	-4 各-2		
	消毒铺巾：常规消毒皮肤，戴无菌手套，铺消毒洞巾	8	消毒范围不规范 缺项目	-2 -2		
	局部麻醉：自穿刺点皮肤向心包壁层，用局部麻醉药（2%利多卡因）逐层局部浸润麻醉，注入麻药前先回抽确定是否进入血管	6	未核对药品 选错部位 未逐层浸润麻醉	-2 -2 -2		

续表

项目		标准分	扣分细则	扣分	备注
操作过程	穿刺:①剑突与左侧肋弓夹角内;② 穿刺针与腹壁成30°~45°;③向后、向上、向内穿刺进入心包腔;④针头边进边抽吸,至吸出液体时立即停止进针 拔针:穿刺和放液结束后拔出穿刺针,消毒穿刺点,盖上消毒纱布,压迫片刻,胶布固定,无菌纱布覆盖包扎	20	进针前未核对部位、消毒液未干进针 各-1 未绷紧皮肤、持针不正确 各-2 角度或深度不正确 -2 回抽不正确或未回抽 -2 未留液体待检测 -2 未记录心包抽吸液体量 -2 拔出方法不正确 -2 穿刺针后未消毒,盖纱布,压迫,胶布固定少一样 各-1		
	观察:术中应注意观察患者 发现头晕、恶心、心悸、脉速等应停止操作,做相应处理。出现迷走反射的判断和处理	4	未观察患者反应 -2 迷走反射的判断和处理 -2		
	血性心包积液注意事项: ①必须验证是否为心包积液,可滴在干净纱布上,若中心为深红色沉积物,周围为蟹足样淡红色渗液,证实为心包积液。②如果发生抽搐液体凝集,应立即停止抽吸,并严密观察有无心包填塞征象	4	不能叙述正确者 各-2		
	交代术后注意事项: 术后若有明显胸痛、上腹痛、呼吸困难,或较多心包积液流出立即报告医生;穿刺点可有稍微的疼痛感和少量的液体渗出属于正常情况;暂时不下床活动,卧床1小时为宜	2	未交代注意事项 -2		
	不良反应的判断和处理: 麻醉意外 心律失常 血胸、气胸 心肌或冠脉血管损害 心室扩张及急性肺水肿	6.5	麻醉意外:肾上腺素注射 -1 心律失常:停止穿刺,抗心律失常药物 -1.5 血气胸:胸片、抽气或闭式引流 -1 心肌或冠脉血管损害:正确选择穿刺点,掌握进针方向和深度,缓慢进针 -2 心室扩张及急性肺水肿:控制引流速度和量 -1		

续表

项目		标准分	扣分细则	扣分	备注
操作过程	整理： 整理床单及患者衣裤，协助患者取舒适体位 整理用物、分类放置	1.5	未整理床单 -0.5 未协助患者取舒适体位 -0.5 污物乱放、未分类放置、未洗手 各-0.5		
整体评价	态度：是否认真、仔细、负责 沟通：是否有效及良好	6	态度不认真 -4 沟通技巧欠佳 -2		
	整体性、计划性 操作时间：5 分钟	8	整体操作欠熟练、无计划性 -4 超时 1 分钟以上 -4		
	相关知识：可就适应证，禁忌证，注意事项等提 1 ~ 2 个问题	3	相关知识不熟悉 -3		
总分		100		累计实得分	

第六节　三腔二囊管安置术评分细则

学号：　　考生姓名：　　成绩：　　监考老师：　　年　月　日

	项　目	标准分	扣分细则		扣分	备注
操作前	操作者仪态：着装规范	2	着装不规范	-2		
	评估及沟通：评估患者病情，沟通及达到患者合作，表明此次操作的必要性和风险，签订手术同意书，明确该操作的适应证和禁忌证 检查三腔二囊管：通气、双囊、刻度	12	未评估病情 未沟通及签订同意书 不明确适应证 不明确禁忌证 未检查三腔二囊管	-2 -2 -2 -2 -4		
	操作前准备：清洁洗手，戴口罩、帽子、手套	4	未做好准备	各-1		
	对患者的准备：患者取好体位，检查鼻腔通气状况，清洁鼻腔，喝少许液状石蜡	4	少对一项	各-1		
操作过程	安置：胃管、胃囊、食管囊涂以液状石蜡；将三腔管的远端从患者鼻腔插入，达咽部时，嘱患者吞咽，使三腔管顺利送入至65cm处，胃管末端接注射器抽吸	14	未涂抹液状石蜡 插管方法不正确 未安置达胃幽门管处 未连接注射器抽吸的	-3 -4 -3 -4		
	胃囊注气：注射器向胃囊注入空气200～300ml，使胃囊膨胀，即用止血钳将此管夹紧，以免漏气 牵引：将三腔管向外牵引，直至感觉有轻度弹性阻力，表示胃囊已压于胃底贲门处。用装250ml水的500ml盐水瓶，通过滑车装置牵引三腔管，固定于床脚架上，胶布固定管道	10	胃囊注气不正确 牵引不正确 未固定	-4 -4 -2		
	食管囊注气：经观察仍未能压迫止血者，再向食管囊注入空气100～150ml，使之压迫食管下段的扩张静脉，用止血钳将此管夹紧，以免漏气，最后用注射器吸出全部胃内容物	10	未抽吸胃液观察出血 食管囊注气不正确 未抽出全部胃内容物	-4 -4 -2		
	测压：测量并记录囊内压力，胃囊内压为40～50mmHg，食管囊内压为30～40mmHg，测压后再分别向囊内注气5ml，以补充测压时外逸的气体	6	胃囊测压 食管囊测压 补气	-2 -2 -2		

续表

项目		标准分	扣分细则	扣分	备注
操作过程	将胃管连接胃肠减压器	4	未连接 −4		
	交代术后注意事项及并发症： 气囊压迫时间，何时放气观察，拔出前的准备，拔管时间等。可能的并发症：鼻黏膜压迫坏死；呼吸困难；吸入性肺炎；食管下端及胃黏膜缺血坏死。交代如何避免并发症的出现	10	未交代注意事项 −6 未交代并发症 −4		
	整理： 整理床单及患者衣裤，协助患者取舒适体位 整理用物、分类放置	7	未整理床单 −2 未协助患者取舒适体位 −2 污物乱放、未分类放置、未洗手 各−1		
整体评价	态度：是否认真、仔细、负责 沟通：是否有效及良好	6	态度不认真 −4 沟通技巧欠佳 −2		
	整体性、计划性 操作时间：5 分钟	8	整体操作欠熟练、无计划性 −4 超时 1 分钟以上 −4		
	相关知识：可就适应证，禁忌证，注意事项等提 1～2 个问题	3	相关知识不熟悉 −3		
总分		100		累计实得分	

第五章　妇产科操作技能

第一节　妇科检查评分细则

一、妇科检查评分细则

学号：　　考生姓名：　　成绩：　　监考老师：　　年　月　日

项目		标准分	扣分细则	扣分	备注
操作前	操作者仪态：着装规范	2	着装不规范　-2		
	评估及沟通：评估患者病情，沟通并达到患者合作，明确该操作的适应证和禁忌证	8	未评估病情　-2 未沟通　-2 不明确适应证　-2 不明确禁忌证　-2		
	患者的准备工作：嘱患者排空膀胱	2	未准备　-2		
	患者体位：患者取好体位（膀胱截石位，双手放于身体两侧），臀下垫一次性垫单	4	体位不正确　-2 未铺垫单　-2		
	环境准备：室温适宜、关门窗、光线充足，遮挡患者尤其是隐私处	3	少一样　各-1		
	操作前准备：清洁洗手，衣帽、口罩穿戴整齐，男医生操作应该有其他女性在场 物品准备：手套、一次性垫单、窥阴器、润滑剂	3	少一样　各-1		
操作中	①外阴部视诊：右手戴手套，然后用右手拇指和示指分开小阴唇，暴露阴道前庭及尿道口和阴道口。检查时还应让患者用力向下屏气，观察有无阴道前后壁脱垂、子宫脱垂或尿失禁等。②阴道窥器检查：正确放置和取出窥阴器，视诊阴道及宫颈情况。③双合诊：检查者戴无菌手套，右手（或左手）示中两指蘸滑润剂，顺阴道后壁轻轻插入，检查阴道通畅度和深度，再扪触宫颈大小、形状、硬度及外口情况，有无接触性出血。子宫位置、大小、形状、软硬度、活动度以及有无压痛。再向两侧移动，检查双侧附件情况。④三合诊：一手示指放入阴道，中指插入直肠替代双合诊时的两指外，其余检查步骤与双合诊时相同	50	未暴露外阴　-2 未让患者屏气　-2 窥阴器放置或取出不正确　-6 未视诊阴道及宫颈　各-2 检查漏项　各-2 检查顺序不正确　-8 双合诊手法不正确　-10 三合诊手法不正确　-10		

续表

项目		标准分	扣分细则		扣分	备注
操作中	观察：检查中是否观察患者，哪些情况要暂时停止操作	4	未观察患者反应	-4		
	检查注意事项： 检查中动作轻柔，让患者配合放松；避免月经期做盆腔检查，若为阴道异常流血，应先消毒外阴，并使用无菌手套和器械，以防感染；明确每个检查的目的	6	不能叙述正确者	各-2		
	整理： 整理床单、患者衣裤及用物，协助患者取舒适体位	2	未整理用物 未协助患者取舒适体位	-1 -1		
整体评价	态度：是否认真、仔细、负责 沟通：是否有效及良好	2	态度不认真 沟通技巧欠佳	-1 -1		
	整体性、计划性 操作时间：5分钟	4	整体操作欠熟练、无计划性 超时1分钟以上	-2 -2		
	相关知识：可就妇科检查的目的、正常情况及常用特殊检查等提1～2个问题	10	相关知识不熟悉	-10		
总分		100			累计实得分	

二、诊断性刮宫操作评分细则

学号：　　　　考生姓名：　　　　成绩：　　　　监考老师：　　　　年　　月　　日

项目		标准分	扣分细则		扣分	备注
操作前	操作者仪态：着装规范	2	着装不规范	-2		
	评估及沟通：评估患者病情，沟通并达到患者合作，明确该操作的适应证和禁忌证	8	未评估病情 未沟通 不明确适应证 不明确禁忌证	-2 -2 -2 -2		
	患者的准备工作：嘱患者排空膀胱	2	未准备	-2		
	操作前检查：测量脉搏、血压，检查腹部体征	3	少查一项	各-1		
	操作前物品准备：口罩、帽子、手套、一次性垫单、窥阴器、妇科钳、宫颈钳、卵圆钳、探针、刮匙、宫颈扩张器、治疗盘或弯盘、消毒液、纱布、棉球、洞巾、固定液、急救药品（肾上腺素、阿托品等）	1	少项	-1		
	患者体位：患者取好体位（膀胱截石位，双手放于身体两侧），臀下垫一次性垫单	4	体位不正确 未铺垫单	-2 -2		
	环境准备：室温适宜、关门窗、光线充足，遮挡患者尤其是隐私处	3	少一样	各-1		
	操作前准备：清洁洗手，衣帽、口罩穿戴整齐。男医生操作应有其他女性在场	3	少一样	各-1		
操作过程	穿刺前妇科检查：①子宫位置及大小；②附件情况	4	未行妇科检查 检查不清楚	-2 -2		
	消毒铺巾：常规消毒外阴、阴道，戴无菌手套，铺消毒洞巾	6	消毒范围不规范 消毒顺序不正确 缺项目	-2 -2 -2		
	暴露宫颈：宫颈钳钳夹宫颈前唇或后唇，充分暴露宫颈，再次消毒宫颈及宫颈外口	6	钳夹宫颈不正确 暴露不充分 未再消毒	-2 -2 -2		

续表

项目		标准分	扣分细则		扣分	备注
操作过程	探查宫腔：用子宫探针探子宫方向及宫腔深度。若宫颈内口过紧，可用宫颈扩张器扩张至小刮匙能进入为止 刮宫腔：阴道后穹隆处置纱布一块，刮匙进入宫腔刮取子宫内膜。刮取内膜时，应将刮匙送达宫底部，自上而下沿宫壁刮取（避免来回刮） 术毕：取下宫颈钳，再次消毒宫颈及阴道，取出窥阴器，刮出组织物10%甲醛固定送检	26	诊刮顺序错误 刮宫腔未到宫底尤其是两侧角部 刮宫腔没有避免来回刮 刮出物未固定待测 术后未消毒，取出窥阴器少一样 操作粗暴	-5 -5 -5 -5 各-2 -2		
	观察：术中是否观察患者，哪些情况要暂时停止操作 发现头晕、恶心、心悸、脉速等应停止操作，做相应处理	4	未观察患者反应	-4		
	诊刮注意事项： 若刮出物肉眼观察高度怀疑为癌组织时，不应继续刮宫，以防出血及癌扩散；若肉眼观察未见明显癌组织时，应全面刮宫，以防漏诊；不孕症或功能失调性子宫出血患者，以判断有无排卵或黄体功能不良为主，应选在月经前或月经来潮12小时内刮宫	6	不能叙述正确者	各-2		
	交代术后注意事项： 术后若有腹痛、阴道流血增多等其他不适，应立即报告医生；术后禁性生活及盆浴2周。预防感染	6	未交代注意事项 交代注意事项不正确	-3 -3		
	整理： 整理床单及患者衣裤，协助患者取舒适体位 整理用物、分类放置	5	未整理床单 未协助患者取舒适体位 污物乱放、未分类放置、未洗手	-1 -1 各-1		
整体评价	态度：是否认真、仔细、负责 沟通：是否有效及良好	2	态度不认真 沟通技巧欠佳	-1 -1		
	整体性、计划性 操作时间：5分钟	4	整体操作欠熟练、无计划性 超时1分钟以上	-2 -2		
	相关知识：可就适应证，禁忌证，注意事项等提1～2个问题	5	相关知识不熟悉	-5		
总分		100			累计实得分	

三、分段诊刮评分细则

学号：　　考生姓名：　　成绩：　　监考老师：　　年　月　日

项目		标准分	扣分细则		扣分	备注
操作前	操作者仪态：着装规范	2	着装不规范	-2		
	评估及沟通：评估患者病情，沟通并达到患者合作，明确该操作的适应证和禁忌证	8	未评估病情 未沟通 不明确适应证 不明确禁忌证	-2 -2 -2 -2		
	患者的准备工作：嘱患者排空膀胱	2	未准备	-2		
	操作前检查：测量脉搏、血压，检查腹部体征 操作前物品准备：刮宫包等（详见诊断性刮宫） 患者体位：患者取好体位（膀胱截石位，双手放于身体两侧）臀下垫一次性垫单	3 1 4	少查一项 少项 体位不正确 未铺垫单	各-1 -1 -2 -2		
	环境准备：室温适宜、关门窗、光线充足，遮挡患者尤其是隐私处	3	少一样	各-1		
	操作前准备：清洁洗手，衣帽、口罩穿戴整齐，男医生操作应有其他女性在场	3	少一样	各-1		
操作过程	穿刺前妇科检查：①子宫位置及大小；②附件情况	4	未行妇科检查 检查不清楚	-2 -2		
	消毒铺巾：常规消毒皮肤，戴无菌手套，铺消毒洞巾	6	消毒范围不规范 消毒顺序不正确 缺项目	-2 -2 -2		
	暴露宫颈：消毒宫颈及宫颈外口，宫颈钳钳夹宫颈前唇或后唇，充分暴露宫颈	6	钳夹宫颈不正确 暴露不充分 未再消毒	-2 -2 -2		

续表

项目		标准分	扣分细则	扣分	备注
操作过程	刮宫颈管:用小刮匙自宫颈内口至外口顺序刮宫颈管一周,将所刮取组织置于纱布上 刮宫腔:刮匙进入宫腔刮取子宫内膜。刮取内膜时,应将刮匙送达宫底部,自上而下沿宫壁刮取(避免来回刮) 术毕:取下宫颈钳,再次消毒宫颈及阴道,取出窥阴器 刮出组织物 10% 甲醛固定送检	26	诊刮顺序错误 -5 刮宫颈管未按照从内口至外口顺序 -5 刮宫腔没有避免来回刮 -5 刮出物未固定待测 -5 术后未消毒,取出窥阴器少一样 各-2 操作粗暴 -2		
	观察:术中是否观察患者,哪些情况要暂时停止操作 发现头晕、恶心、心悸、脉速等应停止操作,做相应处理	4	未观察患者反应 -4		
	分段诊刮注意事项: 若刮出物肉眼观察高度怀疑为癌组织时,不应继续刮宫,以防出血及癌扩散;若肉眼观察未见明显癌组织时,应全面刮宫,以防漏诊	6	不能叙述正确者 各-3		
	交代术后注意事项: 术后若有腹痛、阴道流血增多等其他不适应立即报告医生;术后禁性生活及盆浴 2 周。预防感染	6	未交代注意事项 -3 交代注意事项不正确 -3		
	整理: 整理床单及患者衣裤,协助患者取舒适体位 整理用物、分类放置	5	未整理床单 -1 未协助患者取舒适体位 -1 污物乱放、未分类放置、未洗手 各-1		
整体评价	态度:是否认真、仔细、负责 沟通:是否有效及良好	2	态度不认真 -1 沟通技巧欠佳 -1		
	整体性、计划性 操作时间:5 分钟	4	整体操作欠熟练、无计划性 -2 超时 1 分钟以上 -2		
	相关知识:可就适应证,禁忌证,注意事项等提 1 ~2 个问题	5	相关知识不熟悉 -5		
总分		100		累计实得分	

四、三合诊评分细则

学号：　　　　考生姓名：　　　　成绩：　　　　监考老师：　　　　年　　月　　日

项目		标准分	扣分细则	扣分	备注
操作前	操作者仪态：着装规范	2	着装不规范 −2		
	评估及沟通：评估患者病情，沟通并达到患者合作，明确该操作的适应证和禁忌证	8	未评估病情 −2 未沟通 −2 不明确适应证 −2 不明确禁忌证 −2		
	患者的准备工作：嘱患者排尿、排便	2	未准备 −2		
	患者体位：患者取好体位(膀胱截石位，双手放于身体两侧)，臀下垫一次性垫单	4	体位不正确 −2 未铺垫单 −2		
	环境准备：室温适宜、关门窗、遮挡患者尤其是隐私处	3	少一样 各−1		
	操作前准备：清洁洗手，衣帽、口罩穿戴整齐，男医生操作应有其他女性在场，操作前物品准备：手套、一次性垫单、润滑剂	3	少一样 各−1		
操作中	①检查者戴无菌手套，右手(或左手)示中两指蘸滑润剂，嘱患者屏气，一手示指顺阴道后壁轻轻放入阴道，中指插入直肠 ②检查阴道通畅度和深度，再扪触宫颈大小、形状、硬度及外口情况，有无接触性出血。向前后或左右拨动宫颈，观察患者有无疼痛 ③将阴道内示指放于宫颈后方，另一手掌心向下，手指平放在患者腹部平脐处，腹部手指向下向后按压腹部，并逐渐向耻骨联合部位移动，通过内、外手指同时分别抬举和按压，相互协调，清楚扪及子宫位置、大小、形状、软硬度、活动度以及有无压痛，子宫后壁、直肠子宫陷凹、宫骶韧带和盆腔后部有无病变，估计盆腔内病变范围及与子宫或直肠的关系 ④再向两侧移动，检查宫颈旁和双侧附件情况	44	未涂润滑剂 −5 未让患者屏气 −5 检查漏项(4项) 各−2 检查顺序不正确 −10 手法不正确 −16		
	观察：检查中是否观察患者，哪些情况要暂时停止操作	4	未观察患者反应 −4		

续表

项目		标准分	扣分细则		扣分	备注
操作中	检查注意事项： 检查中动作轻柔，避免月经期做三合诊检查，若为阴道异常流血，应先消毒外阴，并使用无菌手套和器械，以防感染 明确每个检查的目的	10	操作动作粗暴 不能叙述正确者	−4 −6		
	整理： 整理床单、用物及患者衣裤，协助患者取舒适体位	4	未整理床单及用物 未协助患者取舒适体位	−2 −2		
整体评价	态度：是否认真、仔细、负责 沟通：是否有效及良好	2	态度不认真 沟通技巧欠佳	−1 −1		
	整体性、计划性 操作时间：5 分钟	4	整体操作欠熟练、无计划性 超时 1 分钟以上	−2 −2		
	相关知识：可就三合诊检查的目的、正常情况等提 1～2 个问题	10	相关知识不熟悉	−10		
总分		100			累计实得分	

第二节　生殖道分泌物、细胞学标本采集与检查评分细则

学号：　　　　考生姓名：　　　　成绩：　　　　监考老师：　　　　年　　月　　日

项目		标准分	扣分细则		扣分	备注
操作前	操作者仪态：着装规范	2	着装不规范	-2		
	评估及沟通：评估患者病情，沟通并达到患者合作，明确该操作的适应证和禁忌证	8	未评估病情 未沟通 不明确适应证 不明确禁忌证	-2 -2 -2 -2		
	患者的准备工作：嘱患者排空膀胱	2	未准备	-2		
	患者体位：患者取好体位（膀胱截石位，双手放于身体两侧）	4	体位不正确	-4		
	环境准备：室温适宜、关门窗、光线充足，遮挡患者尤其是隐私处	3	少一样	各-1		
	操作前准备：清洁洗手，衣帽、口罩穿戴整齐，男医生操作应有其他女性在场，操作前物品准备：手套、一次性垫单、窥阴器、生理盐水、棉签、刮片、载玻片、95% 乙醇、细胞刷、细胞固定液、宫腔吸管	3	少一样	各-1		
操作中	阴道分泌物及细胞学检查：①阴道窥器暴露阴道及宫颈。②用消毒吸管或棉签取阴道后穹隆处分泌物；用生理盐水将阴道分泌物制成涂片送检；光学显微镜检查（革兰染色、湿片法、培养法等）。③消毒刮片或棉签在阴道侧壁上 1/3 处轻刮或轻卷细胞；薄而均匀地涂于玻片上，95% 乙醇固定；光学显微镜检查 宫颈分泌物及细胞学检查：①阴道窥器暴露阴道及宫颈。②消毒棉签于宫颈管内静止 10 秒以上，取其分泌物；薄而均匀地涂于玻片上，光学显微镜检查（湿片法、培养法等）。③以宫颈外口为中心，贴紧宫颈外口鳞柱交界处，木质产形小刮片轻轻刮取一周；均匀涂布于玻片上，95% 乙醇固定；巴氏染色，光学显微镜检查。④以宫颈外口为中心，贴紧宫颈外口鳞柱交界处，用特制刷子刷取宫颈细胞，标本取出后立即洗入有细胞保存液的小瓶中固定，行液基薄层细胞学检查（TCT）	48	未使用润滑剂 窥阴器放置取出不正确 取材不正确（×5） 分泌物涂片或固定方法不正确（×5） 检查漏项（×5） 检查顺序不正确	-4 -4 各-3 各-2 各-2 -5		

续表

项目		标准分	扣分细则		扣分	备注
操作中	观察：检查中是否观察患者，哪些情况要暂时停止操作	4	未观察患者反应	-4		
	检查注意事项： 检查中动作轻柔，取阴道分泌物和细胞学检查前 24 ~ 48 小时避免性生活、阴道灌洗或局部用药	8	检查中动作粗暴 不能叙述正确者	-2 各-2		
	整理： 整理床单、用物及患者衣裤，协助患者取舒适体位	2	未整理床单 未协助患者取舒适体位	-1 -1		
整体评价	态度：是否认真、仔细、负责 沟通：是否有效及良好	2	态度不认真 沟通技巧欠佳	-1 -1		
	整体性、计划性 操作时间：5 分钟	4	整体操作欠熟练、无计划性 超时 1 分钟以上	-2 -2		
	相关知识：可就生殖道分泌物及细胞学检查的目的、检测结果及意义等提 1 ~ 2 个问题	10	相关知识不熟悉	-10		
总分		100			累计实得分	

第三节　产科检查评分细则

一、四步触诊操作评分细则

学号：　　　　考生姓名：　　　　成绩：　　　　监考老师：　　　　年　　月　　日

项目		标准分	扣分细则		扣分	备注
操作前	操作者仪态：着装规范	2	着装不规范	−2		
	评估及沟通：评估患者病情，沟通及达到患者合作，明确该操作的适应证和禁忌证	8	未评估病情 未沟通 不明确适应证 不明确禁忌证	−2 −2 −2 −2		
	患者的准备工作：嘱患者排空膀胱	2	未准备	−2		
	患者体位：患者取好体位（仰卧位、双腿略屈曲稍分开）	4	体位不正确	−4		
	环境准备：室温适宜、关门窗、遮挡患者尤其是隐私处	3	少一样	各−1		
	操作前准备：清洁洗手，衣帽、口罩穿戴整齐，温暖双手	3	少一样	各−1		
操作中	第一步手法：面对孕妇头部，两手置于子宫底部，了解宫底高度、子宫外形及宫底处是胎儿的哪一部分。胎头大、圆、硬、有浮球感，若为胎臀则软而宽且形状略不规则 第二步手法：两手分别置于腹部两侧，一手相对固定，另手轻按检查确定胎儿背部在母体的哪侧。平坦而较宽者为胎背，高低不平且变形者，为胎肢 第三步手法：检查者右手拇指与其余四指分开，置耻骨联合上方握住胎先露部，进一步查清先露是胎头还是胎臀，是否衔接 第四步手法：检查者面向孕妇足端，两手分别置于胎先露两侧，沿骨盆入口向下深按，进一步核对胎先露的判断是否正确，并确定胎先露是否衔接	58	操作手法不正确（×4） 每一步检查检查者所站位置不正确 检查顺序不正确	各−10 各−2 −10		
	观察：检查中是否观察患者，哪些情况要暂时停止操作	4	未观察患者反应	−4		
	检查注意事项： 检查者位于孕妇右侧，动作轻柔；注意羊水多少及子宫敏感程度；注意腹壁肌肉的紧张度，尤其是有无腹直肌分离	3	不能叙述正确者	−3		

续表

项目		标准分	扣分细则	扣分	备注
操作中	整理： 整理床单及患者衣裤，协助患者取舒适体位	2	未整理床单 −1 未协助患者取舒适体位 −1		
整体评价	态度：是否认真、仔细、负责 沟通：是否有效及良好	2	态度不认真 −1 沟通技巧欠佳 −1		
	整体性、计划性 操作时间：5 分钟	4	整体操作欠熟练、无计划性 −2 超时 1 分钟以上 −2		
	相关知识：可就四步触诊目的及触诊结果等提 1 ~ 2 个问题	5	相关知识不熟悉 −5		
总分		100		累计实得分	

二、骨盆外测量操作评分细则

学号：　　　　考生姓名：　　　　成绩：　　　　监考老师：　　　　年　　月　　日

项目		标准分	扣分细则	扣分	备注
操作前	操作者仪态：着装规范	2	着装不规范 -2		
	评估及沟通：评估患者病情，沟通及达到患者合作，明确该操作的适应证和禁忌证	8	未评估病情 -2 未沟通 -2 不明确适应证 -2 不明确禁忌证 -2		
	患者的准备工作：嘱患者排空膀胱	2	未准备 -2		
	环境准备：室温适宜、关门窗、遮挡患者尤其是隐私处	3	少一样 各-1		
	操作前准备：清洁洗手，衣帽、口罩穿戴整齐，男性医生操作应有其他女性在场 操作前物品准备：手套、骨盆外测量器、骨盆出口测量器、一次性垫单	3	少一样 各-1		
操作中	髂棘间径（IS）：孕妇取伸腿仰卧位。测量两侧髂前上棘外缘的距离 髂嵴间径（IC）：孕妇取伸腿仰卧位。沿髂前上棘外侧向后至髂嵴外缘间的最宽处，测量两髂嵴间的距离 骶耻外径（ED）：孕妇取左侧卧位，右腿伸直，左腿屈曲，测量第五腰椎棘突下至耻骨联合上缘中点的距离 坐骨结节间距或出口横径（TO）：孕妇仰卧位，两下肢屈曲，孕妇自己抱住小腿上半部，使双腿尽量贴近下腹部，使耻骨坐骨支及坐骨结节易于触及。如出口横径小于8cm时，应测量后矢状径 出口后矢状径：检查者戴手套的右手示指伸入孕妇肛门向骶骨方向，拇指置于孕妇体外骶骨部，两指共同找到骶骨尖端，用骨盆出口测量器一端放在坐骨结节间径中点，另一端放在骶骨尖端处，即可测量出口后矢状径 耻骨弓角度：孕妇仰卧位，两下肢屈曲，两个拇指指尖斜着对拢放置在耻骨联合下缘，左右两拇指平放在耻骨降支上，测量所得的两拇指间角度为耻骨弓角度	64	操作手法不正确（×6） 各-5 检查者所在位置不正确（×6） 各-2 患者体位不正确（×6） 各-2 检查顺序不正确（×6） -10		

续表

项目		标准分	扣分细则	扣分	备注
操作中	观察:检查中是否观察患者,哪些情况要暂时停止操作	2	未观察患者反应 −2		
	检查注意事项: 检查中动作轻柔,骨性标志物寻找准确	3	不能正确寻找者 −3		
	整理: 整理床单及患者衣裤,协助患者取舒适体位,将测量器等放回原处	2	未整理物品 −1 未协助患者取舒适体位 −1		
整体评价	态度:是否认真、仔细、负责 沟通:是否有效及良好	2	态度不认真 −1 沟通技巧欠佳 −1		
	整体性、计划性 操作时间:5 分钟	4	整体操作欠熟练、无计划性 −2 超时 1 分钟以上 −2		
	相关知识:可就骨盆外测量正常值等提 1 ~ 2 个问题	5	相关知识不熟悉 −5		
总分		100		累计实得分	

第四节　宫内节育器放置及取出术评分细则

学号：　　　　　　考生姓名：　　　　　　成绩：　　　　　　监考老师：　　　　　　年　　月　　日

	项　目	标准分	扣分细则	扣分	备注
操作前	操作者仪态：着装规范	2	着装不规范		
	评估及沟通：评估患者病情，沟通及达到患者合作，明确该操作的适应证和禁忌证	8	未评估病情 −2 未沟通 −2 不明确适应证 −2 不明确禁忌证 −2		
	患者的准备工作：嘱患者排空膀胱	2	未准备 −2		
	操作前检查：测量脉搏、血压，检查腹部体征，探针、送环器、取环器、剪刀、棉球、洞巾等	3	少对一项 各−1		
	操作前物品准备：取环安环包、窥阴器、女科钳、宫颈钳、卵圆钳	1	少对一项 −1		
	患者体位：患者取好体位(膀胱截石位，双手放于身体两侧）臀下垫一次性垫单	4	体位不正确 −2 未铺垫单 −2		
	环境准备：室温适宜、关门窗、光线充足，遮挡患者尤其是隐私处	3	少一样 各−1		
	操作前准备：清洁洗手，衣帽、口罩穿戴整齐，男性医生操作应有其他女性在场	3	少一样 各−1		
操作过程	穿刺前妇科检查：①子宫大小及位置；②附件情况	6	未行妇科检查 −4 检查不清楚 −2		
	消毒铺巾：常规消毒外阴、阴道，戴无菌手套，铺消毒洞巾	4	消毒范围不规范 −2 缺项目 −2		
	暴露宫颈：消毒宫颈及宫颈外口，宫颈钳钳夹宫颈前唇或后唇，充分暴露宫颈	6	钳夹宫颈不正确 −2 暴露不充分 −2 未消毒 −2		

续表

项目		标准分	扣分细则	扣分	备注
操作过程	探针探查宫腔深度：探针探测宫腔深度 安放 IUD：将节育器置于送环器上，沿宫腔方向送达宫底部，或按照探针探测深度，调整送环器刻度后，将其送至宫底，有尾丝者距宫口 2cm 处剪断 取出 IUD：取环钩或妇科钳牵引取出 IUD。有尾丝者用妇科钳夹住尾丝轻轻牵引取出 术毕：取下宫颈钳，再次消毒宫颈及阴道，取出窥阴器	30	未探宫腔深度 -5 安放 IUD 方向与子宫方向不一致 -5 未调整送环器刻度 -5 未剪断尾丝 -4 取环方法不正确 -5 术后未消毒，取出窥阴器少一样(×2) 各-2 操作粗暴 -2		
	安放及取出 IUD 注意事项： 放置 IUD 时间及条件 IUD 不良反应	6	不能叙述正确者 各-3		
	交代术后注意事项： 术后若有腹痛、阴道流血增多等其他不适应立即报告医生；休息 3 日，免重体力劳动；术后禁性生活及盆浴 2 周	6	未交代注意事项 -3 交代注意事项不正确 -3		
	整理： 整理床单及患者衣裤，协助患者取舒适体位 整理用物、分类放置	5	未整理床单 -1 未协助患者取舒适体位 -1 污物乱放、未分类放置、未洗手 各-1		
整体评价	态度：是否认真、仔细、负责 沟通：是否有效及良好	2	态度不认真 -1 沟通技巧欠佳 -1		
	整体性、计划性 操作时间：5 分钟	4	整体操作欠熟练、无计划性 -2 超时 1 分钟以上 -2		
	相关知识：可就适应证，禁忌证，注意事项等提 1 ~ 2 个问题	5	相关知识不熟悉 -5		
总分		100		累计实得分	

第五节　经阴道后穹隆穿刺术评分细则

学号：　　考生姓名：　　成绩：　　监考老师：　　年　月　日

项目		标准分	扣分细则		扣分	备注
操作前	操作者仪态：着装规范	2	着装不规范	-2		
	评估及沟通：评估患者病情，沟通及达到患者合作，明确该操作的适应证和禁忌证	8	未评估病情 未沟通 不明确适应证 不明确禁忌证	-2 -2 -2 -2		
	患者的准备工作：嘱患者排空膀胱	2	未准备	-2		
	操作前检查：测量脉搏、血压，检查腹部体征 操作前物品准备：空针、穿刺针、窥阴器、宫颈钳、妇科钳、棉球等 患者体位：患者取好体位（膀胱截石位，双手放于身体两侧），臀下垫一次性垫单	3 1 4	少对一项 少对一项 体位不正确	各-1 -1 -4		
	环境准备：室温适宜、关门窗、光线充足，遮挡患者尤其是隐私处	3	少一样	各-1		
	操作前准备：清洁洗手，衣帽、口罩穿戴整齐，男性医生操作应有其他女性在场	3	少一样	各-1		
操作过程	穿刺前妇科检查：①子宫位置；②附件情况；③阴道后穹隆是否饱满	6	未行妇科检查 检查不清楚	-4 -2		
	消毒铺巾：常规消毒皮肤，戴无菌手套，铺消毒洞巾	6	消毒范围不规范 缺项目	-3 -3		
	暴露后穹隆：宫颈钳钳夹宫颈后唇，向前提拉，充分暴露阴道后穹隆，再次消毒	6	钳夹宫颈后唇不正确 暴露不充分 未再消毒	-2 -2 -2		

续表

项目		标准分	扣分细则	扣分	备注
操作过程	穿刺:用9号穿刺针头接5~10ml 注射器,检查针头有无堵塞,在后穹隆中央或稍偏病侧,距离阴道后穹隆与宫颈后唇交界处稍下方平行宫颈管刺入,当针穿过阴道壁,有落空感(进针深约2cm)后立即抽吸,必要时适当改变方向或深浅度,如无液体抽出,可边退针边抽吸 拔针:穿刺结束后拔出穿刺针,消毒穿刺点,如有活动性出血,可用棉球压迫片刻。止血后取出阴道窥器	30	进针前未检查空针及针头是否通畅 −4 进针位置选择不正确 −5 角度或深度不正确 −5 回抽不正确或未回抽 −5 未留液体待检测 −3 拔出方法不正确 −2 穿刺针拔出后未消毒,压迫,取出窥阴器 少一样(×3) 各−2		
	观察:术中是否观察患者,哪些情况要暂时停止操作 发现头晕、恶心、心悸、脉速等应停止操作,做相应处理	4	未观察患者反应 −4		
	穿刺注意事项: 有条件或病情允许时,先行B型超声检查,协助诊断直肠子宫陷凹有无液体及液体量 阴道后穹隆穿刺未抽出血液,不能完全除外宫外孕,内出血量少、血肿位置高或与周围组织粘连时,均可造成假阴性	3	不能叙述正确者 −3		
	交代术后注意事项: 术后若有其他不适,应立即报告医生;术后禁性生活24小时	3	未交代注意事项 −3		
	整理: 整理床单及患者衣裤,协助患者取舒适体位 整理用物、分类放置	5	未整理床单 −1 未协助患者取舒适体位 −1 污物乱放、未分类放置、未洗手 各−1		
整体评价	态度:是否认真、仔细、负责 沟通:是否有效及良好	2	态度不认真 −1 沟通技巧欠佳 −1		
	整体性、计划性 操作时间:5分钟	4	整体操作欠熟练、无计划性 −2 超时1分钟以上 −2		
	相关知识:可就适应证,禁忌证,注意事项等提1~2个问题	5	相关知识不熟悉 −8		
总分		100		累计实得分	

第六章　儿科操作技能

第一节　体格生长指标的测量评分细则

学号：　　　考生姓名：　　　成绩：　　　监考老师：　　　年　月　日

	项　目	标准分	扣分细则	扣分	备注
操作前	仪态：着装规范，洗净双手 器械检查：体重计调零；电子秤已打开电源，复位到零。检查量床、身高计是否准确 沟通：向家长解释测量的意义和方法 环境准备：说明室温达到25°以上 儿童准备：说明已排空大小便，脱去所有衣物	10	未达到每项　各-2		
操作过程	体重的测量： 婴儿卧位测量。将婴儿放置到盘式秤上，或放到有扶手的坐式秤上。幼儿取坐位测量。3岁以上为站位 调整砝码使杠杆稳定。电子秤需待读数稳定 读数：精确到小数点后一位 说明儿童未在测量中摇晃、抓取杠杆秤或接触父母 记录：将数据记录在表上	20	未达到每项　各-4		
	身长的测量(<3岁)： 指导和帮助家长将小儿安全放在量床的正中线上 助手将小儿的头部固定，面朝上 测量者左手将小儿的膝部固定，右手推动足板紧贴足底 读取量床两侧读数，精确到0.1cm 记录在表上 身高的测量(>3岁)： 指导和帮助家长将小儿背对测量立柱站立 确定小儿的足跟、臀部、肩胛、头后部均紧靠立柱，两眼平视前方 推动测量板紧贴头顶 读取读数，精确到0.1cm 记录在表上	20	未达到每项　各-4		

续表

项目		标准分	扣分细则		扣分	备注
操作过程	头围的测量： 小儿取卧位或坐位 测量者位于小儿前或右侧 左手拇指将软尺的零点固定在小儿右侧眉弓的上缘，中指固定软尺于枕骨粗隆。右手牵拉软尺依次经过枕骨粗隆左侧眉弓上缘回到零点。软尺需紧贴头皮 读取刻度，精确到0.1cm 记录在表上	20	未达到每项	各-4		
	胸围的测量： 小儿取卧位或立位。双手自然下垂或放在身体两侧 测量者位于小儿右侧 左手拇指将软尺的零点固定在小儿右侧乳头的下缘，右手牵拉软尺经过两侧肩胛下角的下缘、左侧乳头下缘回到零点。软尺需紧贴皮肤 取平静呼、吸气时的平均值为读数，精确到0.1cm 记录在表上	20	未达到每项	各-4		
	结束：叮嘱家长穿衣。注意保暖。关闭电子秤电源	2	未达到每项	-2		
整体评价	态度：是否认真、仔细、负责；沟通：是否有效及良好	2	未达到每项	-2		
	整体性、计划性：8分钟	4	超时每分钟	-2		
	相关知识：就适应证，禁忌证，注意事项等提1～2个问题	2	相关知识不熟悉	-2		
总分		100			累计实得分	

第二节　儿童头皮静脉穿刺术评分细则

学号：　　　　考生姓名：　　　　成绩：　　　　监考老师：　　　　年　　月　　日

项目		标准分	扣分细则	扣分	备注
操作前	操作前准备：清洁洗手，衣、帽、鞋、口罩穿戴整齐	3	着装不规范一样　-1		
	用物准备：包括一次性输液器、头皮针、消毒液、棉签、治疗巾、弯盘、胶布、输液卡、输液标签、输液单、笔，根据需要准备网兜、开瓶器、备皮刀、纱布，按医嘱准备药液	5	用物少一项　各-1		
	环境准备：穿刺台应置于光线好、便于清楚观察小儿头皮血管分布、便于穿刺的地方	3	未评估或做环境准备　-3		
	评估及沟通：询问、了解患者的身体情况。评估患者穿刺部位皮肤、血管情况。沟通及达到患者合作，明确该操作的适应证和禁忌证	8	未评估　-2 未沟通　-2 不明确适应证　-2 不明确禁忌证　-2		
操作过程	模型的摆放：将头皮穿刺模型以合适体位放置于操作台上，选择适宜穿刺点	4	选择不准确　-2 不能说出其他至少两个穿刺点　-2		
	病人体位参考：穿刺者立于患儿头端，将患儿身体平稳放置在治疗巾上，选择适宜穿刺点。由助手或家属双手抱住小儿颧骨、颊部及下颌部，双肘为支撑点，患儿双手位于助手或家属双手下，协助固定患儿头部	6	体位不正确　-2 固定不规范　-2 选择不准确　-2		
	备物：仔细核对患儿的姓名、ID 号、药名、浓度、剂量、批号、时间及用法，将药液及输液器备好待用	8	少对一项　各-1 准备药液污染 1 次　各-1		
	选择穿刺点：选择头皮静脉，根据需要剃净拟行静脉穿刺部位的毛发，消毒穿刺部位皮肤。一手紧绷血管两端皮肤，另一手持头皮针准备进行头皮静脉穿刺	6	未剃净毛发　-2 消毒方法不正确　-2 穿刺点选择不正确　-2		

续表

项目		标准分	扣分细则	扣分	备注
操作过程	穿刺： 选择合适的头皮针 进针角度：一般前额正中静脉、额浅静脉、颞浅静脉为5°～15°角，耳后静脉、眶上静脉、颅骨缝静脉为15°～30°角；针尖斜面朝上，在距静脉最清晰点向后移约0.3cm，沿静脉向心方向平行刺入皮肤，进入皮下后放平针头，针头与血管平行，徐徐刺入，见回血后再平行送针少许，松调节器，观察输液局部情况，胶布固定 人文关怀，有效沟通	30	进针前未核对 -2 头皮针型号不合适 -2 未绷紧皮肤、持针不正确 各-2 角度或深度不正确 -2 见回血后未再进针少许 -2 未松调节器 -2 穿刺成功后未观察是否通畅 -2 穿刺每退针1次 -2 胶布未准备好待用 -2 固定方法不正确 -2 无人文关怀 -2 穿刺失败 -8		
	观察：穿刺中注意观察患儿的面色和一般情况；根据患儿病情、年龄、药物性质调节输液速度	5	未观察患者反应 -2 未调节滴速 -1 调节后的速度与医嘱不吻合 -2		
	整理用物，置患儿于舒适卧位，洗手，记录输液时间、输液速度、输液量及药物等	7	未整理床单 -2 未协助患者取舒适体位 -2 污物乱放、未分类放置、未洗手 各-1		
	交代注意事项： 如输液过程中出现输液局部红、肿，渗血、渗液，针头移位脱出，液体不滴、瓶内溶液流空或有发热、咳嗽等现象，请及时按呼叫器	3	未交代注意事项 -3		
整体评价	态度：是否认真、仔细、负责 沟通：是否有效及良好	5	态度不认真 -3 沟通技巧欠佳 -2		
	整体性、计划性 操作时间：5分钟	3	整体操作欠熟练、无计划性 -2 超时1分钟以上 -1		
	相关知识：可就适应证、禁忌证、注意事项等提1～2个问题	5	相关知识完全不知晓 -5 部分知晓（根据答题条目计算分值）		
总分		100		累计实得分	

第三节　儿童骨髓穿刺术评分细则

学号：　　　　考生姓名：　　　　成绩：　　　　监考老师：　　　　年　月　日

项目		标准分	扣分细则	扣分	备注
操作前	操作者仪态：着装规范	2	着装不规范　-2		
	评估及沟通：评估患者总体病情，沟通及达到患者合作，明确该操作的适应证和禁忌证	8	未评估病情或未沟通　各-2 不明确适应证或禁忌证　各-2		
	患者的准备工作：评估出血倾向及局部有无感染	2	未进行评估　-2		
	操作前查对：查对患儿姓名、床号、检查项目、是否签署知情同意 患者体位：患者取正确体位（平卧位、仰卧位）	4 3	少对一项　各-1 体位不正确　-3		
	操作前准备：物品准备，清洁洗手，衣帽、口罩穿戴整齐	3	少一样　各-1		
操作过程	穿刺点准备：①髂后上棘；②髂前上棘；③胸骨柄或棘突	6	选择不准确　-4 不知晓其他两个穿刺点　各-1		
	消毒铺巾：常规消毒皮肤，戴无菌手套，铺消毒洞巾	8	消毒范围不规范　-2 缺项目　各-2		
	局部麻醉：自穿刺点皮肤向骨膜用局部麻醉药（2% 利多卡因）逐层局部浸润放射状麻醉	6	未核对药品　-2 未放射状　-2 未逐层浸润麻醉　-2		
	穿刺：调整穿刺针拟进针深度，左手固定穿刺处皮肤，右手持针经局部麻醉处逐步刺入，当针体有骨擦感进入骨髓腔后拔出针芯，接无菌干燥空针抽吸骨髓涂片或留标本行其他检查 拔针：穿刺结束后拔出穿刺针，消毒穿刺点，盖上消毒纱布，压迫片刻，胶布固定	20	进针前未核对部位、消毒液未干进针　-2 未根据患者胖瘦情况调整进针深度　-2 未绷紧皮肤、持针不正确　-2 角度或深度不正确　-2 未旋转进针　-2 未留标本待检测　-2 拔出方法不正确　-2 穿刺后消毒、盖纱布、压迫、胶布固定　少一样各-1		

续表

项目		标准分	扣分细则	扣分	备注
操作过程	观察：术中需观察患者面色、呼吸动度，发现突发面色变差、恶心、心悸、脉速、呼吸困难等应停止操作，做相应处理	4	未观察患者反应 −4		
	安抚与安全保障： 自患者进入操作室置于操作台上，应随时注意患者不会自操作台滚落；操作过程中随时以语言安抚患者，消除恐惧心理，取得患者配合	4	未进行者 各−2		
	交代术后注意事项： 术后若局部有渗血或局部有明显疼痛时应报告医生；局部压迫 15 ~ 30 分钟；局部保持干燥不浸水	3	未交代注意事项 −3		
	整理： 整理床单及患者衣裤，协助患者取正确体位 整理用物、分类放置	7	未整理床单、患者衣裤 −2 未协助患者取正确体位 −2 污物乱放、未分类放置、未洗手 各−1		
整体评价	态度：是否认真、仔细、负责 沟通：是否有效及良好	6	态度不认真 −4 沟通技巧欠佳 −2		
	整体性、计划性、无菌观念 操作时间：5 分钟	11	整体操作欠熟练、无计划性 −4 无无菌观念 −4 超时 2 分钟以上 −3		
	相关知识：就适应证、禁忌证，注意事项等提 1 ~ 2 个问题	3	相关知识不熟悉 −3		
总分		100		累计实得分	

第四节　儿童腰椎穿刺术评分细则

学号：　　考生姓名：　　成绩：　　监考老师：　　年　月　日

项目		标准分	扣分细则	扣分	备注
操作前	操作者仪态：着装规范	2	着装不规范 −2		
	评估及沟通：评估患者总体病情，沟通及达到患者合作，明确该操作的适应证和禁忌证	8	未评估病情或未沟通 各−2 不明确适应证或禁忌证 各−2		
	患者的准备工作：评估出血倾向及局部有无感染	2	未进行评估 −2		
	操作前查对：查对患儿姓名、床号、检查项目、是否签署知情同意 患者体位：患者取好正确体位(膝胸卧位)	4 3	少对一项 各−1 体位不正确 −3		
	操作前准备：物品准备，清洁洗手，衣帽、口罩穿戴整齐	3	少一样 各−1		
操作过程	穿刺点准备：①腰椎3、4或4、5椎间隙；②患儿年龄越小应注意穿刺点不要靠上椎间隙	6	选择不准确 −4 不知晓选择时应考虑年龄特点 −2		
	消毒铺巾：常规消毒皮肤，戴无菌手套，铺消毒洞巾	8	消毒范围不规范 −2 每少一项 −2		
	局部麻醉：自穿刺点皮肤向硬脊膜用局部麻醉药(2% 利多卡因)逐层局部浸润麻醉	6	未核对药品 −2 选错部位 −2 未逐层浸润麻醉 −2		
	穿刺：左手固定穿刺处皮肤，再次确认进针点，右手持针于穿刺点逐层刺入，当针体进入皮肤后再经三个落空感进入硬脊膜下后拔出针芯，接脑压表测脑压；接无菌管留取脑脊液标本行有关检查 拔针：穿刺结束后插回针芯，拔出穿刺针，消毒穿刺点，盖上消毒纱布，压迫片刻，胶布固定	20	进针前未核对部位、消毒液未干进针 各−2 未绷紧皮肤、持针不正确 各−2 角度或深度不正确 −2 未测脑压或方法错误 −4 未插回针芯 −2 穿刺后消毒，盖纱布，压迫，胶布固定少一样 各−1		

续表

项目		标准分	扣分细则	扣分	备注
操作过程	观察：术中需观察患者面色、呼吸动度，发现突发面色变差、恶心、心悸、脉速、呼吸困难等应停止操作，做相应处理	4	未观察患者反应 -4		
	安抚与安全保障： 自患者进入操作室置于操作台上，应随时注意患者不会自操作台滚落；操作过程中随时以语言安抚患者，消除恐惧心理，取得患者配合	4	未进行者 各-2		
	交代术后注意事项： 术后若局部有渗血或突发头痛时应报告上级医生；去枕平卧 4～6 小时；局部保持干燥不浸水	3	未交代注意事项 各-1		
	整理： 整理床单及患者衣裤，协助患者取正确体位 整理用物、分类放置	7	未整理床单、患者衣裤 -2 未协助患者取正确体位 -2 污物乱放、未分类放置、未洗手 各-1		
整体评价	态度：是否认真、仔细、负责 沟通：是否有效及良好	6	态度不认真 -4 沟通技巧欠佳 -2		
	整体性、计划性、无菌观念 操作时间：8 分钟	11	整体操作欠熟练、无计划性 -4 无无菌观念 -4 超时 2 分钟以上 -3		
	相关知识：就适应证、禁忌证，注意事项等提 1～2 个问题	3	相关知识不熟悉 -3		
总分		100		累计实得分	

第五节　儿童腹腔穿刺术评分细则

学号：　　考生姓名：　　成绩：　　监考老师：　　年　月　日

项目		标准分	扣分细则	扣分	备注
操作前	操作者仪态：着装规范	2	着装不规范 -2		
	评估及沟通：评估患者病情，沟通及达到患者合作，明确该操作的适应证和禁忌证	8	未评估病情 -2 未沟通 -2 不明确适应证 -2 不明确禁忌证 -2		
	患者的准备工作：嘱患者排空大、小便	2	未做患者准备 -2		
	操作前检查：测量腹围、脉搏、血压，检查腹部体征，估测腹水的量 患者体位：患者取好体位（平卧位、侧卧位、半卧位）	4 4	少对一项 各-1 体位不正确 -4		
	环境准备：室温适宜、关门窗、遮挡患者尤其是隐私处	3	少一样 各-1		
	操作前准备：清洁洗手，衣帽、口罩穿戴整齐	3	少一样 各-1		
操作过程	穿刺点准备：①左下腹脐与髂前上棘连线中、外1/3交点；②脐与耻骨联合中点上方1cm，偏左或偏右1.5cm；③侧卧位可取脐水平线与腋前线或腋中线相交处	6	选择不准确 -4 不能说出其他两个穿刺点 各-2		
	消毒铺巾：常规消毒皮肤，戴无菌手套，铺消毒洞巾	8	消毒范围不规范 -2 缺项目 -2		
	局部麻醉：自穿刺点皮肤向腹膜壁层用局部麻醉药（2%利多卡因）逐层局部浸润麻醉	6	未核对药品 -2 选错部位 -2 未逐层浸润麻醉 -2		

续表

项目		标准分	扣分细则	扣分	备注
操作过程	穿刺：左手固定穿刺处皮肤，右手持针经局部麻醉处逐步刺入腹壁，当针体抵抗感突然消失时即可抽取腹水，将腹水置于无菌试管中以备检查，记录抽取的腹水量 拔针：穿刺和放液结束后拔出穿刺针，消毒穿刺点，盖上消毒纱布，压迫片刻，胶布固定，大量放腹水者用多头绷带将腹部包扎	20	进针前未核对部位、消毒液未干进针　各-1 未绷紧皮肤、持针不正确　各-2 角度或深度不正确　-2 回抽不正确或未回抽　-2 未留液体待检测　-2 未记录腹水量　-2 拔出方法不正确　-2 穿刺针后消毒，盖纱布，压迫，胶布固定　少一样　各-1		
	观察：术中是否观察患者，哪些情况要暂时停止操作 发现头晕、恶心、心悸等应停止操作，做相应处理	4	未观察患者反应　-4		
	大量腹水注意事项： 大量腹水患者，如何防止穿刺后穿刺点渗漏腹水 大量放腹水患者，需积极补充蛋白质，并在穿刺时注意勿使皮肤至腹膜层位于同一条直线上，穿刺时可将针尖先刺入皮肤后在皮下稍斜行一段后再刺入腹腔内。术毕需束多头腹带	3	不能叙述正确者　各-1		
	交代术后注意事项： 术后若有明显腹痛或较多腹水渗出立即报告医生；穿刺点可有稍微的疼痛感和少量的腹水渗出属于正常情况；暂时不下床活动，卧床1小时为宜	3	未交代注意事项　-3		
	整理： 整理床单及患者衣裤，协助患者取舒适体位 整理用物、分类放置	7	未整理床单　-2 未协助患者取舒适体位　-2 污物乱放、未分类放置、未洗手　各-1		
整体评价	态度：是否认真、仔细、负责 沟通：是否有效及良好	6	态度不认真　-4 沟通技巧欠佳　-2		
	整体性、计划性 操作时间：5分钟	8	整体操作欠熟练、无计划性　-4 超时1分钟以上　-4		
	相关知识：可就适应证，禁忌证，注意事项等提1～2个问题	3	相关知识不熟悉　-3		
总分		100		累计实得分	

第六节 配方奶调制评分细则

学号： 考生姓名： 成绩： 监考老师： 年 月 日

项目		标准分	扣分细则		扣分	备注
操作前	竖立罐装在底部确认（纸盒包装在侧面）在保质期内	30	未确认	-6		
	阅读包装上说明，明确配制比例（多数为30ml水兑1平勺奶粉）		未确认	-6		
	结合婴儿体重计算出每日总量，计算出每次大约奶量（最好为30ml的整数）		计算错误	-6		
	清洁双手		未清洁	-6		
	将奶瓶拿出并说明已经煮沸消毒		未确认消毒	-6		
操作过程	先水：按刻度量取开水	60	未按计算量	-10		
	说明水温已冷却到40°左右		未说明	-10		
	后粉：平勺。在罐装开口处刮取。若为袋装，用筷子、勺或其他消毒过的器具刮平		先水后粉顺序错误 未达到平勺	-10 -10		
	摇匀至全部溶解		未完全溶解	-10		
	将奶液滴在左手背或手腕掌侧试温		未做或部位错误	-10		
整体评价	态度：是否认真、仔细、负责；沟通：是否有效及良好	10	未达到每项	各-2		
	整体性、计划性：4分钟		超时每1分钟	-2		
	相关知识：就适应证、禁忌证、注意事项等提1～2个问题		相关问题错误	-6		
总分		100			累计实得分	

第七节　儿童胸腔穿刺术评分细则

学号：　　考生姓名：　　成绩：　　监考老师：　　年　月　日

	项目	标准分	扣分细则		扣分	备注
操作前	操作者仪态：着装规范	2	着装不规范	-2		
	评估及沟通：评估患者病情，沟通及达到患者合作，明确该操作的适应证和禁忌证	8	未评估病情 未沟通 不明确适应证 不明确禁忌证	-2 -2 -2 -2		
	患者的准备工作：患儿排大小便、适应证评估、适当镇静	2	未做患者准备	-2		
	操作前检查：检查患儿生命体征，胸部体检，尤其是胸腔积液患侧的体检（望触叩听）	4	少对一项	各-1		
	患者体位：患者取坐位，面向椅背，双手前臂平放于椅背上，前额伏于前臂上，不能起床者，可取半卧位，患侧前臂置于枕部	4	体位不正确	-4		
	环境准备：室温适宜、关门窗、遮挡患者尤其是隐私处	3	少一样	各-1		
	操作前准备：清洁洗手，衣帽、口罩穿戴整齐	3	少一样	各-1		
操作过程	穿刺点准备： 胸腔穿刺抽液：先进行胸部叩诊，选择实音明显的部位进行穿刺，穿刺点可用甲紫在皮肤上做标记。常选择①肩胛下角线7～9肋间；②腋后线7～8肋间；③腋中线6～7肋间；④腋前线5～6肋间 包裹性胸腔积液，可结合X线及B超定位进行穿刺 气胸抽气减压：穿刺部位一般选取患侧锁骨中线第2肋间	6	选择不准确 不能说出穿刺点	-4 各-2		
	消毒铺巾：常规消毒皮肤，戴无菌手套，铺消毒洞巾	8	消毒范围不规范 缺项目	-2 -2		

续表

项目		标准分	扣分细则	扣分	备注
操作过程	局部麻醉：以2ml注射器抽取2%利多卡因2ml，或2%普鲁卡因2ml，在穿刺点肋骨上缘做自皮肤到胸膜壁层的局部麻醉，注射前应回抽，观察无气体、血液、胸腔积液后，方可推注麻醉药	6	未核对药品 -2 选错部位 -2 未逐层浸润麻醉 -2		
	穿刺：先用止血钳夹住穿刺针后的橡皮胶管，以左手固定穿刺部位局部皮肤，右手持穿刺针（用无菌纱布包裹），沿麻醉部位经肋骨上缘垂直缓慢刺入，当针锋抵抗感突然消失后表示针尖已进入胸膜腔，接上50ml注射器，由助手松开止血钳，助手同时用止血钳协助固定穿刺针。抽吸胸腔液体，注射器抽满后，助手用止血钳夹紧胶管，取下注射器，将液体注入盛器中，记录并送化验，年长儿治疗性穿刺抽液量不超过500～600ml，婴幼儿根据情况酌减 若需胸腔内注药，在抽液完后，将药液用注射器抽好，接在穿刺针后胶管上，回抽少量胸腔积液稀释，然后缓慢注入胸腔内 气胸抽气减压治疗，在无特殊抽气设备时，可以按抽液方式，用注射器反复抽气，直至患者呼吸困难缓解为止 拔针：抽液完毕后拔出穿刺针，覆盖无菌纱布，稍用力压迫穿刺部位，以胶布固定，让患者静卧休息	20	进针前未核对部位、消毒液未干进针 各-1 未绷紧皮肤、持针不正确 各-2 角度或深度不正确 -2 回抽不正确或未回抽 -2 未留液体待检测 -2 未记录胸腔积液量 -2 拔出方法不正确 -2 穿刺针后消毒，盖纱布，压迫，胶布固定少一样 各-1		
	观察：术中是否观察患者，哪些情况要暂时停止操作 发现头晕、恶心、心悸、脉速等应停止操作，做相应处理。如果患儿有咳嗽、烦躁等情况，应暂停穿刺。如果情况稳定或缓解，可以继续进行穿刺，抽液时宜缓慢	7	未观察患者反应 -4 不能叙述正确者 各-1		
	交代术后注意事项： 术后若有明显胸痛或较多胸腔积液渗出立即报告医生；穿刺点可有稍微的疼痛感和少量的渗出属于正常情况；暂时不下床活动，卧床1小时为宜；避免穿刺点感染	3	未交代注意事项 -3		
	整理： 整理床单及患者衣裤，协助患者取舒适体位 整理用物、分类放置	7	未整理床单 -2 未协助患者取舒适体位 -2 污物乱放、未分类放置、未洗手 各-1		

续表

项目		标准分	扣分细则	扣分	备注
整体评价	态度：是否认真、仔细、负责 沟通：是否有效及良好	6	态度不认真 −4 沟通技巧欠佳 −2		
	整体性、计划性 操作时间：30 分钟	8	整体操作欠熟练、无计划性 −4 明显超时 −4		
	相关知识：可就适应证，禁忌证，注意事项等提 1 ~ 2 个问题	3	相关知识不熟悉 −3		
总分		100		累计实得分	

第八节　儿童导尿术评分细则

学号：　　　　考生姓名：　　　　成绩：　　　　监考老师：　　　　年　月　日

项目		标准分	扣分细则		扣分	备注
操作前	操作者仪态：着装规范	2	着装不规范	−2		
	用物准备：备齐用物，放置合理	4	用物未备齐，放置不合理	各−2		
	解释沟通：对患儿及家长做好解释，取得合作	2	未做解释沟通	−2		
	患者体位：患者取好体位，注意保暖 操作者位置正确：操作者位于患儿右侧	6	体位不对，未保暖，位置不对	各−2		
	环境准备：室温适宜、关门窗、屏风遮挡	3	少一样	各−1		
	操作前准备：清洁洗手，衣帽、口罩穿戴整齐	3	少一样	各−1		
操作过程中	初步消毒：擦洗会阴方法、顺序正确	6	方法不对，顺序不对	各−3		
	打开导尿包：方法正确，不跨越或污染无菌区	4	方法不对 跨越或污染无菌区	−2 −2		
	正确使用无菌钳：方法正确，不污染	4	方法不对，污染	各−2		
	戴手套：方法正确，不污染	4	方法不对，污染	各−2		
	铺洞巾：使洞巾和治疗巾内层形成连续无菌区，不污染	6	污染，未形成连续无菌区	各−3		
	选择合适的导尿管：根据患者年龄选择导尿管型号	4	导尿管大小选择不合适	−4		
	润滑导尿管：液状石蜡棉球润滑导尿管前端	4	未润滑导尿管	−4		
	再次消毒：消毒尿道口、两侧小阴唇、尿道口方法正确	10	消毒方法不正确，棉球反复使用 已消毒部位再污染	各−4 −2		
	插管方法、长度正确	12	方法不对，深度过多或过少	各−6		
	拔管后擦净外阴	4	动作粗暴，未擦净外阴	各−2		
	整理：整理床单及患者衣裤，协助患者取舒适体位，整理用物、分类放置 记录：观察尿液，洗手记录	7	未整理床单，未协助患者取舒适体位 污物未分类放置、未洗手	各−2 −3		

续表

项目		标准分	扣分细则		扣分	备注
整体评价	态度及沟通：是否认真、仔细，是否有效	6	态度不认真，沟通技巧欠佳	各-3		
	整体性、计划性	8	整体操作欠熟练、无计划性	各-4		
	相关知识：就相关知识提问	3	相关知识不熟悉	-3		
总分		100			累计实得分	

第九节　儿童灌肠术评分细则

学号：　　　　考生姓名：　　　　成绩：　　　　监考老师：　　　　年　　月　　日

项目		标准分	扣分细则		扣分	备注
操作前	操作者准备：着装规范 洗手，戴口罩，衣帽穿戴整齐	2 3	着装不规范 少一样	-2 各-1		
	用物准备：根据医嘱备灌肠溶液（浓度、液量、温度准确） 治疗盘内备灌肠筒连接橡皮管、血管钳、量筒、肛管、弯盘、液状石蜡、纱布、卫生纸、橡胶单、治疗巾，一次性手套，便盆和便盆布，水温计，必要时备输液架	5	准备灌肠溶液一项不准确 物品准备不齐，漏一样	-1 -0.2		
	评估患儿：①询问、了解患儿的身体状况、排便情况，评估有无灌肠禁忌证；②向患儿及家长解释灌肠的目的，取得患儿及家长配合	5 2	未评估是否有灌肠禁忌证 未解释	-5 -2		
	环境准备：室温适宜，关门窗，注意保暖、保护患者隐私	3	少一样	各-1		
操作过程	核对：核对医嘱，嘱患者排尿排便，在床上铺油布及治疗巾或一次性尿垫	3	少一样	各-1		
	体位：左侧卧位，双膝屈曲，臀部近床沿，或者仰卧位；脱去一侧裤腿，在患儿后背、腰部垫软枕与便盆高度相近，臀下置便盆，用尿布覆盖病儿两腿间及便盆。注意上身保暖	5	体位选择错误 便盆放置不恰当 上身未保暖	-2 -1 -2		
	插管：挂灌肠筒于输液架上，筒底距床约 30～40cm，戴手套，润滑肛管，排气，插入直肠 5～10cm，固定肛管，使溶液缓慢流入	25	灌肠筒高度不正确 未戴手套、未润滑肛管 未排气 插管深度不正确 未固定肛管	-5 -5 -5 -5 -5		
	观察：筒内液面下降情况，若受阻应转动肛管，若有粪水自肛门流出或患儿感觉不适时，嘱其张口呼吸，降低灌肠筒高度	10	未观察 异常情况不能正确处置	-5 -5		
	拔管：筒内液体流完时关闭开关，左手捏闭肛门，用纸包住肛管轻轻拔出肛管放于弯盘，嘱患儿平卧保留 5～10 分钟（降温灌肠：液体要保留 30 分钟，排便后 30 分钟测量体温并记录），以利粪便软化	10	未关闭开关 拔管手法不正确 未交代保留时间或错误	-2 -3 -5		

续表

项目		标准分	扣分细则		扣分	备注
操作过程	清理：患儿排便后移出便盆，整理床单，必要时留取标本送检。协助穿好衣裤，取舒适卧位。用物分类消毒处理	10	未整理床单 未协助患者取舒适体位 污物乱放 未分类消毒处理 未洗手	-2 -2 -2 -2 -2		
	记录：在体温单的大便栏内记录。1/E 表示灌肠一次后大便一次；0/E 表示灌肠一次后无大便排出；1 1/E 表示自行排便一次，灌肠后又排便一次	5	未记录或记录错误	-5		
整体评价	态度：是否认真、仔细 沟通：是否有效及良好	4	态度不认真 沟通技巧欠佳	-2 -2		
	整体性、计划性	4	整体操作欠熟练、无计划性	-4		
	相关知识：可就目的、注意事项等提 1～2 个问题	4	相关知识不熟悉	-4		
总分		100			累计实得分	

第十节　新生儿窒息复苏评分细则

学号：　　　　考生姓名：　　　　成绩：　　　　监考老师：　　　　年　月　日

项目		标准分	扣分细则		扣分	备注
操作前	操作者仪态：着装规范	2	着装不规范	-2		
	沟通：评估产妇及胎儿情况，沟通及达到家属合作，明确该操作的适应证	4	少一样	各-1		
	环境准备：室温适宜，开启辐射台，设置适当温度	3	少一样	各-1		
	物品准备：检查气囊、面罩和氧源，以及吸引装置、药品	5	少一样	各-1		
	操作前准备：清洁洗手，衣帽、口罩穿戴整齐	4	少一样	各-1		
	快速评价新生儿状况：足月？胎粪？呼吸？肌张力？	4	少一样	各-1		
操作过程	如果羊水有胎粪污染，决定有无气管插管吸引指征	4	未评估新生儿活力 未插管	-2 -2		
	初步复苏： 保持体温；摆好头位，先吸口再吸鼻；擦干，拿开毛巾，并重新摆好体位	9	少一样	各-3		
	描述呼吸、心率和肤色（助手应听诊心率）	3	少一样	各-1		
	中心性发绀（有自主呼吸，心率>100次/分）常压给氧	2				
	正压人工呼吸的指征： 呼吸暂停，心率<100次/分，吸氧后仍有中心性青紫	2	少一样	各-1		
	正压人工呼吸操作正确： 频率（40～60次/分），节律（喊口令：1-2-3），力度，姿势	4	少一样	各-1		
	检查有无心率改善（引导语：心率无改善）	2				
	心率无改善且胸廓无运动时实施正确操作： 重新放置面罩，重新摆头位，抬起下颌，打开口腔，检查口鼻有无分泌物并吸引，如需要可增加压力	6	少一样	各-1		

续表

项目		标准分	扣分细则		扣分	备注
操作过程	再次评价心率(引导语:心率<60 次/分)	2				
	确定需要胸外按压:有效正压人工呼吸 30 秒后心率仍<60 次/分	2				
	胸外按压技术是否规范: 按压位置,手指摆放正确,按下胸廓前后径的 1/3,频率(心率∶呼吸 3∶1),节律(喊口令:1-2-3-吸)	5	少一样	各-1		
	胸外按压频率正确并配合通气(请考生和助手调换彼此位置)	5	少一样	各-1		
	确定气管插管的指征	4	相关知识不熟悉	-4		
	能够正确操作或辅助气管插管	2	20 秒内不能完成,-1;失败	-2		
	能正确判断气管插管位置是否正确	3	相关知识不熟悉	-3		
	确定使用肾上腺素的指征:正压人工呼吸联合胸外按压下心率<60 次/分	2	相关知识不熟悉	-2		
	用注射器准备正确剂量的肾上腺素: 0.1~0.3ml/kg 静脉或 0.3~1ml/kg 气管内;准备脐静脉置管,插入脐静脉导管,脐导管内或气管插管内注射肾上腺素	3	少一样	各-1		
	确定使用扩容剂的指征	4	相关知识不熟悉	-4		
	正确描述常用扩容剂的名称、剂量、速度	3	相关知识不熟悉	-3		
	恰当地继续/终止正压人工呼吸或停止供氧	2	相关知识不熟悉	-2		
整体评价	态度:是否认真、仔细、负责 沟通:是否有效及良好	2	态度不认真 沟通技巧欠佳	-1 -1		
	整体性、计划性 操作时间:5 分钟	4	整体操作欠熟练、无计划性 超时 1 分钟以上	-2 -2		
	相关知识:可就适应证,禁忌证,注意事项等提 1~2 个小问题	3	相关知识不熟悉	-3		
总分		100			累计实得分	

第十一节　儿童鼻胃管插管术评分细则

学号：　　考生姓名：　　成绩：　　监考老师：　　年　月　日

项目		标准分	扣分细则	扣分	备注
操作前	操作者准备：着装整洁（衣、帽、鞋），洗手，戴口罩	3	服装、鞋帽不整洁 -1 未洗手 -1 未戴口罩 -1		
	用物准备 治疗盘内盛： 无菌鼻饲包：内备胃管1根、治疗碗1个、液状石蜡、棉球、小纱布2块、止血钳或镊子1把 遵医嘱准备鼻饲液（温度38～40℃）、10～20ml注射器或滴入装置，温开水 棉签、胶布、别针、橡皮圈、听诊器、手电筒、乙醇、治疗巾、弯盘、水温计、治疗本及笔	5	用物少一项 各-1		
操作过程	备齐用物，携至患者床旁，核对患儿信息，向患儿和家长讲解操作目的、过程及配合方法。患儿若戴眼镜或有义齿，应取下妥善处理（口述）	3	未核对 -1 未解释 -1 未口述 -1		
	根据病情采取半卧位、坐位、右侧卧位、平卧位头偏向一侧，选择一种卧位姿势操作。口述其余3种卧位姿势。颌下围治疗巾，放置弯盘	3	卧位不符合要求 -1 未口述其余3种卧位或错误 -1 未铺治疗巾、未放置弯盘 -1		
	检查鼻饲包和一次性注射器的有效期。打开鼻饲包，摆放包内物品。打开注射器并用其检查胃管是否通畅。治疗碗内倒温开水。准备两条胶布	4	未检查有效期 -1 打包污染 -1 未检查胃管 -1 未准备温开水、胶布 -1		
	用手电筒检查评估患者鼻腔黏膜，用湿棉签清洁鼻腔	2	未检查 -1 未清洁 -1		

续表

项目		标准分	扣分细则	扣分	备注
操作过程	右手用止血钳(或镊子)夹住胃管前端,左手用纱布托住胃管,测量胃管插入长度,并做标记。插入长度的测量方法:婴儿测量鼻尖至剑突与脐中点的长度,其他年龄测量耳垂—鼻尖—剑突下缘长度	8	手法错误 -2 未口述测量长度方法或错误 -4 测量后未做标记 -2		
	用液状石蜡润滑胃管	2	润滑不符合要求 -2		
	一手用纱布拖住胃管,另一手用止血钳夹住胃管前端,沿选定鼻孔缓慢插入	8	手位置错误 -4 插入方法错误 -4		
	插入至咽喉部时,嘱患儿做吞咽动作(边口述边做),同时顺势将胃管继续插入,直至预定长度	6	未边交流指导边做 -2 手法错误 -2 插入深度不正确 -2		
	若插入不畅时,应检查胃管是否盘绕在口中(边口述边做)	2	未边口述边做 -2		
	插管过程中患儿若出现剧烈恶心、呕吐可暂停插入,嘱患者做深呼吸(口述);若患者出现呛咳、呼吸困难、发绀等现象,可能误入气管,应立即拔管,休息片刻后再重新插入(口述)	6	一项未口述 -3		
	证实胃管在胃内: 用注射器抽出胃内容物 置听诊器于患者胃区,快速经胃管向胃内注入空气10ml,听到气过水声(口述) 将胃管末端放入盛有水的治疗碗中,无气泡溢出(口述)	8	未证实胃管在胃内 -4 未口述其他两项或口述错误 -4		
	证明胃管在胃内后,用胶布固定胃管于鼻翼及面颊部	1	未固定 -1		
	给予鼻饲: 用注射器吸入少量生理盐水,通过胃管注入胃内 遵医嘱注入或滴入鼻饲液 最后注入少量的温开水冲洗胃管	6	未冲管 -1 未注食 -1 未冲洗 -1		
	将胃管末端抬高使管内液体充分流入胃内反折,并用纱布包好,橡皮圈系紧,然后用别针固定于患者颈肩部衣服	2	未抬高并反折 -1 未系紧并固定 -1		

续表

项目		标准分	扣分细则	扣分	备注
操作过程	嘱患者维持原卧位 20~30 分钟。协助患者整理床单，整理用物。分类处理，消毒备用（口述）	3	未嘱患者或不恰当 −1 未整理床单 −1 未口述 −1		
	洗手（口述），记录插管的时间、饮食的种类及量	2	未口述洗手 −1 未记录 −1		
	停用拔管： 携用物至患儿床旁，核对并说明拔管原因（口述） 铺治疗巾，将弯盘置于患者颌下，将胃管末端夹紧放于弯盘内 轻轻揭去固定胶布 嘱患者深呼吸，在呼气时缓慢拔管，到咽喉处快速拔出并放入弯盘内，快速移至患儿视线以外	8	未口述 −2 未夹紧胃管末端 −1 拔管方法不正确 −2 指导不恰当 −2 未迅速移至患者视线以外 −1		
	清洁患者口鼻、面部，擦去胶布痕迹，用手电筒照射检查鼻黏膜有无受损，撤掉治疗巾，协助患者取舒适卧位，整理床单	2	未清洁、检查 −1 未帮助患者整理 −1		
	整理用物，清洗并浸泡消毒、备用	2	用物有遗留 −1 未分类、浸泡消毒 −1		
	洗手，记录拔管时间及患者的反应	2	未洗手 −1 未记录 −1		
整体评价	操作熟练，动作轻柔，无黏膜损伤出血及其他并发症	2	操作不熟练 −1 动作不轻柔 −1		
	操作无失误	2	失误 1 次 −2		
	时间 5 分钟	3	每超过 1 分钟 −1		
	提问： 昏迷患者插管方法 简述鼻胃插管术的注意事项	5	二选一作答 答错或少一项 −1		

第七章　麻醉专科操作技能

第一节　局部麻醉评分细则

学号：　　　　考生姓名：　　　　成绩：　　　　监考老师：　　　　年　　月　　日

项目		标准分	扣分细则	扣分	备注
操作前	操作者仪态：着装规范	2	着装不规范　-2		
	评估及沟通：评估患者病情，沟通及达到患者合作，明确该操作的适应证和禁忌证	8	未评估病情　-2 未沟通　-2 不明确适应证　-2 不明确禁忌证　-2		
	环境准备：关门窗、无菌	2	缺一项　各-1		
	物品准备：口罩、帽子、手套、消毒液、敷料、穿刺针、注射器、局麻药液	12	缺一项　各-1.5		
	急救措施：开启监护仪，静脉通道的建立	4	缺一项　各-2		
操作过程	操作前准备：清洁洗手、衣帽、口罩、手套穿戴整齐	4	缺一项　各-1		
	患者体位：根据需要选择体位，常采用仰卧位。注意保护、约束患者。根据手术区域选定穿刺点	10	摆体位前未向患者解释　-2 体位摆放不正确　-2 摆好体位后未注意患者的保护、保暖　-2 穿刺点的选择不正确　-4		
	消毒铺巾：常规消毒皮肤，戴无菌手套，铺消毒洞巾	12	消毒范围、铺洞巾不规范　-6 戴无菌手套不规范　-6		

续表

项目		标准分	扣分细则		扣分	备注
操作过程	穿刺:以 24 ~25G 皮内注射针刺入皮内,针头斜面紧贴皮肤,进入皮内以后推注局麻药液,造成白色的橘皮样皮丘,然后用 22G 长 10cm 穿刺针经皮丘刺入,回抽无血后分层注药,若需浸润远处组织,穿刺针应由上次已浸润过的部位刺入,以减少穿刺疼痛。注意局麻药的推药剂量、速度,拔针后压迫穿刺点以止血,然后按摩局部帮助药物扩散	24	穿刺前未检查穿刺针	-2		
			持针方式不正确	-2		
			进针方向不正确	-2		
			进针深度不正确	-2		
			注药前未回抽	-4		
			推药剂量不正确	-4		
			推药速度不正确	-4		
			拔针后未压迫穿刺点止血	-2		
			未按摩局部帮助药物扩散	-2		
	效果:在穿刺部位附近针刺皮肤测痛可得知阻滞的范围和效果,注意同时测量患者生命体征(血压、心率、氧饱和度),并询问患者有无不适感	12	缺一项	各-4		
整体评价	态度:是否认真、仔细、负责 沟通:是否有效及良好	2	态度不认真 沟通技巧欠佳	-1 -1		
	整体性、计划性	5	整体操作欠熟练、无计划性	-5		
	相关知识:可就适应证,禁忌证,注意事项等提 1 ~2 个问题	3	相关知识不熟悉	-3		
总分		100			累计实得分	

第二节　神经及神经丛阻滞评分细则

学号：　　　　考生姓名：　　　　成绩：　　　　监考老师：　　　　年　　月　　日

项目		标准分	扣分细则	扣分	备注
操作前	操作者仪态：着装规范	2	着装不规范　-2		
	评估及沟通：评估患者病情，沟通及达到患者合作，明确该操作的适应证和禁忌证	8	未评估病情　-2 未沟通　-2 不明确适应证　-2 不明确禁忌证　-2		
	环境准备：关门窗、无菌	2	缺一项　各-1		
	物品准备：口罩、帽子、手套、消毒液、敷料、穿刺针、注射器、局麻药液	12	缺一项　各-1.5		
	急救措施：开启麻醉机、监护仪，静脉通道的建立	6	缺一项　各-3		
操作过程	操作前准备：清洁洗手、衣帽、口罩、手套穿戴整齐	4	缺一项　各-1		
	消毒铺巾：常规消毒皮肤，戴无菌手套，铺消毒洞巾	6	消毒范围、铺洞巾不规范　-3 戴无菌手套不规范　-3		
	患者体位：临床上常采用肌间沟阻滞法行臂丛阻滞，要求患者去枕平卧，头偏向对侧，患侧肩下垫薄枕，上肢紧贴身体，手尽量下垂以显露患侧颈部。摆好体位后注意患者的保护，先让患者抬头，以显露胸锁乳突肌的锁骨头，在其后通过触摸前中斜角肌间的凹陷即为肌间沟。穿刺点即该三角形靠近底边处，相当于环状软骨边缘第六颈椎水平	10	摆体位前未向患者解释　-2 体位摆放不正确　-2 摆好体位后未注意患者的保护、保暖　-2 肌间沟显露是否满意　-2 穿刺点的选择不正确　-2		
	穿刺：左手示指固定皮肤，右手持3～4cm的22G穿刺针，垂直皮肤刺入肌间沟，略向足侧、内侧、后侧推进。穿过浅筋膜后有落空感若同时患者有异感则为较可靠的标志。回抽无血液，无脑脊液，无大量气体，即可注入局麻药15～25ml（成人），注毕按摩局部帮助药物扩散	28	穿刺前未检查穿刺针　-4 持针方式不正确　-4 进针方向不正确　-4 进针深度不正确　-4 注药前未回抽　-4 推药剂量、速度不正确　-4 未按摩局部帮助药物扩散　-4		

续表

项目		标准分	扣分细则		扣分	备注
操作过程	效果：针刺皮肤测上肢痛觉可得知阻滞的范围和效果，注意同时测量患者生命体征（血压、心率、氧饱和度），并询问患者有无不适感	12	缺一项	各-4		
整体评价	态度：是否认真、仔细、负责 沟通：是否有效及良好	2	态度不认真 沟通技巧欠佳	-1 -1		
	整体性、计划性	5	整体操作欠熟练、无计划性	-5		
	相关知识：可就适应证、禁忌证、注意事项等提 1 ~ 2 个问题	3	相关知识不熟悉	-3		
总分		100			累计实得分	

第三节　硬膜外间隙穿刺术评分细则

学号：　　考生姓名：　　成绩：　　监考老师：　　年　月　日

项目		标准分	扣分细则	扣分	备注
操作前	操作者仪态：着装规范	2	着装不规范 −2		
	评估及沟通：评估患者病情，沟通及达到患者合作，明确该操作的适应证和禁忌证	8	未评估病情 −2 未沟通 −2 不明确适应证 −2 不明确禁忌证 −2		
	环境准备：关门窗、无菌	2	缺一项 各−1		
	物品准备：口罩、帽子、手套、一次性使用的灭菌硬膜外穿刺包（硬膜外穿刺针、硬膜外导管、5ml 玻璃空针等）	8	缺一项 各−2		
	急救措施：开启麻醉机、监护仪，静脉通道的建立	5	缺一项 各−2.5		
操作过程	操作前准备：清洁洗手、衣帽、口罩、手套穿戴整齐	4	缺一项 各−1		
	患者体位：临床上主要采用侧卧位，具体要求为两手抱膝，大腿紧贴腹壁，头尽量向胸部屈曲，使穿刺部位向后弓成弧形，棘突间隙张开，便于穿刺。背部与床面垂直，平齐手术台边沿。注意保护患者。调整手术床高度、倾斜度以满足操作需要。根据解剖标志及手术部位选定穿刺点	10	摆体位前未向患者解释 −2 体位摆放不正确 −2 摆好体位后未注意患者的保护、保暖 −2 手术床高度、倾斜度不合适 −2 穿刺点的选择不正确 −2		
	消毒铺巾：常规消毒皮肤，戴无菌手套，铺消毒洞巾	6	消毒范围、铺洞巾不规范 −3 戴无菌手套不规范 −3		
	局麻：针刺入皮内，推注局麻药液造成橘皮样皮丘，然后经皮丘刺入，回抽无血后分层注药，注意局麻药量、浓度	5	局麻操作不正确 −2 注药前未回抽 −1 局麻药量、浓度不正确 −2		

续表

项目		标准分	扣分细则		扣分	备注
操作过程	穿刺:先用15G锐针刺破皮肤和韧带,再将硬膜外穿刺针沿针眼刺入。双手握持穿刺针,刺入位置必须在脊柱的正中矢状线上且垂直刺入。针尖经过不同组织层次分次进入,根据拟定的置管方向调整好穿刺针针蒂小缺口的方向,穿透黄韧带有阻力骤然消失感,接上盛有生理盐水内有一小气泡的玻璃注射器,同时注液及注气无阻力及气泡缩小,判断进入硬膜外间隙。插管时应先测量皮肤到硬膜外间隙的距离[穿刺针全长(一般为10cm)减去针蒂至皮肤的距离即得],导管的插入长度以3~5cm为宜,经针蒂插入硬膜外导管后最后固定好导管	30	穿刺前未检查硬膜外穿刺针 未检查硬膜外导管 穿刺时接触针尖、针芯 持针方式不正确 进针方向不正确 未分次进针 针口方向不正确 测试阻力方法不正确 气泡大小变化 未突破韧带 进入硬膜外间隙的判断不正确 皮肤至硬膜外间隙的深度测定不正确 置管深度不正确 导管固定不正确	−2 −2 −2 −2 −2 −2 −2 −2 −2 −2 −4 −2 −2 −2		
	效果:注入1% ~2%利多卡因试验剂量3~5ml,5分钟后,针刺皮肤测痛可得知阻滞的范围和效果,在穿刺部位的上下、左右各2、3脊神经节段的皮肤支配区可出现感觉迟钝,同时测血压以排除全脊麻。追加初量药物,20分钟内阻滞范围可扩大到所预期的范围,麻醉也趋完全,由此初步确认硬膜外阻滞的有效性及对药物耐受性以指导继续用药	10	试验量 观察时间不正确 测血压 测试平面的时间不正确 测试平面方法不正确 药物初量 阻滞效果	−2 −2 −2 −2 −2 −1 −1		
整体评价	态度:是否认真、仔细、负责 沟通:是否有效及良好	2	态度不认真 沟通技巧欠佳	−1 −1		
	整体性、计划性	5	整体操作欠熟练、无计划性	−5		
	相关知识:可就适应证,禁忌证,注意事项等提1~2个问题	3	相关知识不熟悉	−3		
总分		100			累计实得分	

第四节　静脉全身麻醉的评分细则

学号：　　　　考生姓名：　　　　成绩：　　　　监考老师：　　　　年　　月　　日

项目		标准分	扣分细则	扣分	备注
操作前	操作者仪态：着装规范	2	着装不规范　-2		
	评估及沟通：评估患者病情，沟通及达到患者合作，明确该操作的适应证和禁忌证	8	未评估病情　-2 未沟通　-2 不明确适应证　-2 不明确禁忌证　-2		
操作过程	药品准备：静脉麻醉药、麻醉性镇痛药、肌松药及急救药品（多巴胺、硝酸甘油、阿托品、肾上腺素等）等每种药应按照无菌技术配制，预排气泡，准确计算药量，并标注药物名称及浓度	5	配药是否注意无菌技术　-1 配药是否预排气泡　-1 药量计算是否正确　-1 药物名称标示是否清楚　-1 药物浓度是否准确　-1		
	麻醉机使用前检查：麻醉机使用前，应仔细检查麻醉机电源、气压、氧压是否正常，各种管道、电线的整理，钠石灰的更换，呼吸回路密闭性，麻醉机低氧压、高氧压、脱机报警及快速充氧功能是否正常，麻醉机通气模式、吸呼比、呼吸频率、压力限制、潮气量、分钟通气量的参数调节，麻醉药挥发罐是否正常，麻醉机 O_2 流量表、氧气氧化亚氮连锁装置是否正常	20	缺一项　各-1		
	气管插管物品准备：吸引器及吸痰管、面罩、喉镜镜片、气管导管、管芯及气管导管塑形、牙垫、气管导管套囊检查是否漏气、听诊器、胶布准备、人工鼻及口咽通气道	20	缺一项　各-2		
	气管内插管：面罩给氧去氮 3～5 分钟后，循序经口用左手推进喉镜片，应将着力点始终放在喉镜片的顶端，并采用上提喉镜的手法，严禁将上门齿作为支点。显露声门清楚，右手以握毛笔式手势持气管导管，斜口端对准声门裂，在直视下缓缓推入导管。如果使用导管芯，在导管斜口进入声门 1 cm 时，要及时抽出。气管导管插入后立即塞入牙垫，然后退出喉镜，充气套囊压力至适中，听诊确诊导管在气管内，将导管与牙垫一起加固定，然后调整呼吸机参数	20	面罩给氧去氮　-2 喉镜的操作方法　-2 声门暴露充分与否　-2 气管导管的握持方式　-2 套囊充气压力是否适中　-2 气管导管到位的检查方法是否正确　-4 插管后患者是否有损伤　-2 牙垫放置和导管固定是否正确　-2 呼吸机参数调整是否正确　-2		

续表

<table>
<tr><th colspan="2">项　目</th><th>标准分</th><th>扣分细则</th><th></th><th>扣分</th><th>备注</th></tr>
<tr><td>操作过程</td><td>麻醉管理：正确使用微量泵，维持采用异丙酚[4 ~ 5mg(kg · h)]、瑞芬太尼(400 ~ 600μg/h)泵注，间断给予肌松药，以确保意识完全消失、充分镇痛、适度肌松及血液动力学稳定。患者恢复呼吸，吸空气 SpO_2 达到 95% 以上，睁眼，能听指令，观察 15min，正确吸痰后，拔出气管导管，继续观察，并注意术后随访</td><td>15</td><td>微量泵的使用是否正确
异丙酚剂量调节是否合适
瑞芬太尼剂量调节是否合适
肌松药给予是否正确
麻醉维持综合评价
吸痰操作是否正确
拔管的指征是否正确
术后随访情况</td><td>-2
-2
-2
-1
-2
-2
-2
-2</td><td></td><td></td></tr>
<tr><td rowspan="3">整体评价</td><td>态度：是否认真、仔细、负责
沟通：是否有效及良好</td><td>2</td><td>态度不认真
沟通技巧欠佳</td><td>-1
-1</td><td></td><td></td></tr>
<tr><td>整体性、计划性</td><td>5</td><td>整体操作欠熟练、无计划性</td><td>-5</td><td></td><td></td></tr>
<tr><td>相关知识：可就适应证，禁忌证，注意事项等提 1 ~ 2 个问题</td><td>3</td><td>相关知识不熟悉</td><td>-3</td><td></td><td></td></tr>
<tr><td colspan="2">总分</td><td>100</td><td></td><td></td><td>累计实得分</td><td></td></tr>
</table>